JN261262

シリーズ編集
野村総一郎　防衛医科大学校病院・病院長
中村　純　産業医科大学医学部精神医学・教授
青木省三　川崎医科大学精神科学・教授
朝田　隆　筑波大学臨床医学系精神医学・教授
水野雅文　東邦大学医学部精神神経医学・教授

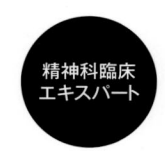

精神科臨床
エキスパート

専門医から学ぶ
児童・青年期患者の診方と対応

編集
青木省三
川崎医科大学精神科学・教授

村上伸治
川崎医科大学精神科学・講師

医学書院

〈精神科臨床エキスパート〉
専門医から学ぶ 児童・青年期患者の診方と対応

発　　行	2012年5月15日　第1版第1刷ⓒ

シリーズ編集　野村総一郎・中村　純・青木省三・
　　　　　　　朝田　隆・水野雅文
編　集　青木省三・村上伸治
発行者　株式会社　医学書院
　　　　代表取締役　金原　優
　　　　〒113-8719　東京都文京区本郷 1-28-23
　　　　電話 03-3817-5600（社内案内）
印刷・製本　三美印刷

本書の複製権・翻訳権・上映権・譲渡権・公衆送信権（送信可能化権を含む）は（株）医学書院が保有します．

ISBN978-4-260-01495-3

本書を無断で複製する行為（複写，スキャン，デジタルデータ化など）は，「私的使用のための複製」など著作権法上の限られた例外を除き禁じられています．大学，病院，診療所，企業などにおいて，業務上使用する目的（診療，研究活動を含む）で上記の行為を行うことは，その使用範囲が内部的であっても，私的使用には該当せず，違法です．また私的使用に該当する場合であっても，代行業者等の第三者に依頼して上記の行為を行うことは違法となります．

JCOPY〈㈳出版者著作権管理機構　委託出版物〉
本書の無断複写は著作権法上での例外を除き禁じられています．複写される場合は，そのつど事前に，㈳出版者著作権管理機構（電話 03-3513-6969，FAX 03-3513-6979，info@jcopy.or.jp）の許諾を得てください．

■執筆者一覧

青木　省三	川崎医科大学精神科学・教授
村田　豊久	前・村田子どもクリニック・院長
滝川　一廣	学習院大学文学部心理学科・教授
宮川　香織	東京医科大学精神医学・講師
広沢　郁子	メンタル神田クリニック・院長
吉田　友子	ペック研究所・所長／よこはま発達クリニック
大髙　一則	大髙クリニック・院長
傳田　健三	北海道大学大学院保健科学研究院児童精神医学・教授
根來　秀樹	奈良教育大学教育学部障害児医学分野・准教授
西田　寿美	三重県立小児診療センターあすなろ学園・園長
原　　仁	横浜市中部地域療育センター・所長
山登　敬之	東京えびすさまクリニック・院長
西田　篤	広島市こども療育センター愛育園・園長
金生由紀子	東京大学大学院医学系研究科こころの発達医学分野・准教授
小野　善郎	和歌山県精神保健福祉センター・所長
渡部　京太	国立国際医療研究センター国府台病院児童精神科・医長
塚本　千秋	岡山県精神科医療センター
村上　伸治	川崎医科大学精神科学・講師
松本　俊彦	国立精神・神経医療研究センター精神保健研究所・自殺予防総合対策センター・副センター長
髙橋　脩	豊田市こども発達センター・センター長
田中　康雄	こころとそだちのクリニック　むすびめ・院長
金井　剛	横浜市中央児童相談所・部長
山崎　透	静岡県立こども病院・こどもと家族のこころの診療センター・センター長
飯田　順三	奈良県立医科大学人間発達学・教授

（執筆順）

■精神科臨床エキスパートシリーズ 刊行にあたって

　近年，精神科医療に寄せられる市民の期待や要望がかつてないほどの高まりを見せている．2011年7月，厚生労働省は，精神疾患をがん，脳卒中，心臓病，糖尿病と並ぶ「5大疾患」と位置づけ，重点対策を行うことを決めた．患者数や社会的な影響の大きさを考えると当然な措置ではあるが，「5大疾患」治療の一翼を担うことになった精神科医，精神科医療関係者の責務はこれまで以上に重いと言えよう．一方，2005年より日本精神神経学会においても専門医制度が導入されるなど，精神科医の臨床技能には近時ますます高い水準が求められている．臨床の現場では日々新たな課題や困難な状況が生じており，最善の診療を行うためには常に知識や技能を更新し続けることが必要である．しかし，教科書や診療ガイドラインから得られる知識だけではカバーできない，本当に知りたい臨床上のノウハウや情報を得るのはなかなか容易なことではない．

　このような現状を踏まえ，われわれは《精神科臨床エキスパート》という新シリーズを企画・刊行することになった．本シリーズの編集方針は，単純明快である．現在，精神科臨床の現場で最も知識・情報が必要とされているテーマについて，その道のエキスパートに診療の真髄を惜しみなく披露していただき，未来のエキスパートを目指す読者に供しようというものである．もちろん，エビデンスを踏まえたうえでということになるが，われわれが欲して止まないのは，エビデンスの枠を超えたエキスパートの臨床知である．真摯に臨床に取り組む精神科医療者の多くが感じる疑問へのヒントや，教科書やガイドラインには書ききれない現場でのノウハウがわかりやすく解説され，明日からすぐに臨床の役に立つ書籍シリーズをわれわれは目指したい．また，このような企画趣旨から，本シリーズには必ずしも「正解」が示されるわけではない．執筆者が日々悩み，工夫を重ねていることが，発展途上の「考える素材」として提供されることもあり得よう．読者の方々にも一緒に考えながら，読み進んでいただきたい．

　企画趣旨からすると当然のことではあるが，本シリーズの執筆を担うのは第一線で活躍する"エキスパート"の精神科医である．日々ご多忙ななか，快くご執筆を引き受けていただいた皆様に御礼申し上げたいと思う．

本シリーズがエキスパートを目指す精神科医，精神科医療者にとって何らかの指針となり，目の前の患者さんのために役立てていただければ，シリーズ編者一同，望外の喜びである．

2011年9月

シリーズ編集　野村総一郎
中村　　純
青木　省三
朝田　　隆
水野　雅文

■序

　かつて自閉症の有病率が1,000人に2, 3人と言われていたが，現在広汎性発達障害あるいは自閉症スペクトラム障害などといくらか診断を広くとると100人に1, 2人と言われるように，広汎性発達障害の有病率は顕著に増加していると言われている．それが単に診断基準によるものか，実際に増加しているのか，議論のあるところではあるが，いずれにしても現実に何らかの形で困っている子どもが増加しているのは確かであり，児童・青年精神科の予約状況を聞くと数か月先まで一杯というのは決して稀ではない．今や，これまでのように少数の児童・青年精神科を専門とする医師だけでは対応しきれない事態となっている．

　また，精神科臨床の現場で成人を診ていると，ベースに軽い広汎性発達障害や注意欠如・多動性障害などの発達障害をもつ成人に出会うことが増え，その理解なしに成人を診るのは困難になっているのを感じる．実際に成人の患者さんや家族から「発達障害ではないでしょうか」と問われることが増えてきている．児童・青年精神医学の知識なしには，成人の臨床は行えなくなっているのが現状である．

　一方，教育や福祉の現場では，発達障害ととらえたとき，子どものわがままや性格の問題ではないことがわかり，初めて子どものつらさがわかるということも少なくない．また子どもをめぐってのカンファレンスやケース会議などで話し合っていると，教育や福祉の現場で働いている人たちも，児童・青年精神医学の生きた知識を求めていると感じる．多職種での会議を行ったとき，児童・精神医学的な知識がないと，うまくそれぞれの職種が連携できないこともある．

　このように考えると，医療，教育，福祉の現場で働くときに，児童・青年精神医学は必須なものになってきているのである．本書は，そのような時代の要請に応えるべく，児童・青年精神医学の専門家が，一般の精神科医を中心に他領域，他職種の専門家に向けて記したものである．

　本書において，それぞれの分担執筆者には，自分の経験と勉強を通して身につけた臨床のエッセンスを，先輩が後輩に伝えるようなつもりで記していただいた．読者の皆様が子どもの心を診ようとするときに，本書がいくらかでも示唆と指針を与えるものとなることを，心より願ってやまない．

2012年4月

編集　青木省三，村上伸治

■目次

● 序論　非専門医として，子どもに会うときに何に気をつけるか　（青木省三）　1

- 子どもの精神障害を診る……………………………………………………………………1
- 意思と感情を持った1人の存在として，子どもに会う…………………………………1
- 観察する………………………………………………………………………………………2
- 複数の場面での子どもの情報を得る………………………………………………………2
- 日常生活について尋ねる……………………………………………………………………3
- 成長・発達する力を追い風とする…………………………………………………………3
- 体験が重要となる……………………………………………………………………………3
- 子どもと家族の生きている社会……………………………………………………………4
- 環境要因に働きかける………………………………………………………………………4
- 子どもの精神療法の第一歩…………………………………………………………………5

第1部　子どもの面接・評価・診断

● 第1章　子どもとの出会い方　（村田豊久）　8

- よく来たなと迎えにいく……………………………………………………………………8
- 面接の場での対応……………………………………………………………………………8
- 子どもとの話のすすめ方……………………………………………………………………9
- 親との話し合い………………………………………………………………………………10
- 再び子どもと会う……………………………………………………………………………11
- 大人とはかなり異なる行動をとる子どもへの対応………………………………………11
- 発達障害の子どもとの出会い………………………………………………………………12
- 出会いに続いてのこと………………………………………………………………………13

第2章　発達をどのように見るか　　　（滝川一廣）　15

- 「こころ」とは何か……………………………………………………………… 15
- 発達の構造……………………………………………………………………… 16
- 啼泣から感覚の共有へ………………………………………………………… 17
- 首のすわりから関心の共有へ………………………………………………… 18
- 喃語から情動の共有へ………………………………………………………… 18
- 人見知り………………………………………………………………………… 19
- 模倣から知恵づきへ…………………………………………………………… 20
- 言葉の獲得……………………………………………………………………… 20
- しつけから意志力の形成へ…………………………………………………… 21

第3章　診断―どのように診断し，どのように説明するか　　（宮川香織）　23

- 「臨床診断」とは何か？………………………………………………………… 23
- 子どもの臨床診断に必要なもの……………………………………………… 24
  1. 2つの視点から患者を診る　24
  2. 奇妙さの源泉を追う　25
- 実際に出来事を評価する……………………………………………………… 26
- 診断を告げる技術を磨こう…………………………………………………… 29
- 最後に―診断について考えさせられること………………………………… 31
- まとめ…………………………………………………………………………… 32

第4章　心理検査の使い方，読み方，説明の仕方　　　（広沢郁子）　33

- 子どもの心理検査について…………………………………………………… 33
  1. 子どもの心理検査の種類　33
  2. 子どもの心理検査の使い方　33
  3. 子どもの心理検査の読み方　34
  4. 子どもの心理検査の説明の仕方　35
- 知能や発達に関する検査……………………………………………………… 35
  1. 知能検査，発達検査　35
  2. 認知面の心理検査　37
- 性格検査………………………………………………………………………… 37
  1. 質問紙法　38
  2. 投影法　38
- 広汎性発達障害に関連した検査……………………………………………… 39
  1. 広汎性発達障害と心理検査　39

2．広汎性発達障害の心理検査ツール　39
　　　3．検査結果の説明の仕方　41

第 2 部　子どもへのアプローチ・治療総論

第 1 章　子どもが自尊感情をもって生きることを支援する　（吉田友子）　44

- 自尊感情（自己肯定感）とは……………………………………………44
- 自尊感情（自己肯定感）を支えるアプローチ…………………………44
  1．達成体験の積み重ね　45
  2．子どもへの医学心理学教育　48

第 2 章　薬の使い方を考える―そのプラスとマイナス　（大髙一則）　52

- 子どもの薬物療法…………………………………………………………52
- 薬にできること，できないこと…………………………………………53
- 児童・青年期によくみられる精神疾患への薬物療法…………………54
  1．発達障害　54
  2．うつ病　58
  3．統合失調症―児童・青年期における最近の課題　59

第 3 章　子どもへの精神療法的アプローチ：幼児期／学童期　（傳田健三）　62

- 子どもの心に出会うとき…………………………………………………62
- 初回面接の重要性…………………………………………………………62
- 子どもの「心の叫び」をどのように聞くか……………………………63
- 一般的な子どもの精神療法………………………………………………64
  1．治療の初期に行うこと　64
  2．中間期以降の対応　65
  3．母子同席面接の方法　66

第 4 章　子どもへの精神療法的アプローチ：思春期　（青木省三）　69

- はじめに―「治療」や「援助」のイメージ……………………………69
  1．受動的な姿勢から能動的な姿勢に　69
  2．過剰な自己コントロールから任せてみる姿勢に　70
  3．受動性と能動性　71

- 外から見る眼差しと，心の内を想像する眼差し……………………………… 72
- 青年の自尊感情を大切にする……………………………………………………… 73
- 体験しながら考える………………………………………………………………… 74
- おわりに―青年にサインを送る………………………………………………… 76

第3部　子どもの精神症状の診方

第1章　落ち着きのない子どもをどのように診るか―ADHDを中心に
（根來秀樹）78

- ADHDの歴史…………………………………………………………………… 78
- ADHDの診断…………………………………………………………………… 79
- ADHDの検査…………………………………………………………………… 81
  1. 心理検査，評価尺度　81
  2. 医学的検査　82
  3. 鑑別診断　82
- ADHDの治療・支援…………………………………………………………… 83
- 症例呈示………………………………………………………………………… 85

第2章　言葉の遅れ，社会性の遅れのある子どもをどのように診るか
―広汎性発達障害への助言や援助　　（西田寿美）88

- 診断について…………………………………………………………………… 89
- 子どもの発達課題……………………………………………………………… 90
  1. 3歳までの早期療育に期待されること　90
  2. 5歳までの育児支援　90
  3. 小学校低学年までに必要なこと　91
  4. 思春期課題としての社会的・精神的自立のために必要なこと　91
- 治療について…………………………………………………………………… 91
  1. 薬物治療　91
  2. 環境調整　92
- 症例から………………………………………………………………………… 92

第3章　知的障害のある子どもをどう診るか
（原　仁）96

- はじめに―知的障害とは何か？……………………………………………… 96
- 大人になった知的障害児……………………………………………………… 98

- 診断のために本当は何が必要か？ ……………………………………………………… **99**
  1. 身体所見　99
  2. 診察（ソフトサイン含む）　99
  3. 血液検査，神経画像検査そして脳波検査　99
  4. 知能検査と発達検査　100
- 問診のポイント ………………………………………………………………………… **100**
  1. 周産期情報　100
  2. 発達歴　101
  3. 家族歴　102
  4. 学習困難，学校不適応　103
- まとめ──療育の考え方 ………………………………………………………………… **103**

第4章　子どもの「うつ」をどう診るか　　　　　　　　　　　　　　（山登敬之）　**105**

- うつ病か？　不登校か？ ……………………………………………………………… **106**
- 不登校と子どものうつ病 ……………………………………………………………… **108**
- 診断と治療の考え方 …………………………………………………………………… **110**

第5章　虐待歴がある子どもとその家族への対応　　　　　　　　　　（西田　篤）　**112**

- 児童虐待（child abuse）とは何か？ …………………………………………………… **112**
- 虐待の類型 ……………………………………………………………………………… **112**
  1. 身体的虐待（physical abuse）　113
  2. ネグレクト（neglected child）　113
  3. 性的虐待（sexual abuse）　114
  4. 心理的虐待（emotional abuse）　114
- 虐待の現状 ……………………………………………………………………………… **114**
- 外来での「在宅ケース」との出会い …………………………………………………… **115**
  1. 事実の発見　115
  2. 虐待を疑うポイント　115
  3. 「初期」の判断と対応　116
  4. 「展開期」の関与　117
- 入所施設での治療 ……………………………………………………………………… **119**
  1. 入所による包括的ケア　119
  2. 入所治療のステージ　119
- おわりに──一般精神科臨床への期待 ………………………………………………… **120**

第6章　チックのある子どもの診方と対応　　　（金生由紀子）　121

- チックの定義と特徴……………………………………………………………121
- チック障害の診断………………………………………………………………122
- チック障害の併発症……………………………………………………………122
  1. 強迫性障害（OCD）　122
  2. 強迫スペクトラム障害および"習癖異常"　123
  3. ADHD　123
  4. "怒り発作"　123
  5. 広汎性発達障害（pervasive developmental disorders：PDD）　124
  6. その他　124
- チックのある子どもの包括的理解の進め方……………………………………124
- 包括的理解に基づいた対応の考え方……………………………………………125
- 包括的理解に基づいた対応の実際………………………………………………126
  1. 家族ガイダンス，心理教育　126
  2. 環境調整　126
  3. 薬物療法　127
  4. その他　127
  5. 具体的な対応の例　128

第7章　夜尿，緘黙，吃音，虚言などへの対応　　　（小野善郎）　130

- 臨床的な位置づけ………………………………………………………………130
- 全般的な診方の原則……………………………………………………………131
- 診療のポイント…………………………………………………………………132
  1. 夜尿　132
  2. 緘黙　134
  3. 吃音　135
  4. 虚言　136

第8章　乱暴な子どもをどう診るか　　　（渡部京太）　139

- 乱暴な子どもの背景にあるもの…………………………………………………140
  1. 家庭内暴力，反抗挑戦性障害（ODD），素行障害（CD），非行の概念を
     めぐって　140
  2. 乱暴な問題行動と情緒の問題の関係について　142
  3. 乱暴な子どもへの対応をめぐって　144
- 症例を通して「乱暴な子ども」の診立てと対応を考える………………………145

第9章　ひきこもった子どもをどう診るか，どう援助するか　（塚本千秋）　151

- 理解の出発点　151
  1. 多角的に情報を集める準備をする　151
  2. 不登校をプロセスとして理解する　152
  3. 適応的な側面を確認しておく　153
  4. 原因の重層性への気づき　154
- 働きかけの出発点　157
  1. 回復を阻害する要因を見出す　157
  2. 代表的な悪循環　158
  3. 下手な働きかけが下手とはかぎらない　159

第10章　摂食障害の診方　（村上伸治）　161

- ミネソタ実験　161
- 身体の悲鳴　162
- 自然経過　163
- 治療導入　164
  1. 疾患の説明　164
  2. 現在の状態の説明　165
  3. 治療の同意　165
- Refeeding 症候群　165
- 身体を通した精神療法的治療　166
- 行動療法　168
- 治療後半の精神療法　168

第11章　自傷行為の理解と対応　（松本俊彦）　170

- 自傷行為の理解　170
  1. 自殺とは違う　170
  2. アピール的な自傷行為は言われているほど多くない　171
  3. 自殺の危険因子である　171
  4. エスカレートしながら死をたぐり寄せる　171
- 自傷行為のアセスメント　172
  1. アセスメントのポイント　172
  2. 自殺行動が危惧されるその他の状況・要因　173
  3. 過量服薬は危険　174

xvi　目次

- 自傷行為への対応……………………………………………………………175
  1. 援助希求行動を評価する　175
  2. 「自傷は駄目」は駄目　176
  3. 「引き金」を同定し，小さな良い変化を見逃さない　176
  4. 患者と綱引きしない　176
  5. 共感しながら懸念を示す　176
  6. 問題を同定し，環境を調整する　177
  7. 置換スキルを提案する　177
  8. 医原性の悪化を避ける　178

第4部　子どもの周囲へのアプローチ

第1章　療育の基本的視点　　　　　　　　　　　　　　　　　　（髙橋　脩）182

- 療育観の変化……………………………………………………………………182
- 療育の目的と方法………………………………………………………………184
- 地域療育システム………………………………………………………………185
- 療育と家族………………………………………………………………………185
- 障害説明…………………………………………………………………………186
- 地域社会資源の活用……………………………………………………………187

第2章　子どもの生活を考える　　　　　　　　　　　　　　　（田中康雄）189

- 子どもの「生活」に思いを馳せる………………………………………………189
  1. 眠りたくない　189
  2. 誰もわかっちゃいない　190
  3. これ，食べて…　191
  4. 友達になりましょう　192
  5. イライラしちゃう　193
  6. また会えたね　194
- 子どもを生活の視点から見直す………………………………………………195

第3章　児童相談所との連携　　　　　　　　　　　　　　　　（金井　剛）197

- 児童相談所とは…………………………………………………………………197
- 児童相談所への通告……………………………………………………………198
- 通告後の連携……………………………………………………………………199

- 一時保護について……………………………………………………………………200
- 医療との連携…………………………………………………………………………201
    1. 小児科との連携　201
    2. 産婦人科との連携　201
    3. （児童）精神科との連携　201
    4. その他の診療科との連携　202
- その他（横浜市の事情を中心に）…………………………………………………202

第4章　教師とどのように連携するか　　　　　　　　　　　　（山崎　透）　204

- 連携のための下ごしらえ―学校のシステム，教師という職業を理解する…………204
- 連携の要点……………………………………………………………………………207

第5章　親への助言で心がけること　　　　　　　　　　　　（飯田順三）　212

- 親の理解………………………………………………………………………………212
- 親の精神疾患と子どもの精神症状…………………………………………………214
- 子は親の鏡……………………………………………………………………………215
- 親へのアプローチ……………………………………………………………………215

- 索引……………………………………………………………………………………219

序論

非専門医として，子どもに会うときに何に気をつけるか

子どもの精神障害を診る

　成人を診る精神科医から，「児童思春期は，よくわからないし難しい．それだけではなく，時間がかかる．だから，専門の先生に任せておこう」というような話を聞くことがある．確かに，落ち着きがなく，動き回る子どもが，成人の待合室にやって来たら，どうしたものかと考えてしまうし，10代の若者が1人でやってきて「死にたい」ともらしたら，やはりどうしたらいいのかと思ってしまう．「未成年は診療していません」と断り，児童思春期を診ないというやり方もある．しかし，それは臨床医としてとても貴重な体験をする機会を逃してしまうことである．クリニックや総合病院だけでなく，精神科病院においても，これまでは子ども時代の障害と考えられていた発達障害傾向というものを持つ成人に，日常的に出会うようになってきた．これまで考えられていた以上に，発達の問題を抱えている成人はたくさんいる，ということを皆が感じるようになっているのである．そういう意味でも，発達および発達障害という視点を取り入れることは，成人期の臨床をより良いものにする可能性を秘めているのである．

意思と感情を持った1人の存在として，子どもに会う

　子どもには，たとえ幼い子どもに会うときでも，言葉を発しない子どもに会うときでも，考えや思いや意志を持った（それが明確な形となっていない場合のほうが多いのであるが）1個の存在として，敬意を持って会うことが大切である．子どもの年齢や知的レベルに合わせて，伝わる言葉や手段を選ぶのは当然であるが，普段と話し方や語調を極端に変えたりするというような，不自然な「子ども扱い」をすることは，子どもとの率直な出会いの機会を失いかねない．子どもは生きていくことを大人に依存しており，大人と子どもの関係は本質的に不平等である．だが，子どもに会う際は，「1人前の大人扱い」をし，子どもの考えや思いや意志に耳を傾けようとする姿勢が大切である．たとえ言葉で表現していなくても，言葉にならない気持ちを聞こうとする姿勢が大切なのである．

　ところで，子どもの診察の場合，付き添いの親や大人と話をすることが多くなりや

すいが，子どもが主人公であることを子ども自身が感じ取れるように工夫したい．そのためには，まず最初に子どもに話しかける，親の話を聞くときも，子どもの反応を確かめながら，つらそうな顔をしているときには，「きみの言い分もあるよね」などと，子どもの側に立って考えようとしていることを伝える，などが大切となる．

子どもの言葉に耳を傾けていると，無口と言われていた子どもが突然，饒舌に話し始めたり，思わぬことを話し出したりすることがある．真剣に話を聞こうとする大人，診察室という空間，子どもの追いつめられた状況など，さまざまな要因が重なり，子どもはふと心の扉を開き話し始める．「こんなことを考えていたなんて，初めて知りました」と親が驚くことは決して稀ではない．

● 観察する

しかし，子どもの言葉や気持ちに耳を傾けることだけに没頭したのでは診察にならない．同時に子どもを客観的に観察することも大切である．

まずは，子どもの表情や話しぶり，しぐさや服装などから，年齢相応か，過度に不安緊張が強くないか，逆に弱くないか，などを観察する．診察を進めていくなかで，言葉や状況への理解，大人あるいは他人に対する緊張や親密度なども同時に観察する．視線，言葉のやりとり（話が一方向的なことはないか，やりとりという双方向的なものになるか），理解力（どのくらい話を理解できているか）や表現力（語彙，どのくらい言葉で伝えられるか，など），知的能力（平均してどのくらいか，個々の能力にバラつきはないか），注意の集中と持続（例えば，落ち着きはどうか，じっと座っているか，椅子をくるくる回転させたり，手や足を動かしていることはないか，不注意はどうか），感覚過敏（診察中に，他の物音や話し声が気になることはないか）．特に多動や注意の障害は身体診察時だけでなく，入室直後，診察に慣れた時期，少し状況に飽きてきた時期など複数の時期について観察し評価する．

子どもと子どもの置かれている状況を観察しようとする冷静さと，子どもの気持ちを想像し，ときには，環境を調整するために動くような親身さが同時に求められているのである．

● 複数の場面での子どもの情報を得る

診察室だけで，子どもを診断することはできない．しばしば，子どもは，家庭，学校（1人のとき，親しい友人といるとき，授業を聞いているとき…）など場面によって現わす姿が異なっている．診察室で無言，無表情な子どもが，家でバラエティ番組を見て声を出して笑っていることもある．学校では多動で衝動的な子どもが，診察室ではきちんと座って落ち着いて話すこともある．自分の眼の前の子どもの姿は，子どもの一面であるといつも心に留めておく必要がある．

特に診察室で，眼の前の子どもを診るという，一対一の場面では「問題」を呈さない

子どもも少なくなく，学校や家庭などの，複数の場面での子どもの様子を尋ねることが必要なのである．いくつかの場面での子どもの情報を照合して，子どもの全体像を描くという発想が求められる．待合室での他の子どもへの反応や，家族やスタッフとの関わり方なども，大切な情報である．

日常生活について尋ねる

　子どもの日々の生活のありようを具体的に知ることは大切である．子どもの生活背景，友人や教師との関係などを含めた学校状況，親や兄弟との関係を含めた家庭状況などを尋ねる．嫌なこと嫌いなこととともに，必ず好きなこと楽しいことは何かと尋ねる．ひきこもった生活をしている場合には，1日をどのように過ごしているのか，外に出て何かをしている場合にも，具体的に1日をどのように過ごしているか尋ねる．苦しみや悩みは心の中に形作られるものではあるが，それは子どもの毎日の生活と呼応している．抽象的な話ではなく，できる限り具体的な生活を知り，それが少しでも楽しみと潤いがあるものにしていくことが大切である．「毎日の生活で，ときには笑うようなことがありますか」ということも尋ねておきたい．

成長・発達する力を追い風とする

　児童思春期とは，人として未だ成長・発達の途上の段階であり，成長・発達する力が内在している．だから，いかに成長，発達する力を，治療や援助の追い風としていくかが重要となる．具体的に言えば，対症的な治療や援助で危機的な時期を乗り越えたとしたら，その後は治療や援助がなくても，元気にやっていく人は少なくない．治療者は早めに治療や援助から引き，家族や学校の教師などにバトンを渡すくらいが良い場合が多い．ワンポイント・リリーフという感じである．

　小さな変化で十分なことが少なくなく，大きな変化を求めないほうがよい．過度に保護的な姿勢は子どもや青年の自分で何とかしようという力を削いでしまうので，注意が必要である．子どもや青年をなるべく早く，元の同年代の集団に戻すというような発想は診療にあたって最も留意すべきことの1つであると考えている．

体験が重要となる

　過酷な体験をしている子どもも少なくはないが，社会経験という意味で言えば，子どもたちは決して多くの経験を持っているわけではない．成人においては，それまでの人生の経験を診察で，言葉で振り返り，利用することができる．しかし，子どもは，自分の限られた人生経験で，しばしば人生や自分自身を悲観的にとらえ，ときには人生観や信念のようになっており，それらが変わるのには，言葉で話し合うだけでは難しく，質のよい体験が必要であることが多い．

虐待に伴うPTSDの治療においても，繰り返しフラッシュ・バックする記憶を，直接的に，減らすようにアプローチするというやり方を試みる人もいるが，筆者は質のよい体験を積み重ねるということが，一番の治療ではないかと思っている．つらい記憶を少しでも弱めていくには，それに勝るよい体験を積むことに尽きると思うのである．

子どもと家族の生きている社会

　子どもと家族の生きる環境は時代とともに変化している．子どもを護る人と地域が急速に失われ，子どもと親が，孤立し孤独になりやすい時代になってきた．また，インターネットや携帯電話の急速な発展は，非対面型の世界を肥大させてきている．それだけでなく，長引く経済低迷は若者の正規雇用の機会を減らし，経済的にも不安定な状態をもたらしている．子どもが生きていく基盤となる家族も心理的・時間的・経済的なゆとりに乏しく，些細な出来事で壊れやすい．そんな時代と文化の動きを，とらえておくことも大切である．多動傾向やコミュニケーションの障害などをもっていたとしても，20年前，30年前であれば，社会の中に障害をもつ子どもや人としてではなく，自分の居場所，働き場所を得ていたかもしれないのである．

環境要因に働きかける

　子どもの精神疾患も，成人と同様に，生物-心理-社会(bio-psycho-social)という複数次元でとらえることと，同時に，それぞれの相互作用を考えていくことが大切である．子どもの持って生まれた資質(生物学的要因)と子どもの生きている環境(環境要因)が相互に影響し合う(遺伝子・環境相互作用, gene environmental interaction)なかで，子どもは，成長・発達していく．その成長・発達が少しでもよい方向に向かうように，子どもに接し，環境を整えていくのが，子どもに関わる大人の役割である．

　当たり前ではあるが，子どもは，たとえそれが生得的な要因の強い障害であったとしても，家庭や学校をはじめとする自分の生きている環境の影響を受けている．子どもが成長・発達していくには，安全で安心できる環境が必要なのは言うまでもない．治療や援助は，子どもの心の中だけを見るのではなく，子どもの生活，子どもと家族を取り巻く環境を把握し，子どもの生きる環境を整えるという，ソーシャルワーク的な視点が不可欠である．生得的要因そのものを動かすことは難しいが，それに比べると環境要因はまだ変化する可能性を秘めているのである．

遺伝子・環境相互作用：遺伝的資質と環境要因は独立したものではなく，たとえば遺伝的資質は，環境要因による影響を受けて異なった表現型をとることなどをいう．

子どもの精神療法の第一歩

　もちろん，どのような生得的要因，環境要因を持って生まれたにしても，子どもがそれらを，どのように受けとめるかはとても大切である．治療や援助は，子どもが生きていくのを応援するものでなければならない．

　受診・相談にやってくる子どもで，褒められるということを十分に経験している子どもは少ない．何らかの問題や行動で，注意され叱られるということを繰り返し，そのうえで受診となることが多い．ここまできて，また注意され叱られたのでは，子どもは心を閉ざしてしまうであろう．その意味では，「良い・悪い」，「正しい・誤っている」という価値判断は，早期に安易に述べないほうがよい．

　まずは，子どもから話を聞き，「○○で困っていたんだね」と，困っていることを受けとめたというサインを送る．そして，「本当に，大変だったね…」とねぎらうことが大切である．筆者は，そのうえで，「大変だけど…，頑張ってきたんだ．すごいなー」とここに来るまでの頑張りを認め，感心する．もちろん，このようなことを，一律にするということではない．ただ，子どもの問題点だけを明らかにしていく診察は，子どもを元気づけないのである．

　だから，「悩みがあっても，自分で解決しようと思っているんじゃないか」，「きみは，まじめに頑張りすぎるんじゃないか」，「家族の皆のことを心配をしている，優しい子どもだね」などと，言葉の端々から想像した子どものよいところ，頑張っているところを見つけ，褒める．あるいは，子どもの趣味や興味を持っていることを教えてもらい，「面白そうだね」，「奥が深いな…」などと感想を述べ，「また，教えて欲しい」とお願いしたりする．そんなちょっとした会話が，子どもと関係を築く糸口に，そして応援するものになるのではないかと思っているし，願ってもいるのである．

〔青木省三〕

第 1 部

子どもの面接・評価・診断

第 1 章

子どもとの出会い方

　　初めて子どもが受診した時の対応ということになるが，それは子どもの側のさまざまな要因や治療者のそのおりおりの条件で異なってくる．まさに出会いがしらという場合もあるし，子どもの受診を前もって知らされていてどう迎え入れようかと考える余裕があったこともある．それらのなかで私がふだん取ってきた出会い方を記させてもらうのだが，なにもそれが良いとか望ましいということではない．私はいつのまにか自然とこういう対応をするようになって来ていたということだが，それがこれから児童精神科医療を始めてみようという方々にいくらか参考になればと念じて記してみる．

● よく来たなと迎えにいく

　　目当ての子どもの診察順番がきたときに私は待合室まで出向いている．ふつう白衣は着ていない．同伴の保護者と子どもに私の氏名を告げよく来たなと声かけして，子どもに名前を聞く．子どもが答えてくれたら最初の関門を越えたとほっとする．そしてこの子どもはどう困っているのか，どう苦しんでいるのかを知りたいと思う．子どもの私へのまなざし，表情の動き，全身の様子から感じ取ろうとする．その時子どもに緊張感をもたらさないように留意する．私自身もできるだけ子どもの心理に近づこうと試みる．不安げな気配があったら何も心配しないでよいのだよというサインを送る．私は君のみかただよ，ここでは安心してよいのだよと伝えようとする．言葉以前のコミュニケーション様式を使う．それが子どもとの出会いでもまず必要だと思う．

● 面接の場での対応

　　そして子どもが応じてくれたらちょっとお話しようかと持ちかける．診察室（面接の場）に案内する．その時同伴の保護者（多くの場合は家族であるが）も一緒に入室してもらうか子どもだけ一人にするかが問題となる．子どもが一人で面接を受けてよいという気持ちのようだったら，まず子どもと私の二人で話を始める．子どもが親も一緒だったらよいという意思表示しているように感じたら，親も面接室に入ってもらい話を始める．この際も主役は子どもなので，子どもから話を聞こうという態度を

とる．

　親も一緒に面接をはじめるとどうしても親の話が主体となる．子どもはいろいろの思いでそれを聞いている．そうじゃないよと思っても口をさしはさめない．自分のことをそんなふうに理解していたのかと悲しげに聞く子どももいる．そのあとで子どもに，じゃ君はどう思うのと聞いても子どもは本当の思いは語れないことが多い．いやわかりませんとか，無言のままになってしまう．

　親の話を途中で打ち切ってお子さんはどうなのか聞いてみますねと子どもに質問し，交互に話してもらえばよいのだろうがそれはきわめて難しい．やはりまず子ども一人で面接室にはいってもらって，子ども自身との対話をすすめるのが良い．どうしても親と一緒に入室することになった時も，子どもにまず話しかけて話をすすめる．その途中で親にもそんなことだったのですね，大変でしたね，この子も頑張りましたねと話しかけをする．子どもとの話が一応すすんだ段階で，子どもに，じゃお母さんの話も聞いてみるねと許可をもらって母親との面接にはいる．親が子どもには秘密にしていることだからとか，子どもに今は知らせたくないという時は，子どもにお願いして退室してもらい他のところで絵を描いたり，本を読んだりして待ってもらったり，もし病院の他のスタッフがいたら子どもと話してもらうことにしている．

● 子どもとの話のすすめ方

　今日ここにきたのはどうしてと聞くだけで，すらすら話し出す子どももいる．

　ある小学2年生の少女は，「あのね，魔女が私の体に入って来て，私に学校に行ったら駄目と言うの，学校に行こうとすると長い舌を出して私を引き戻すの．私は勉強が好きなのに行かせてくれないの」と話した．小学4年生の身体が頑強そうな男児は，「学校で僕の言うこと聞かない友達を叩いたら，先生に叱られた，その子のお母さんにはあんたは学校に来ては駄目と言われた」と述べる．子どもの話で受診の理由がかなりわかってくる．子どもからまず聞くのと，親から聞いてそれはどのようなことなのと子どもに説明を求めるのでは，子どもの治療者に向ける感情や，面接・治療への動機がかなり違うと思う．このように，自分からどんどん話してくる子どもはそう多くないが，初めは話せない子どもにも，昨日はよく眠れましたか，朝ご飯は全部食べましたか，学校は楽しいですか，弟とけんかしませんよね，などの問いかけをすると，だんだんと打ち解けてくる．子どもからも話してくることもある．

　しかし，子ども自身から今困っていること，考えあぐねていることを聞きたいのだが，すぐ本題に入れないことも多い．子どももまだ決心がつきかねていたり，この人に語って大丈夫かなと値踏みしているのであろう．まだ出会いが成立していないのである．そのような時は私もかなりせきたてられていたと思えることが少なくない．一呼吸して子どものこころに寄り添わなくてはと思う．子どもが興味を持っていること，想像していることは何かと考えてみる．まず好きなことを聞く．小学2年生の聡明そうな男児だった．歴史が好きで，伝記物語を読んでいると言った．国内政治にも

関心を持っていて菅総理の批判をする．私が次の総理は誰が良いと聞いた．すると勝麟太郎先生がいいと思いますと彼は言う．私が西郷隆盛はどうかねと尋ねると，いや危なっかしいと彼は答えた．私はオーとなった．出会いがあったなと感じた．そこで君はどうして今日はここに来たの，お母さんは私はどんな人と言っていたと聞いた．彼はお母さんがこころのことを相談する人のところに行こうというのでやってきたと説明した．じゃ君のこころの悩みを聞こうということになった．父親との離別後の淋しさ，学校で友人ができないこと，学校の先生も僕のことよく分かってくれないようで残念であることなどを語ってくれた．

次は小児科医から性同一性障害の疑いがあるからとの紹介状をもってやってきた小学4年生の子どもである．髪型も表情も物腰も女の子と思えるしなやかさであったが，性別の欄には男性と記入されている．私に真剣なまざなしをむけ，なにか話したげであった．私はどう面接をすすめたらよいのかと当惑していた．この子はどんな性自認をしているのか，あるいはどんな性別意識をしようとしているのかさっぱり分からなかった．この子の態度からは自分でも分からず困っているようにも思えた．私は話題を見つけようと好きなことはなにかを聞いた．テレビのアニメの番組や歌手のことを話そうとしてもなかなか深まらない．この子がスポーツが好き，とくにサッカーが好きと言った．それについては私もついていけた．将来はどうしたいと聞くと，プロのサッカー選手になるのだ，日本代表になりたいのだと言う．私はつい「じゃなでしこジャパンだね」と口にしてしまった．するとこの子どもは表情をこわばらせ「いやザックジャパンです」と抗議するかのように話した．私はああそうだよねと言った．この子がはいと答えた．このような出会いであった．私の役割はこの子がザックジャパン側に向かっていけるように支援することだなと自覚した．

● 親との話し合い

先述したように，子どもにお母さん（お父さん）からも話を聞きたいのだがよいかなと許可をもらって，親からも受診に至った事由を聞くことにしている．親から話を聞くことになると，親は待っていましたとばかりに話し出す．話すことを準備していた方も多く，子どもの症状や行動の問題点，それが起こった原因についての親の考えていることをまず語ってくれる．この子どもの性格傾向，幼児期からの発達経過などについては私が期待するほどには初回面接では明らかにならない．しかし，親がこの子はアスペルガーではないでしょうか，ADHDではないでしょうかとの質問はよく出してくる．このことが心配で受診したという方もいる．

家庭の問題，特に父母のいさかい，不和が子どもの心理的葛藤を引き起こしているという場合はやはり多い．ただ，20年前とくらべると様相が異なっている．母親が夫や姑への不満をだらだらと述べることはない．この夫婦生活には未来がないと感じた母親はさっさと離婚する人が多い．私が住む北九州市のこの数年の離婚届と婚姻届の比は，ほぼ1対2である．半数が離婚していることとなる．私の診療所を受診する

子どもの半数以上が父母が離婚した母子家庭(あるいは父子家庭)である．初回にはまだその離婚のいきさつ，その後の父母の生活や親の心理状態が子どもに及ぼした影響について聞くことは難しい．

再び子どもと会う

　以上のような親からの情報を得て，子どもともう一度会う．待たしてごめんね，また話を聞かせてねといって問いかける．今度は出会いがあったなと思えることが多い．

　いきなり症状や子どもの苦しみについての話ができることもあれば，他の話題，それも学校や家庭のことでなく，なでしこジャパンはつよいねとか，ボルト選手はどうしてあんなに速いのかねなどをちょっと話し合って本題に入ることもある．すると，私が予測していたよりも多くを語ってくれる．次に，子どもが困っていること，今苦しんでいることを聞く．そして，どのようなことが原因と自分は思うかについても語ってもらう．子どものさまざまレベルを映した答えが戻ってくる．子どもの，ことばや学習能力など知的面での発達はどのようなのか，分離不安はもう解決されているのか，自立と依存をめぐっての葛藤はどうなのか，友人や学校場面への社会不安はこの子どもの行動を縛っていないか，この子どもの自己意識の芽生え，成長はうまくすすんでいるか，自己評価はどうか，自己価値が余りにも下がりすぎているのではないか，などを念頭におきながら面接をすすめる．

大人とはかなり異なる行動をとる子どもへの対応

　これまで述べてきた事例は子どもに特徴的な態度，行動は見られるとしても大人の初回面接時のものとそれほど著しくちがうものとはいえない．しかし次に述べる子どもたちには初めての診察医はびっくりするであろう．

　小学2年生の男の子どもである．入室するなり私にこの野郎と叩きかかってきた．次は足蹴りしてきた．よしてくれ，仲直りしようとなだめようとしても駄目である．私への叩き，蹴りを続ける．まわりのものを拾って私に投げつける．私もたまらず両親に面接室にはいってもらった．両親も平然としていて，これがこの子の挨拶なのですと言う．次回も同じように私への叩き，蹴り行為が続いた．私はサンドバッグのように耐えなくてはならなかった．このようなセッションが6, 7回続いたころやっと，おいお前，何か言えよと語りかけてきた．大変な出会いであった．ここをしのいだら少しずつうち解けてくれるようになった．この子どもはある恐怖体験のあと解離性反応を起こし，本来の自分とはうってかわった人柄になってしまっていたのだが，ちょっとずつ年月をかけて自分に戻っていけた．この子にとっては自分の世界に踏み込んでこようとする者にはあらん限りの暴力をふるまって，それをどう受け止めてくれるかを確かめたかったのであろう．

次は小学4年生，9歳の少女である．自分の大切なものが無くなるともがき苦しんでいたという．そしてまさに憔悴しきった様子で私の診療室に両親に連れられてやってきた．椅子に座っておられないほどきつそうだったので，プレイルームのソファーに横たわらせて私はどうしたのと問いかけた．半身を起こし大声で泣きだした．何か話そうとするが，嗚咽が続きことばにならない．私が両親に訳を聞こうとするとそれをさえぎるように一段と大きな声で泣き出す．自分に注意をむけているかに気を配っている．ちょっと注意をそらすと一段と強く泣きじゃくる．私は泣き終わるまで待とうと意を決した．泣き声をじっと聞いているとこの子はどんな悲しいことがあったのだろうかと思いをめぐらせた．するとだんだんと泣き声は小さくなってぽそぽそと語りはじめた．治療が軌道にのったのはずっと後になってであるが，泣き終わるのを待ってやるという出会いがやはり必要だったと今も考えている．

発達障害の子どもとの出会い

　発達障害の子どもでも，基本的にはそうでない子どもとの出会いと変わりない．ただ言葉でのコミュニケーションがまだ十分でない年少の子どもにはうまく出会うための工夫が必要となる．それはこうあるべきだという方策があるのではなくその場に応じての反応的なものとなる．

　1歳6か月児健診で落ち着きがない，話しかけへの反応が乏しい，真似をしないと指摘され，発達障害とりわけ自閉症の疑いがあるとされた男の子どもが両親とやってきた．両親も健診での判定以来いろいろ書物を読んで自閉症と言うより知的障害ではないか，ADHDと知的障害が重なったものではないかなどと勉強していた．そのためか肝心の子どもへの働きかけがやや少なくなっているように思われた．私はその子と会ってはじめは確かにかなりの遅れがあるのではという気がした．名前を呼んでも知らん顔で振り向かない．あやしかけて，いないいないばーや，おつむてんてんの模倣行為を促してものってこない．お耳，お鼻などを指差してもらおうとしたがきょとんとしているだけであった．母親にチェックしてもらった津守式乳幼児性精神発達質問票の評価も，運動の項目以外は年齢より低く，とくに言語と社会交渉の項目は1歳以下にとどまっていた．やはり両親の危惧が当たっているのかなとも思った．

　ただちょっとの間であるが，視線があった時の目の輝き，一人でミニカーを動かすやんちゃそうなしぐさをみていると，内的なエネルギーはあるのだが周りの人とうまくかかわれていない子どもという印象を強く受けた．私は3mほど離れたところにいたこの子どもに小さなサッカーボールを足でパスしてみた．するとこの子は左足でボールを受け止め右足に移し私に正確に返してきた．オホーと私が声をあげて喜ぶとこの子はけらけらと笑った．何回も続けてミニサッカーボールの蹴り合いをした．あとでみていた父親にも入ってもらい3人でボールのパスを楽しんだ．このような出会いが持てた．これを機に家でも両親は診断の詮索をやめこの子とのかかわりを持つことをこころがけるようになった．

出会いに続いてのこと

　子どもと出会い，子どもと対面し，その子がどう困っているのか，どう苦しんでいるのかを理解しようとし，出来るだけの援助をしてあげようと面接していくのだが，それはアセスメントであると同時に治療面接でもある．大人の場合もそうであろうが，子どもにおいては両者は表裏一体をなしていて，どこが出会いで，どこまでがアセスメントの面接で，どこからが治療の面接なのか明瞭な線は引けない．この子どものことはよくわかったといえるような段階になり，それと期を同じくして，子どもも苦しみから解放され元気を取り戻していて，もう面接に来る必要はないという状態になっていたら理想であるが，そういうことはめったにない．

　多くの場合は，十分には子どもを理解しきれなかったが，ともかく出会いはあってそれに伴う子どもの変化があり，日常生活にさほどの支障はないのでこのあたりでとりあえず面接を終えようかということになる．それは，子どもの側の事情のみでなく保護者の事情によることも少なくない．子どもはもう少し通いたいなと思っていても，親が連れてくる時間がない，経済的にも負担である，学校や塾の勉強の方が大切だ，などでもうこの辺でという申し出がある．親の治療者に対するもろもろの感情によって治療が終わることもある．次回の予約日を直前になってキャンセルしたり，連絡なしにすっぽかす親はその例であろう．

　初回だけで終わるにしろ，継続して面接・治療することになる子どもにしろ，出会いは大切である．ここを初めて訪れる親子は多少にかかわらず不安を感じている．それを和らげ，ここは心配しないでいいところだという印象を持たせることからはじめる．そしてじっくりとこの子どもはどこが問題なのか，どうしてこうなったのか，回復させるにはどうしたらよいかを考えてみる．すると，この子どもたちと良い関係をつくる，子どもにこの治療者は自分のことを思ってくれている人だ，安心して付き合える人だという気持ち起こさせることが，出会いが生まれるもっとも大切な事柄であることが分かってきた．

　子どもや親がくつろいで治療構造のなかに入れると，自分の感情，考えを表現できやすくなる．子どもからも，親からも，おやっと思われることばが走り出て，問題の核心にむしろ近づけたと感じることも少なくない．そして，この子どもの精神病理はこんなところにあるのか，その改善のためにはどのような面接を，どのぐらいの期間続ければよいか，あるいは続けなくてはならないかの検討が必要となる．それには子どもたちを今の困難に追い込んだ要因だけでなく，子どもたちがそれらを乗り切る力，内在する自我修復力に目を向ける必要があろう．父親に向けている感情，母との心理的関係，母への愛着，依存の有り様，子どもが自立に向けての志向，そのことをめぐっての葛藤，兄弟との関係，を聞き出すべく問いかけながら，子ども自身の思いを語ってもらうよう促していく．また，学校の問題も子ども自身からどういう思いを持っているかを聞く．先生はどんな人で，自分にはどのように接してくれるか，友人の中に苦手な子どもがいるか，クラスのなかで自分はどういう立場か，皆のことが気

にかかるか，今学校に行けていないのだったら，早く戻りたいか，それとももうあの学校には行く気がしなくなっているかなども話してくれたらと思う．

　最後に，あなたは自分はどんな性格だと思う，という質問を私はよくする．将来は何になりたいと思っているかも聞く．そして，小学3年生以上の子どもには本人の自己意識がどのように芽生えているかに関することも聞いてみる．この世に生きていることを不思議と思ったことはないですか，これから自分はどう生きていけばよいかで悩むことはないですか，などである．これには子どもたちは意外に反応してくれて，うんあるある，ずっと前からそのことで悩んできた，などと語ってくれる．これらは，これから子どもにどのような面接方法をとっていくかを検討する際に役立ってくる．それらの過程の出発点となるのが出会いであり，良い出会いができるかどうかが治療の鍵となるといわざるをえない．

（村田豊久）

第2章

発達をどのように見るか

　その子の発達が，年齢相応なものか，遅れているか進んでいるか，その子の発達にどんな特徴があるかは，たとえば津守式幼児精神発達質問紙などでチェックすることができる[1]．およそ何か月になれば何ができるといった発達年表は，発達をとらえる大事な目安になる．乳幼児健診では発達年表を基準にその子の身体発達・精神発達に問題がないかをスクリーニングしている．

　けれども，歴史年表を覚えただけでは歴史を理解したことにならないのと同じく，それだけでは発達をとらえたことにはならない．歴史理解には歴史観が必要なのと同様，精神発達とは何か，それがどんなプロセスで進むかという「発達論」が必要である．それを土台に発達年表と照らし合わせたり発達検査の所見を検討して，初めてその子の発達の理解につながる．発達とはどういうものか，できるだけわかりやすく述べてみたい．ここでは精神発達に絞る．

● 「こころ」とは何か

　人間のこころ（精神）の発達を「精神発達」と呼ぶが，そのとき「こころ（精神）」とは何を指しているだろうか．私たちは自分たちが「知ったり・考えたり・感じたり・意志したりしていること」を経験的に疑えない．いや，疑うことはできても，その「疑う」こと自体，考えたり感じたりすることの1つにほかならない．このような「知ったり・考えたり・感じたり…」という知情意の働きを，ここでは「こころ（精神）」と定義することにする．こころとはそのような「働き」，あるいはその「体験」を指し，脳のような実体ではない．

　この働きは，各人の個々別々の頭（脳）の中で，めいめいの個体に起きる全く個別的・主観的な現象である．たとえば私がいま「痛い」と感じていても，この私の「痛み」を他の人が感じることはありえない．同じバラの花を見ても，そこに私が感覚する「赤」と他の人が感覚する「赤」とが同一かどうかも決してわからない．しかしその一方，私が「痛い」と口にすれば他人にもそれが理解される．私が「赤い」と見るバラは他の人もまず「赤い」と言う．

　こころとは，それぞれの個体の脳内で働く全く主観的な現象でありつつ，同時にその個体の外で他の個体と分かちあえる共同的な現象となっている．こうした共同性を

こころという働きは備えており，そのおかげで人間は他の動物にはみられない複雑高度な社会的生存様式を可能としている．精神発達とは，子どもがこうした共同性をもった働きとしての「こころ」を育む過程と考えることができる[2]．

発達の構造

　発達は胎児期から始まっているとはいえ，胎児は私たちの生きているこの世界を知らず，交流もなく，子宮内でまったき個体（孤体）として成長している．そしてある日，全く知らなかったこの世界へ産み落とされる．大変な体験だろう．そこで，子どもは誕生の瞬間から2つの仕事を始める．
①産み落とされたその世界を知っていくこと（認識を発達させること）
②産み落とされた世界と関わりをもっていくこと（関係を発達させること）．

　知らないままの世界を生きることも，関わりをもたぬままに世界を生きることもできない．①と②は必然的な仕事である．重要なのは，このとき子どもが知り，子どもが関わっていかねばならぬ「世界」とは，単なる自然の物質世界ではなく，人間自身が作り上げてともにしている社会的・文化的な世界，意味（概念）や約束（規範），つまり観念からできあがった世界だということである．精神発達とは，この共同的な観念世界に子どもが参入していく過程と言い換えてもよい．

　そのため，①は，感覚器官が知覚したとおりに世界を受動的に感受するのではなく，社会的な意味や約束に沿って世界を能動的にとらえ分ける「認識」という働きの発達を意味する．たとえば窓の外に目をやれば，単に色彩や形態の集まりではなく，ビル，木，道，雲…等々「意味」の集まりとして風景が目に飛び込む．しかし，生まれたときからそう見えていたはずはなく，これは人間固有の精神発達の結果なのである．

　②も，物質世界とのフィジカルな関わり以上に，何よりも対人的・社会的な関わりの発達，すなわち関係（社会性）の発達を意味する．そして，①認識の発達と，②関係の発達によって，私たちは「痛い」と言えば相手にもそれが伝わる，自分に赤く見えるバラはみんなも「赤い」と言うなど，体験の分かちあい，世界の分かちあいが可能となる．このように1人ひとりの個別の体験でありながら，意味によって共有されているのが，私たちの精神世界である．この精神世界を獲得（共有）していく過程が精神発達といってもよい．

　ところで，この①と②は媒介しあっている．なぜなら，意味や約束によって共同的に世界をとらえ分ける「認識」の力は，すでにその力を獲得した周りの人々と関わることによって初めて得られるものだからである．一方，対人的・社会的な関係の世界は，有形無形の意味や約束で成り立っており，「関係（社会性）」の発達のためには意味や約束をとらえる認識の力が必要だからである．このため，関係の発達が認識の発達を支え促し，認識の発達が関係の発達を支え促すという循環構造を精神発達は備えている．

　この発達過程を推し進める推力として，ピアジェは「同化と調節」（均衡化）という生

物通有の適応力，フロイトは「性愛」という人間が普遍的にもつ親和的な希求力，ボウルビィは「愛着」という動物行動学的な力を想定した．ピアジェはもっぱら①に，フロイトやボウルビィは②に焦点を絞った発達論を立てている．どの力にせよ子どもに生得的に備わった力であるけれども，それら子どもの内的な力のみでは発達は進まない．精神発達とは，すでに精神発達を遂げた成人との相互交流があって初めて推進されるプロセスであることを忘れてはいけない．その成人として，養育手（一般には親）が大きな役割を担う．発達年表に出てくる主たる指標を拾いながら，発達の道程をだどっていこう．

啼泣から感覚の共有へ

　生まれたばかりの子どもにとって世界は未知なうえに，未分化で混沌とした知覚刺激に満ちた不安定なものだろう．新生児は多くの時間をまどろみ過ごすことで，そこから護られていると考えられる．不快が生じたときは覚醒して泣く．不快という感覚は生存が脅かされたときに起きる生理反応で，自ら対処する力のない乳児は啼泣によって養育手の注意を引いて処理をしてもらう．最初は不快自体も未分化な身体感覚で，その不快の性質を乳児はしっかりとらえ分けていない．だが，養育手のほうはすでに不快をさまざまにとらえ分けて「空腹」，「暑い」，「寒い」などと概念化しているため，それを乳児に投影して，たとえば「空腹」とみれば授乳，「寒い」とみれば毛布を掛けるなどして不快を取り除いてやっている．乳児の世話はこの繰り返しで，それに介されて乳児は身体感覚を私たちのとらえ分けているそれへと分化させていく[3]．感覚の共有である．それに合わせて，不快はきっと除かれるという安心感，泣くことで自らそれを引きだせるという能動感，すなわちエリクソンが「基本的信頼」と呼んだ自分と世界との関係の基盤ができあがる．世界を共有するうえで最も重要な基盤である．

　もちろん，乳児はまどろんでばかりでなく，新生児期から早くも世界の観察を始めている．観察なしに知ることはできないためで，これを「探索行動」と呼ぶ．1か月を過ぎれば，ものや人に能動的に視線を向けたり，注視するさまが窺えるが，この時期はまだ強い近視なので遠いものはぼんやりとしか見えず，近い距離のものだけがくっきり見える．その結果，いつも間近にあるもの，眼の前に現れるものだけが選択的に知覚されることになる．その代表が絶えず世話をしてくれる養育手の顔で，乳児はそれをぼんやりした背景から鮮明に浮き上がらせてとらえ分けることができる．

　外界のすべてをまんべんなく均等に感受するのではなく，そのつど意味あるもの，必要なもの，大事なものだけを「図」としてとらえ，それ以外は知覚上は感受されていても「地」として背景に退けているのが私たちの「認識」という働きの特徴で，その出発点はおそらくここにあろう．生後2週間頃には親しい養育手の顔をほかの顔と見分けるようになっている．そして生後4〜5か月には，その養育手だけに向けての「選択的な微笑」が現れる．養育手との関係の絆がしっかりできた証とされる．

首のすわりから関心の共有へ

　3か月頃には首がすわる．これによって乳児は観察したいものに自由に視線を向けて注視できるようになり，探索活動が能動的で自在なものとなる．動くものを目で追い，声のするほうを見る．注意を引いたものに手を伸ばして，手に取れば口に持っていったり引っ張ったりして調べる．視覚・聴覚だけでなく五感を総動員して乳児は外界の対象を調べまわるのである．とりわけ人には興味津々で，自分自身の身体も熱心な探索の対象となる．探索によって，周りのものは実体であり，視野から隠れてもなくなるわけでないこと（対象の永続性）を知り，それぞれが持つさまざまな性質や特徴をとらえ分けていく．もちろん，まだ意味や約束を通して概念的にとらえ分けるのではなく，感覚的・運動的なイメージ（ピアジェのいうシェマ）が形成されていくのであろう．この探索行動は，乳児の自発的・能動的な行動であるが，実は大人も重要な役割を果たしている．

　猫とか犬とか社会的に意味あるものを乳児が注視しているのに気づけば，大人は「ニャーニャかわいいね」，「ワンワンだねえ」と子どもに声をかけて一緒に視線を向ける．ゴミとか壁のシミなど意味の薄いものを見ているときは，格別声をかけない（そもそも気づかない）．また，大人のほうからも「ほら，お花よ，きれいでしょう」と社会的に意味ある対象へ対象へと子どもの注意を誘おうとする．こうして，大人が注意・関心をともに向けるものと向けないものとに世界が分かれ，やがて世界を「図」（注意すべきもの・意味あるもの）と「地」（注意せずとよいもの・無意味なもの）にそのつどとらえ分ける「認識」の働きの下地ができていく．「関係」の発達の観点からいえば，同じ対象に他人とともに注意・関心を向けること，つまり「共同注意，joint attention」と呼ばれる現象がここから発展する．関心の共有である．共同注意は，言語発達をはじめ社会的・共同的なものを子どもが獲得していく重要な土台となる．

喃語から情動の共有へ

　啼泣は不快への反応だが，生後2か月前後くらいから乳児は心地よいとき独りで声を出すようになる．「あー」とか「くー」というシンプルな発声で，「クーイング」と呼ばれる．独りで声を出す様子からわかるとおり，コミュニカティブな役割は持たない生理的な発声と考えられる．音声を知らぬ重い聴覚障害の子どもでもクーイングは出てくる．しかし重要なのは，養育手のほうはそれを生理的な発声とは決して受けとらぬことである．子どものお喋り，語りかけととらえ，喜んで返事をしたり声をかけたりと応答的に関わり続ける．すると，6か月くらいからクーイングは「だぁーだぁー」と

シェマ：乳児は意味や概念ではなく，感覚や運動のまとまりによって体験をとらえる．これを「シェマ schema」と呼ぶ．たとえば乳児が哺乳ビンを見ただけで喜ぶのは，ビンという視覚，吸うという運動，ミルクという味覚とが1つのセットになったシェマができたためと考えられる．

か「ばぶばぶ」とか子音と母音の組み合わさった複雑な発声,「バブリング(喃語)」へと発展していく.上記のような大人からの応答が欠ければ,クーイングからバブリングへの発展は起きない.発達には関係の支えがいかに必要かのわかりやすい例だろう.

　バブリングも有意味言語ではない.しかし,養育手はさらに積極的に「言葉(お喋り)」として扱い,応答を惜しまない.バブリングでは,乳児のほうも相手の応答を期待して発声するようになる.バブリングを発していた子どもが相手の発声を促すようにふと声をとめ,それに対して相手が声をかけると一層活発にバブリングを発するという交流性が現れるのである.互いに声を出し合い,ほとんど一緒に声を和している状態が生まれ,これは明らかに「コミュニケーション」である.ただし,まだ「意味」のやりとりではない.意味を伝え合うのではなく,そこに生じる親和的で心地よい情動が一体的にやりとりされる.つまり情動の共有である.

人見知り

　活発な探索行動により,世界の中に「知っている(なじんでいる)もの」が増えてくるにつれて,「知らない(なじんでいない)もの」への意識も強まる.その意識は不安の形をとる.平均8か月前後で始まる「人見知り」は,その不安が人との関わりにおいて現れる現象としてよく知られている.人の顔一般を他の事物と区別して微笑を向ける「無差別微笑」(4週頃)から,やがて養育手に対して親和的な情動とともに向ける「選択的微笑」(3〜4か月)へと発展し,次に現れるのが,知らない(なじみのない)他者に向ける不安である.

　乳幼児は無力なわが身を護るために養育手に依存している.知らない人に出会えば,養育手にしがみつきその胸に顔を埋めて安心を求める.これが人見知りで,既知と未知とをはっきりとらえ分けるところまで認識の発達が進んだこと,養育手に能動的に保護を求めるところにまで関係の発達が進んだこと,この2つを示す指標とされている.

　しかし,養育手に保護を求めて終わりではない.養育手の保護下でひとまず安心を得ると今度は観察を始める.養育手とその人との間の雰囲気を観察する.親和的な雰囲気を感じとれば不安や警戒は緩む.さらに養育手の陰から,こっそりその人を観察する.そして安全と感じとれば,徐々に接近行動を始める.こうして子どもは,その知らない人を「知っている人(なじんでいる人)」のレパートリーに加えていくのである.

　未知のものは,安心感がなければ不安や警戒心の対象となる.安心感があれば好奇心や探求心の対象となる.未知な世界に囲まれた乳幼児が,その世界を自発的・能動的に探索していけるのは,養育手をはじめ,周りの大人との関係によって安心を与えられているが故である.認識の発達が関係に支えられるとは,関係を通して教わるという意味だけでなく,関係に護られて子ども自身の自発的な探索が支えられるという意味が大きい.

模倣から知恵づきへ

　観察の積み重ねによって，自分の身体の形も動きも周りの大人（養育手）たちのそれと共通という身体像が根づいてくる．自分も周りの人も「同じもの」（浜田寿美男のいう「同型性」）という感覚である．情動を共有し，関心を共有し…という交流の積み重ねも大きく預かっているだろう．自分も相手も「同じもの」の感覚によって，相手の行為を自分もなぞって「同じ行為」をしようとする「模倣」が現れる（10 か月頃）．行為の共有である．イナイイナイバア，オツムテンテンなど，養育手が遊びとして子どもに示すしぐさの模倣（赤ちゃん芸）から始まり，だんだん遊びを離れてバイバイなど社会的なしぐさの模倣に至る．

　模倣が積極的にこなせると精神発達はステップアップする．独力の手探りだった探索が効率化するからである．たとえばスプーンの「意味」は，独りでいじりまわすだけでなく，大人がどう扱うかを見てまねてみれば容易にわかる．認識の発達が加速される．相手の行為をなぞって追体験できるようになれば，自分の視点からではなく相手の視点からものごとをとらえる「脱中心化」（ピアジェ）も促される．まだ形だけの段階だが，「バイバイ」など社会的なマナーも示せるようになる．こうして関係の発達も加速される．

　模倣の獲得により急に知恵がついてきた印象を周りに与えるのは，このような加速のためである．

言葉の獲得

　模倣による学習が進む 1 〜 1 歳半頃から言葉が始まる．人間の言語は，単なる伝意のための信号系ではなく，世界を「意味（概念）」や「約束（規範）」でとらえ分ける認識の体系をなすところに特徴がある．コミュニケーションの道具であると同時に認識の道具なのである．

　さらに私たちの言語コミュニケーションは，認識を伝えて共有する働きと情動を伝えて共有する働きからなる．「これは○○です」という表現は，○○という認識を相手に示すもので，これを言語の指示機能という．「これは○○ですね」となると，その認識を相手と分かちあおうとする情動の表れが加わり，これを表出機能という．人間の言語は指示性（認識性）と表出性（情動性）からなるが，バブリングでの情動的な交流が言語コミュニケーションの出発点で，私たちの言語は表出機能を土台としてその上に指示機能が乗ったものと考えることができる．幼児が初めて「マーマ」と口にしたとき，その発語は"あなたは母親です"という認識的・指示的な表現ではなく，"お母さん！"という情動的・表出的な表現だったはずである．

🔑 「同型性」：人間は身体は別個でも，相手の身体に自分のそれを合わせる性向をもって生まれる（新生児は人が舌を出すのを見て自分も舌を出すなど）．すなわち人間はすでに身体レベルで共同的な存在だとして，浜田はそれを「同型性」と呼ぶ．

まず，ものごとには「呼び名」があるという約束に気づき，それを覚えるところから言葉は始まる．事物は知覚的にはみんな異なる．わが家の三毛，お隣のシャム猫，アニメ映画のトム，姿かたちはぜんぜん違う．しかし，何らかの共通性をとらえれば同じ種類のものとしてよく，「ニャーニャ」とはその種類につけられた名だという理解に達して，初めて幼児はものの呼び名を覚えられる．これまでの活発な探索行動によって培われた事物のさまざまな性質や特徴をとらえ分ける修練がここでものをいう．このように異なるものの間に共通性を見出して1つの概念に括るのが「抽象」と呼ばれるわざである．どう抽象するかは任意なので，初めは犬も「ニャーニャ」（四足という共通性で抽象）と呼んでみたり，車も「ニャーニャ」（動くものという共通性で抽象）と呼んでみたりという試行錯誤が起きる．この手探りを通して幼児はその社会で共有されている抽象の仕方にたどりつき，猫だけを「ニャーニャ」と呼ぶようになる．これがいわゆる「一語文」のレベルである．

　さらに，ものごととものごとの関係を認識し，その表現（助詞的な表現）ができるようになれば「二語文」，できごとの時間的なつながりや因果的なつながりなどを認識し，その表現（接続詞的な表現）ができるようになれば「多語文」のレベルへと進む．認識の深化と言語の発達とは表裏一体である．言語発達は足取りが速く，子どもが独力でどんどん覚えていくかにみえるが，犬を「ニャーニャ」と呼べば「ワンワンね」と修正してやるといった大人たちの（いちいち意識しない）関わりがその歩みを支えている．幼児は密接な大人との交流を介して言葉を身につけて，意味と約束の世界に深く参入してくるのである．

　なお言語発達が進むと，積み木を電話に見立てたり電車に見立てたりして遊ぶ「象徴遊び」，さらに自分を他の者に見立てる「ごっこ遊び」が始まる（およそ3～4歳以降）．言語発達を通して抽象のわざが身についたことによる．積み木は電話ではないけれども，四角い形の共通性や耳にあてがって「もしもし」とやるしぐさの共通性によって，積み木を電話として遊べるのである．象徴遊びは，意味の世界（観念の世界）を子どもが生きるようになったことを示し，ごっこ遊びは頭のなかに「架空」，「空想」の観念世界を描いて，それを他の子どもと分かちあえるようになったことを示している．世界を意味や約束によってとらえて世界を共有するという人間固有のこころの働きができあがった指標とみることができる．

しつけから意志力の形成へ

　1～2歳代，言語発達と併せて幼児が取り組むもう1つの大きなテーマがある．「しつけ」である．フロイトがこの時期を「肛門期」と名づけて排泄のしつけを重視したのはよく知られている．トイレットトレーニングをはじめ，この時期には始まるしつけは，身辺自立にとどまらない重要な発達的な意義を有している．

　排泄をいつどこでしようと生物学的には問題ないはずである．しかし，排泄はトイレで人目に触れずにというのが，理屈ぬきの社会的な約束である．食事を手づか

みで食べても栄養に変わりはない．しかし，日本人なら箸と茶碗でというのが文化的な約束である．こうした社会的・文化的な約束（規範）の世界に参入して，初めて子どもは「社会的存在（社会人）」となれるのである．世界には約束やルールがあり，それは何か大事なことだと幼児はしつけを通して感得する．言語も認識と表現における社会的・文化的な規範だから，言語発達としつけの時期が重なるのは偶然でないかもしれない．

　排泄欲求や食欲を考えれば明らかなように欲求や衝動はすべて生命を護る必要から生じる．だから，動物は欲求や衝動のまま行動することで生存を可能としている．ところが人間は高度に社会的な生活様式を持ち，個々の個体がめいめい欲求や衝動のままに動いたら社会が成り立たない．社会的な規範を設け，それに従って欲求や衝動をあえてコントロールする力が人間だけには必要となる．この力は生物学的に所与のものではなく，社会的な学習によって培われねばならず，それが「しつけ」である．この欲求や衝動を自力でコントロールする力は，「意志」と呼ばれている．知情意の「意」である．

　意志は，欲求や衝動を「抑制する力」と欲求や衝動を「遂行する力」とからなっている．オマルに座るまでは排泄を抑え，座ったら今度は排泄に努めるというように．どちらの力も重要とはいえ，欲求や衝動は必要から生じるのだから，それをしかるべく充足させる実行力が「意志」の力の本質をなす（我慢する力が意志ではない）．

　世界にはいろいろ大事な約束があるらしいという認識，そのために欲求や衝動を自ら能動的に制御できる意志，この2つがしつけという養育手との親和的な関わりを介して身についたとき，幼児は社会（共同体）を生きられる存在となるのである．

　幼児期の発達過程と発達構造を，発達の指標とされる事項をたどりながら考えてみた．幼児のどんな体験や周りのどんな関わりが精神発達を支え促しているのか，その仕組みを理解しておくと，発達が遅れているか否かの診断だけでなく，発達障害を持つ子どもたちの発達支援の道を具体的に探るうえで役立つはずである．

●文献
1）津守　真，稲毛景子：乳幼児発達診断法—0歳〜3歳まで．大日本図書，1961
2）滝川一廣：「精神発達」とはなにか．そだちの科学1：2-9, 2003
3）黒川新二：乳幼児のこころ育ち．人権と教育 21：100-116, 1994

●Further reading
- 古典としてフロイトとピアジェの発達論の原典はいまも精読に値する．先駆的・開拓的な研究の常としてあとから見れば不備な部分も古びた部分もむろんあるが，精神発達の本質的な構造を体系化したプレグナントな発達理論で，現在に至るまでこれらを抜き去ったものは生まれていない．

（滝川一廣）

第3章

診断
どのように診断し，どのように説明するか

● 「臨床診断」とは何か？

　臨床診断は，テキストを診察室につなげるものである．診察室で患者を診立てるとき，私たちが何をしているのか思い描いてみよう．
- 患者の周辺から気になること，不可解なことを抽出する．
- 抽出された情報から，テキストあるいはガイドラインから，患者の状況を説明するに適切な「状態名」や「診断名」を選ぶ．
- 「状態名」なり「診断名」を，再び患者の日常で起こっている出来事の集まりとしてとらえなおし，具体的な生活上の支障として患者・家族に話し，「状態名」，「診断名」の意味するものとする．
- 「診断名の付いた」病気や問題を解決するということが，具体的にどの方向にどう努力していくことか，患者・家族と話し合いながら「治療」を具体的に定めていく．

　こうみると，診立てに向かう道すがら，精神科医の意識と理解は，テキスト紙面と，患者の日常の苦痛の間を行ったり来たりする．この行ったり来たりが臨床診断の作業である．つまり，テキストと患者の日常を付き合わせていくことで，「病気を見る」を「患者を診る」にしていく作業なのである．とはいえ，普遍的なものから個別化したものに，医学から医療に，思考をジャンプさせるとき，私たちは知らぬうち結構なパラダイムシフト（大きな発想方法の変換）を強いられている．それはギアチェンジみたいなもので，とにかく練習しながら慣れていくしかない．眼の前の患者にとって，実現でき，持続可能で，その他の生活と共存可能な治療を提供するには，病気そのものを，紙面と患者の日常との，2つの次元で把握できないといけないのである．そのことは，子どもでは一層重要になる．子どもの問題は，遺伝負因，発達段階，知能レベル，家庭環境，学習環境，子ども自身の言語表出の力など，さまざまな要因から，単純な疾病概念で描ききることは困難である．だからテキストの中身を解体して，子どもの心の採寸に合わせて仕立て直す必要がある．それが子どもの診立ての難しさである．テキストに準ずることでは済まず，もっと自分のおつむのエンジンとギアを積極的に操作するよう私たちは求められるわけである．

　さて今回は，解釈でありながら単なる解釈でなく，治療の始まりだが治療そのものではない，この臨床診断という行いを，子どもの診療において，「解釈と治療をバラ

ンス良くつなげる行為」として成立させるにはどうしたらいいか？ を中心に，診断とそれに続く説明について考えてみたい．

子どもの臨床診断に必要なもの

ICDやDSMのガイドラインの項目は臨床診断のいわゆる「素材」の一部である．臨床診断を，料理に例えるなら，手順は大きく2つに分かれる．1つ目は，適切な素材を選ぶこと，2つ目に，適切に手を加え食べやすいように調理することである．前者は所見を抽出して症状と付き合わせること，後者は病気や障害の概念を，患者・家族との間で使いやすく実感しやすいように加工していくことに値する．

まず，素材を選ぶ段についてみてみよう．症状を読み出す過程である．「症状を読み出す」と言ってしまったが，どちらかというと症状の質を読み出すという方が適切かもしれない．一見同じように見える症状でもよく見ると現れ方や根の深さが違い，その「質」を区別することで診断が全然違ってくる．治療や対応になめらかにつながる診断に必要なのは，むしろこの質の方なのである．

1 | 2つの視点から患者を診る

症状の質を読み出すにあたって，筆者はまず，病態水準（level of psychopathology）の視点を持つことに加え，発達水準を理解しておくことをお勧めしたい．その2つの視点をどのように使っていくかについて，これから述べよう．

(1) 病態水準をみる

操作的診断基準の時代に古くさい話かもしれないが，「病態水準[1]」というとKernberg OFのパーソナリティ構造論に基づくそれが思い出される．彼は，①同一性の統合の度合い，②どのような防衛機制を好んで用いるか，③現実検討能力の有無と程度の3要素をもって患者の心の働きのレベルを評価し，3つの水準に分類した．それがすなわち，neurotic（神経症圏），borderline（境界），psychotic（精神病圏）である．「世界」と「自分」との関係の取り方の質は，後に行くほど未分化で未熟になる．そのことは後に行くほど言語による介入が無力になっていくことをも意味している．だから重い原初的な心の病態に対しては，カウンセリングはあまり効果がないし，患者の意志を重んじる以上に患者の周りに安心と安全を保証する世界をつくることが対応の何よりの優先課題になる．転じて軽い病態になると，言語交流もでき，行為と認識がほぼ一致するようになる．一方で，保護や安全の保証よりも，社会的挑戦を促したほうが治療的であったりする（手厚いケアはしばしば病態水準を下げる）．Kernbergに厳密に準じないまでも，心の構造の強さ・世界との関係の安定感を段階的にとらえる視点があると，困難状況からの退避を，その患者にどこまで許容すべきか，などといったことを適切に判断することができる．つまり当事者のキャパシティに合った具体

(2) 病態水準に発達水準の視点を重ねる

とはいえ，子どもは発展途上で，病態水準の評価要素のどれもが十分に育ってはいない．そこで，発達水準の視点を導入し，病態水準を見定める判断基準を発達水準によって変えていく必要が出てくる．子どもの場合は，常に大人より原始的なレベルに各年齢の標準があると思えばよい．たとえば，思春期の子どもは，自己評価と感情の揺れ動きが激しく，些細なことで強い攻撃性を表出する．それらは境界性パーソナリティ障害の人を特徴づける傾向に似ているが，この年頃ではざらにみられることである．また，幼児は，自分の想像と現実を容易に混同するし，幻覚とよく似た体験(ナイトイメージ🔑やパレイドリア🔑，自分の名を呼ぶ空耳など)も起こりやすい．それらは精神病の大人に認められる特徴と酷似するが，この年代においては病的な状態ではない．子どものそれぞれの年代での標準をさらに凌駕する未熟や逸脱をみつけたときのみ，そのことは問題視される．それゆえ，ある子どもが「普通くらい」なのか，「遅れがある」のか，「アンバランスがある」のかを見定めるには，それぞれの年齢の標準的な言動のありように普段から見慣れている必要もある．4歳になってもきれいな二語文が出ないとき，5歳で「頭足人」ばかり描くのを見たとき，それは注目に値する．それと同様に，自分が要求する前に自分の望みに気づかないと母をなじる12歳，仕事に出かける母を見送るとき「もう2度と会えなくなるのではないか」と不安におののく15歳がいれば，やはり奇妙だと私たちは感じられねばならない．

2 奇妙さの源泉を追う

さて，年齢の標準と比較して，子どもの言動が異質と感じたなら，ただ「おかしい」でお仕舞いにするのはもったいない．当然，その違和感を醸し出すものの正体が知りたい．背後に潜むのは知的問題，精神病，発達障害，あるいは子どもの成熟を阻む環境の存在である場合もあるだろう．標準からの逸脱が著しいなら重い障害や悲惨な環境の存在が予感されるかもしれないし，少しなら軽度障害や環境の一時的機能不全，ときには年齢相応の反応の少し激しいものが出ていただけということもありうる．となると，逸脱の程度で病態水準は絞り込めるように思えるのだが，ここで1つ，子どもで気をつけるべきことがある．それは「退行しやすさ」という子どもの特性である．

🔑 **ナイトイメージ**：就学前の幼児が，夜，寝室で見る，妖精や，怪物，昆虫，あるいは亡くなった親族などのイメージ．「(周りの大人には)見えない友達」にも通ずるところがある．成長とともに「見える」という報告は聞かれなくなる．実空間に定位されうるようで，定位が甘いところがあり，「それについて想像する」と「それを知覚する」とをしばしば混同する幼児ならではの現象で，特に異常とはされず，精神障害の大人にみられる幻視などとは区別される．

🔑 **パレイドリア**：錯覚の一種．天井のシミや木目が，それがシミや木目であるという認識を維持したままに，見るものの意識に反し，人の顔に見えたりする現象．想像力の豊かな人，子ども，あるいは，せん妄状態の人などによく認められる．統合失調症の人でも，知覚要素の優先順位が調節できないことによるのか，似たような訴えを見ることがある．

子どもは幼いほど自我構造が脆弱なので，小さな刺激で簡単に統合を崩し，理解や行動の育ちが後戻りする．小さい子どもの心は「わらの家」みたいに容易に潰れやすいということである．この「退行しやすさ」は成長に従って減じ，成人すると，意識障害か，飲酒や薬物使用，何らかの精神障害の発症に伴ってのみ現れるようになる．大人になると「わらの家」が「煉瓦の家」になるのである．そういうことで，ごく年少児(特に小学校低学年くらいまで)においての言動や認知の急で激しい退行は，必ずしも重い病理を反映するとは限らないのである．低年齢ほどに障害の重さの判断には手心を加え，時間をかける必要があると思われる．

実際に出来事を評価する

　さて，次に，診立ての手順をサンプルケースをもとに実際に確認してみよう．

(1) S男　16歳の場合

　生育歴：S男は，会社経営者の父と専業主婦の母のもとに長男として生まれる．13歳の妹が1人いる．正常分娩で出生，発達にも目立った問題はない．中学から県内の私立進学校に入学，内部進学して高等部に進級．成績は中くらい．どちらかというと前へ出る方ではなく，少数の仲の良い友人に囲まれて楽しむという感じの適応であった．

　経過および受診のきっかけ：X年11月，父の会社が倒産．家族に実害はなかったが，父は残務処理に追われほとんど家に帰れなくなり，母も言葉少なになってしまった．ただ妹はいつも通り元気に学校に行っていたし，S男にも特にふさぎ込んだ様子もなかった．X年12月，期末テスト終了後，S男の成績が落ちていることを担任が母に指摘．母は父のことの余波ではないかと担任に説明する．S男は特に気に病んでいる様子ではないが，自発的に話すことが少なくなり，テレビの前で番組を見るでもなくぼんやりしたり，廊下でぼーっとして立っていたりするのを妹が何度か目撃する．X年12月下旬．夜．久しぶりに家にいた父と家族とで夕食後の団らんをした後，S男はいつも通り2階の居間から3階の自室に上がっていった．それから程なくして，家族は何かが地面に叩きつけられる音を聞き，窓からのぞき込んで植え込みの陰に倒れているS男を発見した．S男は自室の窓から飛び降りを図っていたが，両親が駆けつけたときも意識ははっきりしており，植え込みのおかげで打撲程度の受傷ですんでいた．しかし事態を重くみ，ケアが必要と考えた両親は，翌日付き添って受診．S男はその日のうちに入院となった．

　次に，初診時のS男と診察医の会話をここに示してみよう．
　会話：
医「どうして家の窓から飛び降りたの？」
S「(うつむいたまま沈黙)……」

> 医「つらいことがあったのかな？」
> S「……」
> 母「家のことで悩んでいたのではないかと思います」
> 医「家のこと？」
> 母「父親の会社が11月に倒産いたしまして…」
> 医「家のことが心配で，生きていても仕方ないって思ったの？」
> S「(何も言わない)…」
> 母「なるべく子どもを不安にしないように，いろいろ話し合っていたつもりだったのですが…」
> S「…(ちらっと母親を見る，こころなしか顔が笑っているようにも見える？)」

ⓐ S男はどうして飛び降りたのか？

このケースについてのありがちな判断は，父の倒産で心因反応を起こし自殺を図ったという解釈である．そうなら，丁寧な説明と保証で今後の不安を解決してあげればいいので，S男は短期の休憩入院で十分であることになる．本当にそれでいいのだろうか？　では，発達水準と病態水準をもとにした検討をしてみよう．

まず，S男には生育歴で目立った逸脱はなかった．私立の進学校に受験合格し，高等部にまで内部進学している．友人もいる．つまり，ある時点までS男の生活はあまり問題がなかったようにみえる．知的障害も，発達障害も考えられない，年齢相応の言動を示せる子どもであったと推定できる．しかし父親の会社の倒産と前後して，S男の成績は下がり，挙動が鈍くなる．そして企図当日，何らの感情的高ぶりを表すこともなく，いつも通り自室に上がっていき，S男は唐突に飛び降りを図った．

ⓑ 何だかおかしいと感じる源を探る

確かに，時間的前後関係では，父の倒産の後にS男の変化が始まっている．だが，今時の「普通の高校生」のうちのどれだけが，父の倒産で，自殺を図るだろうか？　家を失うわけでも，学業を継続できなくなるわけでもない状況では，とりあえずいつもの生活を継続するという妹の反応の方が標準的に思われる．倒産と飛び降りを結ぶ線には「接続の悪さ」がある．何かをもう少し加えないと，S男は3階から飛び降りられないように思われる．その何かが，たとえば精神病圏の問題であったら…．そう疑うと，処遇は，時間をかけた入院という判断に変わってくるだろう(その間に，心理テストや薬物による治療診断の試みも行われるかもしれない)．実際にこのS男の場合，後日，幻聴があることがわかった．私たちの脳は，時間的前後関係から原因と結果の構図を作り上げたがるという癖がある．丁寧な診立てをするには，感じた違和感を大事に突き詰めつつ，そのような脳の癖と戦う必要もあるのだろう．

(2) T祐　10歳の場合

生育歴：T祐は，エンジニアの父と専業主婦の母の間に生まれた1人っ子．両親には望んだ末にやっとできた待望の子だった．成績は中の上．ゲームとお笑い番組が好き．3歳から幼稚園に通い．最初，母から離れるのが大変だったが，母と先生の支援で徐々に園に慣れ友達をたくさん作ることができた．小学校も地元で進学し，ここで4年生に上がった．内弁慶で，心配性なところはある．

経過および受診のきっかけ：4年生になってすぐ，自転車で転倒し右前腕の骨にひびを入れ，学校を休んだ後，すっかり生活のペースを崩して，身体の心配ばかりするようになった．腕は完治したが，繰り返し体調不良を訴え，学校を休むことが増え，今では完全に不登校状態だ．母は優しく登校を促していたが，それに対し，近頃では，物を投げたり，叩いたりするようになった．ひどい言葉も出てきた．母は，この事態を異様と感じ，何か「精神的な病気(？)」を見逃していたのではと思い本人を連れて精神科を受診した．

会話：
医「学校へ行くのがつらいのかな？」
T「…（母の方を助けを求めるように見る）」
母「行かなくてはとは思っているようなのですが，（T祐の方を見て）…朝，登校時間になるとイライラするみたいで」
医「イライラしちゃうんだ？」
T「…（身体を母の方に向けてこちらは見ない）」
母「自分で先生にお答えするのよ．駄目ね，あなたは人見知りで…」
T「…（母が身体を医師の方に向けさせようと肩をつかむと，すぐその母の手を振り払う）」
母「学校のことを話題にすると，すぐこうなっちゃうんですよ．病院へ来るのも『学校へ行かされる』と思っているのか，嫌がって…」
T「そんなこと言わなくていい！（母を横目でにらみながら）」
母「じゃあ，ちゃんとお話ししなさい！」
T「…」

a T祐はどこまで標準の10歳から外れているのか？

このケースの場合，問題意識を持って子どもを治療に導入したのは母である．しかし，登校刺激を与えられた10歳の不登校児の反応として，物を投げたり，親をぶったり，「クソババア」とののしることは，そんなにありえない事態には思われない．T祐の不登校は確かに問題ではあるが，母が言うほどではないように思われる．発達障害を積極的に示唆する所見はない．1人っ子で比較的高齢でもうけた子でもあるので，母子のつながりはとても強い．診察室では，母には息子を守り支える強い意志が

感じられ，息子にはそれを当然と感じる気持ちと，逆に煩わしく感じる気持ちの両方が垣間見られる

b T祐の背後に見えるもの

　T祐は診察室に慣れると少しずつだが話すようになった．体調が少しでも良くないと感じると，心配で登校する気になれないという．後日別に来院した父によると，家庭では，本来なら子どもが自力で処理すべきことまで，母が先取りしてフォローに回るようなことが繰り返され，「その影響から，自分の不安をコントロールする力がT祐には育たなかったように見える」ということだった．父は母のやり方にやや批判的だった．

　このケースでも発達水準に問題はなさそうだ．病態水準の視点(低年齢なのでちょっと難しいが)で見ても，とりたてて問題視すべきものはない．結論としては，子どもの成長にそれまでの親子関係のありようが合わなくなってきた状態…とでもいえようか．骨折をきっかけに，母が必死に守ってきた幼い子どもの「安全」と「安心」の世界が脅かされ，不登校が起きたと考えるとわかりやすいかもしれない．母の自尊心を損なわないように配慮しながら，タイトな母子関係に徐々に緩みをもたらしていくような介入をして，少しの危険と少しの不安があたりまえにある，もう少し年長児の世界をT祐に与えてあげられるようにすることが大切になってくるだろう．薬の出番はもう少し後でもいい．

診断を告げる技術を磨こう

　さて，病態水準が推し量れ，めぼしいところに診断名が絞り込まれてくると，いよいよ，料理する段になる．診断を，患者・家族にとって，受け入れやすく，わかりやすく，治療者と共有しやすいイメージに加工していくのである(子どもの場合は主に親相手のやりとりが対象となるが)．診断告知が，機械的な情報伝達になるか，説明になるかの違いは，この段の作業の細かさによって違ってくる．わかってもらえる説明としての診断告知には，心得ておかなくてはならない重要なポイントがいくつかある．今度はそれを以下に挙げてみよう．

(1) 悪い話 bad news は聴きにくい，ということを心得る
- 診断告知や病気の説明を，一気に行っては，理解も納得も得られないことが多い(段階的に時間をかけて)．
- 思いこみが誤解を生まぬよう，必ず2人以上の人を相手に(患者だけでなく母も同席とか，母だけでなく父母でとか)．
- 1度話して少し日付を開けて質問する機会を設けるなどする．

(2) 困った事態に対し人はあらかじめ自分なりの解釈をしており，容易にそれを捨てられないと心得る

- まず，親がどのような筋立て，解釈をしているか尋ねてみよう．
- 親の筋立てを全否定はせず，その中で出てくるイメージや単語を頭に残しておこう．
- 親の筋立ての中に出てくるイメージや単語を利用して，こちらの情報を伝えてみよう．

(3) 困った事態の解決を探る話し合いは，原因や責任問題の追及にすり替わりやすいと心得る

- 母の育て方の問題，父親の不在の問題，離婚の問題などのせいで子どもがそのようになったという解釈は親のみならず世間一般の好むところである．
- 困った事態の解決は責任問題の解明とは別の次元の問題であることを説明者がまず理解していよう．
- 子どもを自分が病気にしたという罪責感から離れられない親には，「今までどうであったかではなく，これからやれるべきことをやらないことの責任は背負うことにはなる」と言って，「誰が悪い」ではなく，「どうすべきか」に視点を戻してもらおう．
- 「愛情が足りなかったからこうなった．これからは愛情深くいなさい」というような抽象的な発言は事態の解決に役立たないと気づこう（何がどう足りないかについて皆がてんでに考えて落ち込んだり責めたりするだけになる）．

(4) 病気について，診断についてわかりやすく説明できるだけの準備が大切と心得る

- 医学用語を使わずに精神症状や問題行動のキモを説明できるだろうか？
- 例）「統合失調症」：「周囲の人が気になり音や気配が過敏になる病気です」，「もともとどちらかというと敏感で感受性が高く，ストレスを口や行動に出して発散しない人で起こることが多いものです」，「ただ人の中にいるだけでも疲れ切ってしまうつらい病気です」，「脳内の精神活動を賦活する物質が過剰に出てしまって，天然の覚せい剤のような効果をもたらすので幻覚や考えの混乱が起こりやすいでしょう」，「治療には溢れ出している伝達物質の蛇口を閉める手助けをしてくれる薬を使います」，「いったん，蛇口を閉め，休養してから，徐々に蛇口の開け閉めの練習ができるように薬を調節します」などなど．
- 工夫によっていろいろな表現の仕方があるし，自分にあった言い方がある．自分にあった言い方で当事者に理解しやすいものを普段からいくつか作っておこう．
- 「全部伝えること」よりも優先に「わかってもらえるように話すこと」を目標として説明をする．「あなたのお子さんは統合失調症です．統合失調症というのは幻覚妄想が出る精神病です」と言うより，「～のような行動が出たり，～のような訴えがあって，ときには日常で～のようなことが起こったりする．～がやりづらくなる．または，～の場合などは周囲も扱いに困ってしまう，そういう今のお子さんの状況から

みますと，統合失調症という診断が当てはまってしまうのです」という説明のほうが，格段とわかりやすい（このように話すためにはやはり病気の理解において頭のギアチェンジがいる）．
- 当事者たちが病気の告知を受けるとき，一番知りたいことはなんだろうか？　それは「日常で何ができなくなるか？」ということに尽きる．だから「日常で～ができなくなる」，「～のように行動してしまう」などという表現で話すと，当事者は理解しやすくなる．
- また，そういうふうに患者の状態を把握する習慣をつければ，～できなくなる部分について，どのように対応しようか，～のように動いてしまう傾向について，どうしようかというふうに，対策に考えがつながりやすいから，医者の対応も実用的でぶれにくくなる．
- 診断名は普遍化された概念ではあるが，診断行為はその普遍化されたものを患者や家族の日常の不自由や苦しみに結びつけて明らかにすることである．具体的に，日々の生活の中でどんな部分にどんな支障を生じるのか，その子どもごとに「○○病」や「△△障害」を定義しなおす習慣を持つ必要がある．

● 最後に―診断について考えさせられること

　子どもの診断をするとき，診断名を与えその筋で治療するのももちろん大事なことだが，診断の中身の極端で話題性のある部分ばかりが子どものアイデンティティに取り込まれる危険性などについて，私たちはもっと考慮する必要があるように思う．診断を受けた者が，その診断とともに生きていかねばならないということを，しばしば診断を与える側は失念してしまいやすいものである．もし診断名が，子ども本人にとって何のサポートも日常生活への指針も与えないならば，それは「君はそういう人間だ」ということ以外の何も言ってくれない単なる刻印になる．こういう診立てが一番，その子の「アイデンティティを汚す」だろう．そんなことなら，診断名は与えずとも，ときに応じ，必要に応じて，サポートしていくほうが，よほどケアになることもありうる．だから臨床現場では，どんな診断名にするかと同じくらい，どういうふうに診断名を与えるかが重要になってくると思われるのである．

　子どもの診断の目的には，発達を促し，発達阻害因子を排除する対応につなげるという課題がある．だがその診断にさえ，育ちを損ない，夢を摘み取るような毒が混じることがある．だから，診断をしないことによる弊害が診断することで及ぼされる害毒を上まわる場合のみ，診断を行うことの意味が生まれると言えなくもない．さらに，たとえ両者の差し引きで大きな利益が残るような場合であっても，希望ある世界観を伴った診断説明を，子どもの成長する段階ごとに繰り返し更新して与えていくようなことも必要になるだろう．告知や説明にも心を育てる配慮を入れていくべきなのである．最初の部分でも述べたように，特に子どもの臨床診断は，揺るぎない学術的基盤の上に成り立った「しっかりした」判断行為などではなく，「実利を生んでナンボ

の」便宜上の判断行為であって，しかも実際のところ，それが私たちにできる精一杯であるということなのである．

まとめ

子どもの精神科臨床における，診断とその説明について考えてみた．

- 臨床診断とは単なる名付けではなく理解と対応に橋を架ける行為である．
- 子どものメンタルな問題は，遺伝負因，発達段階，知能，家庭環境，学習環境，子どもの言語表現力などの要素が複雑に作用し合っており，単純な疾病概念で説明がつかないことが多い．
- 診断行為は，素材を選び取る（症状を読み出す）行為と，集めたものを調理する（症状や診断名の情報を，患者・家族にわかりやすいように組み立て，障害や病気とともにどう生活したらいいかの具体的示唆につながる内容にする）行為とからなっている．
- 症状を読み出すには，病態水準と発達水準の視点を併せ持つことが必要になり，年齢ごとに許容できる標準的な子どものありようからのズレに注目すべきである．
- 診断説明の下準備として，一般の人がどのように「聞き」，「理解するか」，「病気に関わる何を知りたがっているか」について，熟知していることが必要になる．さらに，日常の言葉で，障害や病気を語れることも必要になる．
- 臨床場面では，診断は「実利的便宜的なもの」になる．そしてそれは，子どもと家族へのサポートに何らかの形でつながるものでもあるべきである．

●文献

1) Kernberg OF : Severe Personality Disorders ; Psychotherapeutic Strategies. Yale University, 1984〔西園昌久（訳）：重症パーソナリティ障害．pp 3-31, 岩崎学術出版，1996〕

●Further reading

- 青木省三：精神科臨床ノート（こころの科学叢書）．pp 49-58, 日本評論社，2007
  診断するということがどういうことなのかについて書かれている貴重な一冊（特に記載ページ部分）．
- Frith U : Autism and Asperger syndrome. University of Cambridge, 1991〔冨田真紀（訳）：自閉症とアスペルガー症候群，pp 217-222, 東京書籍，1996〕
  Asperger H の 1944 年の論文が掲載されているのみならず，Wing L の書いた部分にはアスペルガー症候群という診断名をめぐっての Schopler E との対立を浮き彫りにした書簡の一部が引用されており，その部分に 2 人の「診断」に対する考え方が表れていて面白い（記載ページ部分）．
- 村田豊久：子どもの心の不思議—児童精神科の診療室から．pp 173-183, 慶應義塾大学出版会，2009
  第一線で子どもの臨床に取り組む著者の，発達障害の診立てについて感ずる疑問が率直に書かれている（特に記載ページ部分）．
- Kutchins H, Kirk SA : Making US Crazy, DSM-The Psychiatric Bible and the Creation of Mental Disorders. Constable, 1999〔高木俊介，塚本千秋（監訳）：精神疾患はつくられる—DSM 診断の罠．日本評論社，2002〕
  「診断名」とは何か，という根本的な疑問をつきつめていくと…．

（宮川香織）

第4章

心理検査の使い方，読み方，説明の仕方

● 子どもの心理検査について

1│子どもの心理検査の種類

　児童・青年期の精神科臨床場面で広く使用される心理検査には，おおよそ以下のようなものが存在する．すなわち種々の知的機能やその発達水準を明らかにする目的で開発された「知能検査」や「発達検査」，知能や発達検査に加え，子どもたちの言語コミュニケーションや認知能力の特徴をとらえて，それを教育的指導プログラムに結びつけることを目指した「認知・言語面の検査」，さらには子どもの性格を把握することを目指した「性格・人格検査」などであり，これらはさまざまな精神障害で使用できる．

　なお，近年幅広い年代で注目されている障害に，広汎性発達障害を挙げることができる．児童・青年期の精神科臨床においても，このような患者に出会う機会が増えたとともに，その特徴をとらえる検査の開発も進んでいる．

2│子どもの心理検査の使い方

　児童・青年期の心理検査の実施にあたっては，その目的を明確にしておく必要がある．検査自体は，主たる診断ツールから診療の補助的手段までと多岐にわたる．心理検査自体が侵襲的であったり，本人や親の不安を増大させることもあることを考えると，主治医自身が実施の目的を明確に持つことが重要である．筆者が，一般の心理検査を使用するのは以下のような状況のときである．

(1)情報の入手の補助的手段(診断の補助手段)

　精神科診療の原則は，正確な診断と治療であり，そのためには，まず受診動機，主訴，さらには現病歴などの聴取が必要である．

　しかし心身の発達途上にある子どもは，言語能力も成人と比べて未熟であり，児童・青年期の精神科診療の難しさの1つは，この点にある．特に児童は，自分のつらさや意思を，わかりやすい言葉にまとめて，私たちに説明できないことが多い．たと

えそれが同伴した養育者から得られたとしても，そこには養育者の主観が入る．心理検査は，このような限定された条件の中で精神科診療を行う際の有用な補助手段であり，成人の場合よりもその有用性は大きいと思われる．筆者が心理検査を使用するのは，子どもの特性をより客観化したり，診断を明確にしようとするときである．

(2) 障害や子どもの特徴の説明のための手段

たとえ面接でかなり正確な診断がついたとしても，それが当事者の障害の受容に直結するわけではない．親や本人は，それを否認することもあれば，受容しようと苦悩することもある．たとえ否認した場合であっても，心理検査の結果は，本人の抱えている特性を提示でき，子どものより適切な治療や対応への導入として有用な手段となる．また障害の受容に苦悩している場合には，適切なテストを組み合わせることによって，受容に向けてのエビデンスを提供することができる．このように，筆者が心理検査を使用するのは，本人や養育者が，状態を理解したり障害を受容することにより，その後の本人の成長や適応，環境調節などの一助になると判断したときである．

一方で，今日の臨床場面では，本人や親が実際とは異なった診断を信じ込み，治療や対応を求めて受診してくる事例も少なくない．このような事例に対しても，心理検査は有用であり，エビデンスを示すことにより，今後の適切な方針を示すことができる．

(3) 治療に活かすための手段

的確な心理検査の選択と，そこから得られた結果は，子ども自身の治療・療育や指導・教育に有用である．発達や知的能力，性格を知ることは，診断を超えて，適応や今後の発展を含んだ，子どもの全体像を把握するうえで大切な一側面であり，実際にはこれが，筆者が心理検査を使用する最も重要な理由である．

3 | 子どもの心理検査の読み方

各心理検査の読み方は，それぞれの項で述べるとして，ここでは心理検査を読むにあたり注意すべき一般的なことを述べる．

精神科臨床で使用する心理検査のほとんどは標準化されており，その意味ではエビデンスに基づいた判読結果が得られる．しかし重要なことは，そのエビデンスが，子ども本人，ないし家族にとっていかなる意味を持ち，いかなる治療・療育や指導・教育に活かせるかという視点である．ここでは対象者の全体像，家族の全体像，そして子どもの置かれている環境をまず把握し，それと検査結果をいかに適切に関連させて解釈できるかが重要となる．

多くの検査者のレポートには，エビデンスと同時に，検査者が観察した（検査者としての参与しながらの観察）子どもの態度がありありと記載されている．たとえば，落ち着きや集中の度合い，粘り強さ，不安，緊張感，検査者とのやりとりなどであ

る．これらの点に目を配ることは，検査結果同様，子どもの理解（診断，治療）に重要な意味を持つ．

4│子どもの心理検査の説明の仕方

　心理検査の説明は，乳幼児の場合は養育者，学童以降は高学年になるほど，本人へも行われる機会が増える．

　説明において注意を要することは，結果を可能な限り正確に伝えるとともに，その結果が，本人や家族にとっていかなる意味を持つかに常に配慮することである．そのためにも前述の心理検査の目的を十分に踏まえ，必要な情報を厳選し，それが状態の理解と今後の治療・療育や指導・教育にスムーズにつながるような説明を行う．少なくとも，結果のみを機械的に伝える姿勢は，治療的とは言えないだろう．筆者の場合，検査の結果で発見された子どもの長所をまず説明し，その後に問題点と解決方法を伝え，その中で診断にも触れるようにしている．

● 知能や発達に関する検査

1│知能検査，発達検査

　知能検査は，精神遅滞の診断に欠かせないばかりか，療育手帳の受給のためにも，必ず必要である．

(1) 田中ビネー式知能検査

　田中ビネー式知能検査(1947)は，Binet A により考案された検査(1908)を踏襲して田中によって作成されたもので，現在はその第5版，田中ビネー式知能検査Ⅴ(2003)が使用されている．この検査では，総合的な知能を，年齢を基準とした知能発達の速さや進み具合により表す「精神年齢」，それを子どもの「生活年齢」で除した「知能指数」によって評価する（第5版では13歳までがこの精神年齢，14歳以上は偏差知能指数で評価される[1]）．田中ビネー式知能検査は，知的障害が重く，WISC-Ⅲなどでは測定が困難な子どもにも使用でき，教育・医療・福祉の現場でも，広く用いられる基本的なツールといえる．

(2) WISC-Ⅲ (Wechsler Intelligence Scale for Children, 3rd Edition，ウェクスラー式児童用知能検査第3版)

　Wechsler D によって開発(1949)された知能検査で，標準化されている最新の日本語版は，日本版 WISC-Ⅲ(1998)である．適用年齢5歳0か月～16歳11か月であり，ちなみに成人用として日本版 WAIS-Ⅲ（適用年齢16歳以上），幼児用として日本版 WIPPSI(Wechsler Preschool and Primary Scale of Intelligence，適用年齢3歳10か

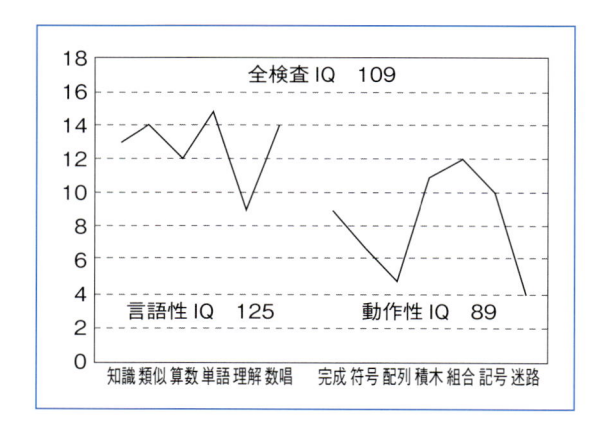

図1 10歳男児（アスペルガー症候群）のWISC-Ⅲ下位検査プロフィール
言語性IQ＞動作性IQと有意差があり，下位検査項目間に著しいバラツキがみられる

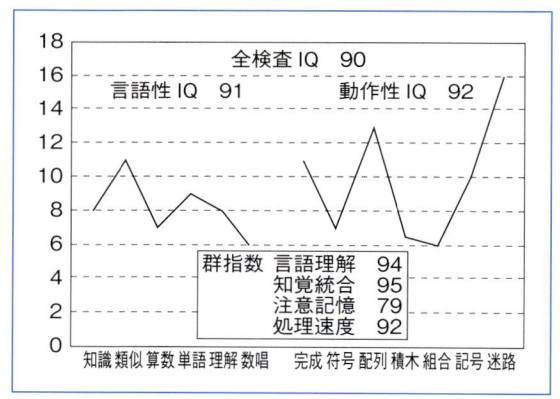

図2 11歳男児（AD/HD）のWISC-Ⅲ下位検査プロフィール
群指数のうち，注意記憶（算数，数唱）が低く，下位検査項目間のバラツキも著しい

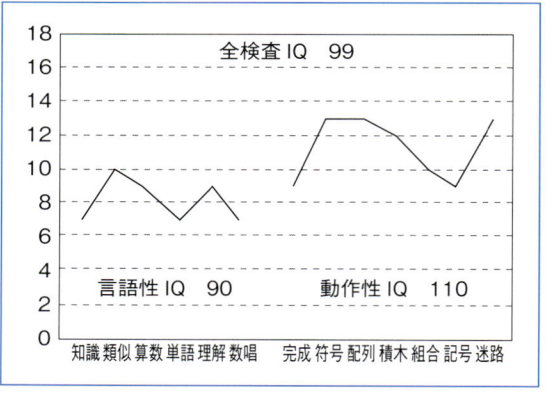

図3 9歳男児（特定不能の広汎性発達障害）のWISC-Ⅲ下検査プロフィール
言語性IQ＜動作性IQと有意差があり，言語性下位検査項目に若干の落ち込みがある

（図1〜3　柳澤正義，穂積　登：一般精神科医が子どもの心を診療するときの参考テキスト―「子どもの心を支える地域ネットワークの集い」DVD．NPOメンタルケア協議会，2007より）

月〜7歳1か月）がある．

　WISC-Ⅲでは，知能をさまざまな能力で構成される全体的機能としてとらえ，種々の知的機能を測定する下位検査を用いて，認知的特性の全体像を把握・分析でき，治療や指導につなげることができる（図1〜3）．問題構成は言語性検査と動作性検査に分かれ，評価点から言語性IQ（Verbal IQ：VIQ），動作性IQ（Performance IQ：PIQ），全検査IQ（Full scale IQ：FIQ）が得られる．なおWISC-Ⅲが求める知能指数は「偏差IQ」（偏差知能指数）であり，その子どもの属する同年齢集団の中での相対的な位置を示す．またこの検査では，4種の群指数（言語理解，知覚統合，注意記憶，処理速度）が得られるので，能力的に得意・不得意な分野，特定の認知的偏りの傾向などが把握できる．そのため本検査は，教育診断的な評価を有し，個別教育プログラムの作成に重要な心理検査であり，知的障害，自閉症，言語遅滞などの診断や治療プログラムの作成の際に有用である[2]．

(3) その他の検査

年齢尺度に基づき発達水準を測定する検査として，乳幼児などを対象に実施する新版K式発達検査(Kyoto Scale of Psychological Development, 2001, 適用年齢0〜12, 13歳)がある．また臨床場面では，状態に応じてKIDS乳幼児発達スケール(適用年齢0歳1か月〜6歳11か月)や津守式乳幼児精神発達質問紙(適用年齢0〜7歳)を臨機応変に用いて，大まかな発達状況の把握を試みることもある．

(4) 知能検査・発達検査の読み方と説明の仕方

標準化された知能検査や発達検査では，知能指数や発達指数のみならず，下位検査の得点パターンの解読から，認知特性をつかみ，診断や治療に活かせる情報を集める[1]ことになるが，その際には，発達歴・環境など背景情報，器質的検査所見などを重視し，その流れの中で結果を読むようにする．また質問紙法の場合，母親の主観的な判断が混入している可能性がある点を考慮する必要がある．得られた結果の説明の際には，保護者の不安を煽らぬよう十分に配慮し，知能指数の具体的な数値も，あくまでも今後の治療の流れや指導・教育の方向性を定める指標として提示することが肝要である．

2 認知面の心理検査

障害のある子どもたちの言語コミュニケーションや認知能力の特徴をとらえて，それを教育的指導プログラムに結びつけることを目指し，教育心理学や神経心理学の理論に基づいて開発され心理検査であり，従来の知能検査に加えて実施される．

その代表がK-ABC(Kaufman Assessment Battery for Children, 1983)であり，日本語版(初版，1993)としても標準化されている(適用年齢2歳0か月〜12歳11か月)．ここでは，子どもの問題解決能力と，その際に使用する認知処理様式を，14の下位検査とそれを組み合わせた4種類の総合尺度(同時処理尺度，継時処理尺度，その2つを総合した認知処理過程尺度，習得尺度)で評価し，その子どもの得意とする課題解決の仕方やその特徴を分析する[1]．学習障害などの診断や治療プログラムの作成の際，WISC-Ⅲや言語学習能力の発達水準や特徴をとらえるITPA(Illinois Test of Psycholinguistic Abilities)と組み合わせて使用する[2]．

● 性格検査

性格検査は，診断には直接関係ないが，子どもの苦悩や症状が，その性格や対人特徴と何らかの関係があると思われる場合に使用する．この検査ではまた，子どもの心理的特徴を，直接聴取するのとは異なった角度から把握できる利点がある．

性格検査には，質問紙法と投影法とがある．前者は，統計的操作により選ばれた心理性格面の質問項目をもとに，性格特徴をとらえるものであるが，質問項目によって

は，微妙な内容も多く，特に低年齢の子どもでは，適用しにくい場合が少なくない．後者は，対象に一定の方法で構成度の低い刺激を与え，得られた多様な反応表現から，性格を無意識水準まで深くとらえようとするものである．ただし結果の分析・解釈は，検査者が依拠する理論によって幅があり，また検査者の直感や経験など主観的要素が含まれる[1]．

1 | 質問紙法

ほとんどの検査の適用は児童以上であり，交流分析理論に基づいた小児用エゴグラム（治療上，子どもの対人関係の特徴を把握することが望ましいと思われるときに使用），親子関係テスト（養育態度の問題を前向きにともに考えることが，子どもの治療に役立つ可能性があると判断されるときに使用），成人にも広く使用されるMMPI検査（Minnesota Multiphasic Personality Inventory），谷田部-ギルフォード性格検査（Yatabe-Guilford Personality Inventory：YG）などがある．

2 | 投影法

(1) 文章完成法テスト（Sentence Completion Test：SCT）

書きかけの文に続けて自由に文章を完成させるもので，小学生用，中学生用，成人用がある．SCT反応からは，本人が環境や自分について意識水準で認識していることと，無意識水準で求めていると解釈できることの両方を把握することができるが，ある程度以上のエネルギーと内省力，国語力が必要とされる．

(2) 描画法

絵画を通して，子どもの内界をとらえたいときに使用する．HTPテスト（House-Tree-Person Technique），人物画テスト，バウムテスト（Baum Test），家族画テストなどがあり，これらの言語によらない描画表現は年齢を問わず幼児でも，言葉や聴覚に障害のある子どもでも自発的に取り組みやすく，短時間で済み，精神的負担も少なくて済む．描画後に何をどのように描こうとしたのかを聞くことで，内的世界の解釈や理解を深めることができる．

(3) ロールシャッハ・テスト

10枚の連続した図版（インクのシミの印刷されたカード）を見せて，漠然とした模様に対する知覚反応から，性格特徴をとらえようとする検査である．投影法の代表的な心理テストであり，無意識水準の自我の統制力や統合力を読み取り，特に統合失調症圏や神経症圏，ないし発達障害圏の臨床診断（鑑別）の手がかりを得たいときに使用する．ただし当検査では，自分が知覚したものを検査者に伝え，理由を説明するという言語的な働きが求められ，また実施に1時間以上かかり，集中力の持続が必要であ

ることなどから，中学生以上の年代が対象といえよう[1]．

広汎性発達障害に関連した検査

1 | 広汎性発達障害と心理検査

　広汎性発達障害（pervasive developmental disorder：PDD）は，3歳以前に明らかになる発達の障害であり，その診断はDSM-Ⅳ-TRに示されている．「対人相互反応の質的な障害」，「コミュニケーションの質的な障害」，「行動，興味および活動の，限定的，常同的，反復的な様式」の3領域の項目の規定された基準に従うのが基本原則である．しかし現在問題となっているのは，PDDの中でも，知的障害を伴わない高機能群であり，これらの群ではしばしば学童期以降に顕在化し，3歳以前の状態像が把握しにくく，また学校や家庭における適応の問題も種々の様相を呈する．そこで，熟練した専門家が少ないわが国においては，診断を補完する手段や，彼らをスクリーニングできる評価尺度，治療や教育に有用な尺度が必要になってくる[3,4]．

　学童期以降に使用できるPDDの診断手段として，これまで開発されてきた検査のうち，最も厳密なものは，半構造化面接法であるAutism Diagnostic Interview Revised（ADI-R）である．しかし，これは原著者らによる米国でのトレーニングを受けた評価者のみが使用できるものである．わが国で使用可能な厳密なものとして，行動観察尺度であるChildhood Autism Rating Scale（CARS）の日本語版（小児自閉症評定尺度東京版，CARS-TV）があるが，緻密な観察が必要である．なお，治療や教育のための詳細な検査としては，PEP-Rが存在する．これは認知面に着目した治療法であるTEACCH🔑（Treatment and Education Autistic and Related Communication-handicapped Children）プログラムを導入するための専門的な検査である．また臨床場面で幅広く，手軽に行える検査は，質問紙による検査であろう．これには現在，乳幼児を対象とした親記入のもの，専門家が記入するもの，自記式のものがあるが，ここでは紙幅の都合により専門家が記入するPARSと，自記式のAQの2つを中心に紹介しておく．

2 | 広汎性発達障害の心理検査ツール

(1) PARS（日本自閉症協会版広汎性発達障害評価尺度，Pervasive Developmental Disorder Autism Society Japan Rating Scale）

　PDDに特徴的な行動には，診断的意義のある特異的行動と，診断的意義は少ないがしばしば合併する非特異的行動がある．また幼児期に顕著であるが加齢や認知発達

🔑 TEACCH：Schopler Eによって開発された「自閉症と自閉症に関連したコミュニケーション障害をもつ子どもの治療と教育」のプログラムであり，認知障害と情報処理の問題に焦点を当てた，生涯にわたる療育システム．

とともに目立たなくなる行動と，逆に顕著になってくる行動とがある．受診時点で，診断的な見通しとその時点での不適応状況を簡便に把握し，迅速な支援につなげていく評価尺度として開発されたのが，日本自閉症協会によるPARSである[5]．

PARSは対人，コミュニケーション，こだわり，常同行動，困難，過敏性に関する57の質問項目で構成され，それぞれが幼児期，児童期，思春期・成人期のいずれかに該当し（重複もある），各年齢の項目数は，幼児期34項目，児童期33項目，思春期・成人期33項目となっている．このうち幼児期34項目（児童期以上では回顧して評価する）は，PDDの診断的意味を持ち，他は支援の指標として使用できる[4]．PARSの項目は，臨床経験が豊富な専門家の検討を経て収集されたPDDに特有の行動からなり，信頼性，妥当性が高い尺度と思われる．

幼児期，児童期，思春期・成人期で各々カットオフポイントが定められており，それを超えるとPDDの疑いがきわめて高くなる[5]．現在では，PARSの短縮版（幼児期，児童期，思春期・成人期ともに12項目）も開発されており，まず短縮版を実施して，評定対象者がPDD特性を有するか否かを短時間で検討したうえで，その適応困難の様相を検討するためにPARSフルスケール版を実施する方法もある[6]．

(2) AQ（Autism-Spectrum Quotient，自閉症スペクトラム指数）

近年提唱されている，「自閉症スペクトラム」仮説🔑により，自閉性障害の診断がカテゴリー的診断から量的診断へ移行しつつある．従来のカテゴリー的診断における自閉性障害には知的障害が合併することが多く，従来の尺度では，症状として表れている障害が自閉性障害固有のものであるのか，知的障害による影響を含むものであるのかの識別が，困難な場合がある．そこで必要とされたのが，成人の高機能自閉症者やアスペルガー症候群の人が一般健常成人に比べて明らかに高得点を示し，健常な知能を持つ一般成人もその傾向の程度に従って一定の分布を示す尺度である[7]．

AQ[8]は，そのような健常範囲の知能を持つ成人の自閉症傾向，あるいはその幅広い表現形の程度を測定することを目的とした検査であり，カテゴリー診断のための尺度とは異なる．むしろ自閉症傾向のために社会不適応を起こしている患者の自閉症的特性を正確に把握し，環境調整などに役立てるために使用される検査といえよう．

AQの項目は，自閉性障害の症状を特徴づける5つの領域（社会的スキル，注意の切り替え，細部への注意，コミュニケーション，想像力）について各10項目，全体で50項目から構成されている．また回答形式は，4肢選択であり，各項目で自閉症傾向とされる側に回答すると1点が与えられる．AQの日本語版は若林，東條，Baron-Cohen Sら[7,9]，栗田ら[10]によって作成されている．ちなみに若林らのAQでは，カットオフポイント33点で，一定程度のPDDの（カテゴリー）診断も可能であるが，それとともに各領域の得点の比較から，高機能PDD者の個人的特性が把握でき，これが前述の環境調整の際に有用な情報を提供してくれる．

🔑 「自閉症スペクトラム」仮説：典型的な自閉症のみならず，社会性，コミュニケーション，イマジネーションの3領域に障害がある群を包括する概念で，Wing Lによって提唱されたもの．

3 | 検査結果の説明の仕方

　PDD検査の説明には，診断の可能性の説明(スペクトラムの中におけるおおよその位置の説明)，教育上の個別プログラムの説明，支援に向けての説明などが存在し，それぞれ説明方法が異なると思われる．

　診断の可能性の説明の際には，本人および家族にとって診断の説明が有意義であるか否かを慎重に判断する．また同時に検査によって得られた本人のPDDとしての特徴を，家庭内や学校でみられる具体的な問題点と検査結果とを照合しながら，わかりやすく説明する．またPDDの教育や支援についての説明の場合は，上記に加えさらに具体的な支援方法や社会資源の説明などを，教育や福祉の専門家を交えて説明する．

　以上，児童・青年期の精神科臨床における，心理検査の使い方，読み方，説明の仕方を述べたが，いずれにしても児童・青年期の診療の場合，主治医は，心理検査を，「今後の適応を念頭において，本人や養育者が問題点を整理できるように援助する1つの手段」として，一貫して位置づける姿勢を持つことが重要と思われる．

● 文献
1) 吉野美代：児童思春期で用いられる心理テスト．中根 晃，牛島定信，村瀬嘉代子(編)：詳解子どもと思春期の精神医学．pp219-226，金剛出版，2008
2) 海老島宏：子どもの精神科における諸検査．市川宏伸，海老島宏(編)：臨床家が知っておきたい「子どもの精神科」第2版．pp13-26，医学書院，2010
3) 神尾洋子，行廣隆次，安達 潤，他：思春期から成人期における広汎性発達障害の行動チェックリスト．精神医学 48：495-505，2006
4) 辻井正次，行廣隆次，安達 潤，他：日本自閉症協会広汎性発達障害評価尺度(PARS)幼児期尺度の信頼性・妥当性の検討．臨床精神医学 35：1119-1126，2006
5) 安達 潤，行廣隆次，井上雅彦，他：日本自閉症協会広汎性発達障害評価尺度(PARS)・児童期尺度の信頼性と妥当性の検討．臨床精神医学 35：1591-1599，2006
6) 安達 潤，行廣隆次，井上雅彦，他：広汎性発達障害日本自閉症協会評定尺度(PARS)短縮版の信頼性・妥当性についての検討．精神医学 50：431-438，2008
7) 若林明雄，東條吉邦，Baron-Cohen S, 他：自閉症スペクトラム指数(AQ)日本語版の標準化—高機能臨床群と健常成人による検討．心理学研究 75：78-84，2004
8) Baron-Cohen S, Wheelwright S, Skinner R, et al：The autism-spectrum quotient(AQ): evidence from Asperger syndrome/high-functioning autism, males and females, scientists and mathematicians. J Autism Dev Disord 31：5-17, 2001
9) 若林明雄，内山登起夫，東條吉邦，他：自閉症スペクトラム指数(AQ)児童用・日本語版の標準化—高機能自閉症・アスペルガー障害児と定型発達児による検討．心理学研究，77：534-540，2007
10) 栗田 広，長田洋和，小山智典，他：自閉症スペクトル指数日本版(AQ-J)の信頼性と妥当性．臨床精神医学 32：1235-1240，2003

● Further reading
- 青木省三，村上伸治(編)：専門医のための精神科臨床リュミエール23—成人期の広汎性発達障害．中山書店，2011
  思春期以降の広汎性発達障害の特徴をわかりやすく紹介した単行本であり，心理検査に関しても触れられている．

〔広沢郁子〕

第2部

子どもへのアプローチ・治療総論

第 1 章

子どもが自尊感情をもって生きることを支援する

　自尊感情（自己肯定感，self-esteem）を取り扱うことは，児童精神医学や教育においてある種のトピックともいえる．多くの専門家が自尊感情を定義づけ，いくつもの団体が自尊感情に関するアンケート調査を行い，各地の教育委員会が「自尊感情をはぐくむ」ことを掲げた教育プログラムを試行している．

　しかし，これらの定義を列挙したり各地の調査や試行の成果を紹介することは，本章の趣旨にそぐわないものだと理解している．本章では，「自尊感情」という言葉から筆者が自分の臨床を振り返って想起されるところを記載しようと思う．したがって本章は「自尊感情」という概念を勉強しようと思う読者にとっては，はなはだ不十分な偏った内容となっていることを最初にお断りさせていただく．

自尊感情（自己肯定感）とは

　言葉の定義に本章を費やすつもりはないにしても，筆者自身がどのような意味で自尊感情（自己肯定感）という語を用いているかは明らかにする必要があるだろう．自尊感情とは，自分には変えるべき点など1つもないと指摘をはねのける態度とは対極にあり，自分の長所を声高に主張する姿勢とも無縁のものである．むしろこうしたアピールを繰り返す子どもは，不安で自信がなく手柄を1人でも多くの人に認めさせることに汲々としている，自尊感情の損なわれた状況にあることが多い．自尊感情とは，どんな状況にあっても「きっとやりようはある」，「自分だったら，きっと乗り越えていける」と自分と世の中を信じ続けられる感覚のことであり，その感覚に支えられて粘り強く前に進んでいく姿勢のことだと，筆者は考えている．

　自尊感情は，損なわれて初めてその存在が認知される感覚である．つまり，自尊感情の最も健全な状況とは，自尊感情などというものを本人も周囲も意識にのぼらせることなく暮らしている状況のことである．

自尊感情（自己肯定感）を支えるアプローチ

　乳児は，己の能力の限界を日々更新していく．すなわち，誰に指示されなくても，寝返りを打ち，這い，立ち上がり，歩いてみる．あるいは，喃語で母親に話しかけ，

表1 自己肯定感の回復へのアプローチ

> 1. 子どもに達成体験を積み重ねさせること
>   1) 課題設定(要求)と支援(手がかり，手助け)の適正化
>   2) 子どもへの直接指導による，技術の向上
> 2. 子どもの自己認知への支援(医学心理学教育)

指さしで思いを伝え，言葉をつむぐ．そこには，そんなことをできはしないだろうという迷いもためらいもない．乳幼児健診から始まる子どもの精神保健に携わる児童精神科医は，子どもに本来備わっている自尊感情が損なわれないように予防医学的に親子を支援していく．筆者はこの予防医学的な関与の重要性を痛感している．

臨床事例への精神科的関与では，損なわれた自尊感情の回復がメインテーマとなる．このことは発達障害臨床だけのことではない．統合失調症の治療でもパーソナリティ障害の治療でも，各種精神療法でも薬物療法でも，精神科的関与はすべからく個人の尊厳を回復し自尊感情の回復を目的としているといってもよいだろう．

発達障害臨床における自尊感情の回復について，筆者は表1のアプローチを意識して日々の臨床を行っている．これらは，読者諸氏が実践している成人精神科臨床とも共通するアプローチなのではないだろうか．

1 達成体験の積み重ね

損なわれた自尊感情を他人が補填することはできない．子ども自身が生活実践の中で達成体験を積み上げていくことが，自尊感情を回復または維持する唯一の方法である．「昨日もどうにかなった」，「その前もどうにかなった」，「あれも乗り越えられた」，「これも方法はみつかった」……その実感が「今度だってきっと大丈夫」という思いにつながる．

どんな課題を成し遂げたときに，最も大きな達成感が得られるだろうか．

楽々と危なげなくこなせる課題ばかりでは，その達成感は小さい．やすしすぎる事柄しか期待されない状況では，子どもはときには退屈し，ときには屈辱を覚えたりもする．摩滅しきらない範囲の努力を続け，希望が失われない期間のうちに，望む成果が上げられたとき，その達成は子どもに大きな充足感と自信をもたらす．適切な課題と適切な支援の提供があって初めて，子どもは達成体験を持つことができる．

(1) 環境調整：課題設定と支援の適正化
a 適切な課題設定(周囲からの要求)

たとえば，軽度知的障害がある子どもに「勉強はわからなくてもいい．定型発達の子どもたちと時間を共有させたい」と通常学級だけでの教育方針が出されることがある．あるいは，親は子どもに合った教育を願って個別支援級に就学させたのに，「問題を起こさない」子どもは交流という名のもとに通常級で放置されることもある．

そうした対応を受けている子どもたちは，学ぶことの楽しさも充実感も味わうことはできない．毎日の授業はわからないから退屈で，子どもによっては不安でいらだたしく，何かの代償的な楽しみ(多くは不適切な行動)を発展させるようになる．登校渋りや不登校を生じることも多い．

しかし学習の楽しみや達成感は，子どもが知的障害をもっていても体験させることのできるものである．子どもの能力と興味に見合った特別支援教育が提供されたことで，生き生きと課題に取り組み，登校を再開し，子どもが自尊感情を回復していく過程に，筆者は何度も立ち会っている．適切な課題設定(周囲からの要求)は子どもの達成体験に必須のものである．

ⓑ 適切な支援(手がかり，手助け)

達成体験が自尊感情の基盤であることは，教科学習以外の生活課題からも痛感される．

たとえば，学校での掃除当番について考えてみよう．自閉症スペクトラムの子どもたちは，知能に問題がなくても，あうんの呼吸で役割を分担したり(社会性)，自分の感情や意向を適切に表明して話し合ったり(社会的コミュニケーション能力)，臨機応変に対応すること(社会的イマジネーション能力)に本質的な困難を持っている．こうした能力的な困難が，休み時間や掃除当番など枠組みの不明確な状況でトラブルを引き起こすことは多い．しかし，掃除でトラブルが頻発するからといって掃除当番から除外することは，子どもの自尊感情の維持に必ずしも寄与しない(ただし，こじれきった事例では掃除という活動から離すことが最良の場合もある)．

では，どうすればよいか．

自閉症スペクトラムでは，不適切な行動をとってしまってから修正されると気持ちの切り替えに苦痛が大きいが，事前に心積もりを持たせてもらえば安心して実行できる．情報は視覚的に提示するほうが理解しやすく納得しやすく，すべきことが納得できれば怠けたりサボったりしない生真面目な子どもが多い．こうした自閉症特性を長所として活用して支援する．たとえば，担当する用具と場所を明確に割り振った全員分の分担表を事前に貼り出すことで，掃除当番のトラブルが解消することはよく経験される．こうして，適切な支援によって，誰にも非難されずに，学級の一員として掃除当番という責任を果たすことができたという達成経験を，子どもに体験させることができる．

ⓒ 個別評価と診断の重要性

子どもたちに達成体験を積み重ねさせるためには，課題(周囲からの要求)と支援(手がかり，手助け)が子どもに合っていることが必須である．そしてそれを可能とするのは適切な評価と診断である．

評価といっても，もちろんそれは知能のことだけではないし，標準化された検査だけのことでもない．たとえば，自閉症スペクトラムの基本特性である「三つ組」(①社会性の特性と社会的振る舞いの学び方の特徴，②社会的コミュニケーション能力とその学び方の特徴，③社会的イマジネーションの特徴とその結果としての切り替えやこ

だわりなど柔軟性の発達不全)，不注意症状や多動・衝動性の内容や程度，感覚過敏の内容や程度，不安やうつ状態・躁状態などの精神医学的なコンディション，子どもが置かれている環境など，課題と支援を検討するうえで必要な評価は多岐に渡る．

　こうして列挙すると尻込みする読者もいるかもしれない．しかし，考えて欲しい．読者が精神科主治医として，患者の休職あるいは復職を検討する際に行っている評価を．おそらく読者が行っている臨床評価と，筆者が児童精神科医として行っている評価は，作業としては大きくは異ならないだろう(評価の視点には子ども特有の注意点があるにしても)．われわれ精神科医は，1人の患者を前にしたとき，多岐に渡るインフォーマルな評価を日常的に行っているのである．

　評価だけすれば(現症だけを把握すれば)診断は不要という医師もいるが，筆者は賛成できない．たとえば，自閉症スペクトラム障害という診断が確定すれば，不注意症状や感覚過敏など並存の多いことが知られている症状を問診する必要性に，主治医が気づくことができる．さらに，診断名は公的なサービス利用の入場券であり，本人や親が情報を集め認識を深めるための重要なキーワードでもある．

　診断・評価は子どもの自尊感情を支援するうえで欠かせない作業である．

d 子どもが達成体験を積めるかどうかは，保護者支援の成否にかかっている

　ここまで読み進んでいただければ明らかなように，子どもに達成体験を積ませる支援は，親や教師への働きかけが中心となる．親が子どもの発達特性を理解できれば，わが子が世の中をどのように感じ取っているかをなぞることができる．それは子どもが耐えている苦痛の大きさを知ること，わが子の絶え間ない努力に気づくこと，手に入れた成果の大きさを子どもともに味わうことにつながる．発達特性を長所として活用する育児のコツを親に具体的に助言していくことで，親が親としての達成体験を重ねることを主治医は支援できる．そして，子どもに対する親の要求(課題設定)と手助け(支援)が適正化することで，主治医は子どもを支援することができる．

(2) 子どもへの直接指導

　子どもが療育指導(特別支援教育)によって技術を向上させることができれば，達成体験をもてる可能性が高まる．

　筆者が勤務するよこはま発達クリニックでは全例が療育指導を受けているように誤解されることがあるが，子どもへの直接指導は提供に限りがある．十分な準備のもとに専門性高く実施される子どもへの指導は，どのように工夫しても赤字部門であり民間個人クリニックでは子どもへの療育指導は細々と提供することが限界だからである．発達に偏りのある子への直接の技術指導は公的に保障されるべきである．

　しかし日本の現状では子どもへの直接指導は質的にも量的にも不十分で，成人期の直接指導に関してはほとんど未整備の状況にある．主治医は，親の認識への働きかけや地域の公的機関への働きかけを通じて，直接指導の保障を求めていく必要があるだ

🔎 療育指導(特別支援教育)：個人的な発達評価に基づく治療教育．教育行政では特別支援教育と呼ばれる．

ろう.

　子どもの自尊感情を支援するうえで最も重要なアプローチは子どもに達成体験を積ませることだと筆者は考えている．では，自閉症スペクトラムの子どもたちは失敗から学べないのだろうか．そんなことはない．彼らも失敗から学ぶことができる．しかし，失敗から学べるのは十分に成功体験を積んだ子どもだけである．そして「失敗から学ばせる」と主張している教師や親のもとにある子どもが，失敗から学べるほどの成功体験をもてていた事例を，筆者は知らない．

2 | 子どもへの医学心理学教育

(1) 達成しても成功と感じられない人たち

　与えられた課題をクリアすることができれば，子どもの自尊感情は必ず維持・回復するだろうか．答えは否である．

　あるアスペルガー症候群の少女は，幼児期から療育センターで継続的な支援を受け，十分な技術を身につけ，通常級就学後は担任教師から「療育センターを利用していたとは信じられない」と言われるほどの適応を示していた．しかし彼女は小学校3年生になったある日，「自分が本当に思ったことを言うと，いつも嫌なことが起きる．だから自分は本当のことを言わないことにしている．本当にいいと思ったことは選ばないことにしている．自分は本音で生きることができない，ニセモノの人間だ」と言って泣いた[1]．彼女は技術を行使するたびに自分がニセモノだという思いを強め，自己評価を下げていったのだった．主治医である筆者は，当時は，技術の向上の先に子どもたちの幸せがあると漠然と考えていたのだと思う．主治医として自分はこの子の何を支援してきたのだろうと，詫びても詫びきれない気持ちだった．「技術を教えること」と「技術を『胸を張って使うこと』を教えること」が別個の支援課題だと気づかされた瞬間だった．

　発達障害の成人期初診例を診たことのある精神科医なら，たくさんの達成を重ね十分な適応状況を維持しているのに著しく自尊感情の損なわれている人たちがいることを実感しているだろう．一流大学を卒業し，有名企業に勤務し，幼児期はともかく現在は十分な問診と観察を行わなければ自閉症スペクトラム障害の所見が明らかにならないほどの適応技術を行使し，それでいて自分のことを許せない人たち．自分と自分を形作った歴史を憎んでいる人たち．自尊感情の維持には達成体験が必須だが，達成体験があることは自己肯定の十分条件ではないのである．

(2) 説明という支援（医学心理学教育）

　達成経験が成功体験となるためには，「きみたちはニセモノなんかではない」と子どもたちに伝えていく必要がある．そして子ども自身が適切なゴールと適切な支援を胸を張って選び取れるように支援する必要がある．それはすなわち，子どもの自己認知を支援することである．

ⓐ 特別な工夫が必要な理由を教える

　私たちは子どもたちに技術指導するだけでなく，何故技術指導を受ける必要があるのかを教える必要がある．

　子どもたちが特別な工夫を必要とするのは，決して彼らが間違った存在だからではない．自閉症スペクトラムが少数派だからである．たとえば仮に自閉症スペクトラムが人口の大半を占める世界があったならば，「相手の話に興味があってもなくても，会話はキャッチボールでなくてはならない」などというルールは「奇妙な風習」とされるだろうし，「何回，言わせるの！」と聞かれたから「5回」と正確に返答したのに「叱られているのに揚げ足をとるんじゃない！」と怒り出すなんて日本語の使い方が間違っているということになるだろう．つまり，私たちが教えているのは「正しいやり方」ではなくて「多数派(定型発達)のやり方」なのだ．

　私たち日本人は，米国旅行中は英語でコミュニケーションをとろうと努力し，そのための技術を磨く．この選択は多数派の中に暮らす少数派としての思いやりであり，また双方の利益につながる現実的な選択である．あるいは左利きについて考えてみよう．以前は左利き(少数派)は右利き(多数派)に矯正する教育がなされていた．しかし現在は左利きを無理に矯正することは主流ではなく，左利き用はさみや左利き用包丁など少数派に配慮したグッズはごく一般的に販売されている．しかし右利き用はさみしかない状況もあるから，左利きの人も右利き用グッズを使いこなす技術を習得しておくに越したことはない．自閉症スペクトラムの子どもたちが技術を身につけ実行するのも全く同じである．

　治療者とユーザーは，大人と子どもは，上下の関係になりやすい．発達障害臨床では，そこに「多数派」対「少数派」の構図も生じている．私たち主治医は子どもたちの前にあって，そこに上下や優劣の関係がないことを常に明確に認識していなくてはならない．私たち治療者は，多数派の代表として，少数派である彼らが「バイリンガル」となってくれるほうがお互いが暮らしやすいから技術を習得してほしいと依頼しているのである．そしてもちろんその依頼は，右利き社会が左利き用はさみを販売しているように，定型発達の側の努力や歩み寄りも前提としたものである．私たち治療者がそのことを忘れ，自閉症スペクトラムを治癒させるのだ，正すのだと勘違いすれば，彼らは自らを「誤った存在」と認識するだろう．これは自尊感情の危機である．

ⓑ 自閉症スペクトラムは欠落ではなく，1つの認知スタイル

　たとえば「見て気づく，見て納得する，見て覚えるのが得意」というのは育児や保育・教育に大いに活用できる強みだが，これは同時に「見たら誘惑に負けてしまいやすい」ということであり，「長々と話し言葉だけで説明されるのは苦手」ということであり，「見たり触ったりできない，本質や概念に気づきにくい」ということである．「融通が利かない」という特徴は「納得して引き受けたことには必ず責任を果たす」「納得したルールは生真面目に守る」ということであり，「パタン的・具体的な記憶は得意」ということかもしれない．長所と弱点は表裏一体のものである．子どもたちの自尊感情を支援するためには，まず私たち治療者自身が自閉症スペクトラムを欠落モデ

c 医学心理学教育

「先生，ぼくは障害者ですか？」

診察で初めて子どもにそう質問された日のことを，今も鮮明に覚えている．そのエピソードは，自分の中には返すべき回答が準備されていなかったという苦い思いとともに想起される．前述の小学校3年生の少女の涙と同様に，彼の質問は主治医としての支援の不備を筆者に突きつけた．そして筆者は「子どもへの説明という支援」に取り組み始め，具体的には子どもへの診断説明（告知）の技法やその前後の支援について検討を続けてきた．

医学心理学教育とは，情報を手渡すことを通じて子どもを支えるカウンセリングである．たとえば，子どもへの最も劇的な情報提供である診断説明にはさまざまな治療効果が期待できる．診断名を知った子どもたちは「自分だけではなかった」，「自分のせいではなかった」と安堵し罪悪感から解放される．技術を学ぶ必要があるのはニセモノだからではなく人口の1％という少数派だからだと，子どもに明確に伝えることができる．そして，技術を行使すればするほど自己評価を下げてしまう「自己否定的な技術向上」を回避することもできる．また，物事の本質を抽出しにくい自閉症スペクトラムの子どもたちにとって，診断説明によって自分を理解する知的な切り口を手に入れることは，自己理解を進めるうえで大きな武器ともなる．

自己認知のために必要な情報が必要な時期に適切に提供されなければ，達成体験は成功体験として子どもに認識されないだろう．ただし，すべての治療的介入がそうであるように，診断説明にも副作用の危険性があり，十分な適応判断が必要である．子どもへの医学心理学教育という支援は，まだ検討の緒についたばかりである．

● 文献
1) 吉田友子，ローナ・ウィング（監）：あなたがあなたであるために―自分らしく生きるためのアスペルガー症候群ガイド．pp 46-47，中央法規，2005

● Further reading
- Grandin T, Scariano MM : Emergence : Labeled Autistic, Grand Central Publishing, 1996〔カニングハム久子（訳）：我，自閉症に生まれて．学習研究社，1994〕
  自閉症をもつテンプル・グランディン氏が自らの感じ方を自らの言葉で解説した本書は世界中の臨床家に衝撃を与えた．自閉症の啓発のため世界各地で講演を行っている彼女は，動物行動学の大学教授であり家畜施設の設計会社社長でもある．
- Willey LH : Pretending to be Normal : Living with Asperger's Syndrome, Jessica Kingsley Publishers, 1999〔ニキ・リンコ（訳）：アスペルガー的人生．東京書籍，2002〕
  著者は娘が診断を受けたことから自分のアスペルガー症候群を知るに至った心理学者である．彼女は，本書の前半では自分の半生を語り，後半の「ハウツー編」では具体的で実用的な多くの提案をしている．
- 吉田友子：高機能自閉症・アスペルガー症候群―「その子らしさ」を生かす子育て 改訂版，中央法規出版，2009（初版2003）
  子どもの自閉症特性を強みとして活用する育児・保育を具体的に提案し，親子ともに達成感の得られる生活が手に入ることを目的に本書は書かれている．きょうだい児への配慮や，親自身が自分の特性を長所として活用することの勧めにも言及している．

- 吉田友子：自閉症・アスペルガー症候群―「自分のこと」のおしえ方；診断説明・告知マニュアル―, 学習研究社, 2011
  自閉症臨床には「説明という支援」があることを親と専門家に伝える, 医学心理学教育の実践書. 診断説明文のテンプレートなど, 著者の臨床経験に基づいた具体的な工夫を例示してある.

（吉田友子）

第 2 章

薬の使い方を考える
そのプラスとマイナス

　2000年を過ぎ，ちょうど発達障害の概念が広がった頃からであろうか．筆者のクリニックに担任の教師や校長から「お前は落ち着きがないから薬をもらってきなさい」と言われ受診する児童・生徒が増えてきた．米国ではDSM-Ⅳ診断に基づいてADHDだと安易に薬物を出すケースが多いといわれている[1]．日本でもその流れに乗ってしっかりした診断や評価を立てずに多動・不注意・衝動性のある子どもに安易に薬物を出す小児科医や精神科医が多くなったのではないかと危惧している．当院を訪れた小学校3年生の男児は「学校から落ち着きがないので薬をもらってきなさい」と言われ小児科医にかかったところ，何の検査もされず安易に中枢刺激薬を出されたという．あまりに簡単に出されたこと，また本人の家庭状況や医療と学校との連携のなさに不安を感じた母親に連れられて当院を受診した．このケースの場合環境要因への介入が大切なケースであった．小学校4年生になり学校の担任が変わったあたりからクラスに仲間もでき本人も次第に落ち着いてきたため，徐々に減薬し薬物投与を終了した．その後母親と学校からの情報聴取を数か月した後治療中断とした．

　大人以上に環境の影響を受けやすい子どもの薬物療法では，親，学校，友人など周囲の環境が子どもの精神状態に大きな影響を与える．子どもの薬物療法はどんな場合でも治療手段の1つにすぎない．薬物は精神症状を呈する子どもの多様な要因を，個人の側の問題，もっといえば脳の機能にのみ還元してしまう危険性がある．ここでは薬の使い方について筆者が行っているいくつかの工夫について述べる．ここで述べることはしっかりしたエビデンスに基づいた子どもの薬物療法の総論や概説というより，たとえば精神科の教室で若い医局員に先輩が食事後にしている雑談のようなものだと思っていただければありがたい．

● 子どもの薬物療法

　子どもは成長・発達途上にある．そのため身長・体重だけでなく肝臓での代謝，腎臓での濾過機能，酵素誘導による薬物の分解代謝なども成人と異なる．また子どもの場合，薬物使用に関して自らの症状や副作用を言葉などで表現することが難しい．そのため，特に精神科領域での薬物使用に関しては，薬物使用開始前の状況の把握・評価，また薬物使用の必要性の判断，その後の薬物の作用・副作用の把握について，子

ども本人からばかりでなく，家族・教師・施設の職員など周囲の成人からの情報収集によるデータの集積とその評価が必要である．

また子どもの薬物療法はまだまだエビデンスに乏しい領域である．わが国では児童・青年期の向精神薬として正式に認可されているものは数少ない．しかし，発達障害を中心として多くの精神障害が広く認知されるようになり，精神療法や環境調整だけではなかなか解決しないケースも多くなった．薬物を使用した方が良いと判断されるものも少なくない．そうしたケースに対しやむなく医師の裁量で成人ではエビデンスのある薬物を使用しているのが現状といえるのではないだろうか[1]．

岡田[2]は薬物治療開始に関して留意すべき基準として，①本人もしくは保護者から同意が得られていること，②学童期以降であること，③標的症状が明らかにできること，④標的症状のため，不登校など日常生活に支障をきたしていること，⑤他の対応が無効であるか，明らかな逸脱行動などの理由で早急な改善を要することなどの5つの基準を挙げている．脳神経の発達途上にある子どもに関して，向精神薬はただ漠然と投与されるべきではない．筆者も薬物使用に関してはこの5つの基準を原則として，子ども本人にとってメリットがあることが最優先になされるべきであると考える．また親が子どもへの薬物使用に対して不安を訴えるのは当然であり，その不安を理解し親に薬の作用・副作用などを十分に説明することが望まれる．それは薬物使用で重要視される薬物のアドヒアランスは子どもの場合，親の動機づけによって守られることから考えても当然である．

● 薬にできること，できないこと

田中[3]は表1に薬にできること，できないことをまとめている．表を見るまでもなく，精神科薬物にできることは極めて限られていることを強調したい．特に周囲の環境との関連が強い子どもの場合，薬物を投与しただけで解決する問題は少ない．子どもの生きづらさに共感し，個性や努力を認める家族や教師などの周囲の理解や援助が必要な所以である．筆者は特にADHDの薬物を使う場合，親や教師にこの表を使って「中枢刺激薬などの薬を使うことでこれまで5分間しか座れていなかった子が10分間座れるようにはなるが，授業時間すべての40分間座れるようになるわけではない．だから10分間座れたことを誉めてくれる存在がいるか，40分間座れなかったことで

表1 薬にできること，できないこと

できること	できないこと
・落ち着かせる	・好ましい行動を理解し増やす
・集中時間を延長させる	・対人関係や学習のスキルを学び増やす
・衝動性を減らす	・弱点を理解し，悪化した感情を改善する
・攻撃的な態度を緩和させる	・成功体験を増やし，自信とやる気をもたせる
・抑うつ・不安の減少	

（田中康雄，高山恵子：実力を出しきれない子どもたち―AD/HDの理解と支援のために第2版．えじそんくらぶ，2006より）

叱られるかでその薬の効きが全く違ってしまう」というような説明をしている．薬物と援助的な存在があって初めて薬物は効いてくるのである．

児童・青年期によくみられる精神疾患への薬物療法

1 | 発達障害

(1) 発達障害概念のパラダイム的変化

　杉山[4]が2000年に提唱した「軽度発達障害」という概念はこれまでの発達障害概念のコペルニクス的転換を生むきっかけになった[5]．それまでの発達障害概念の中心は「精神遅滞」と「身体障害」であった．周囲の環境との関係性はあるが，どちらかといえば生得的な要因の強いものがその概念の中心になっていたともいえる．しかし「軽度発達障害」の概念の出現は，知的障害がないにもかかわらずさまざま発達（認知，言語，運動，社会技能など）の分野でのばらつきがあれば，それを「発達障害」と呼ぼうというものであり，それにより発達障害概念は大幅に広がった．この概念はこれまで援助が必要な特性があるにもかかわらず何の援助も受けて来なかった子どもたちが多くいたことを世間に知らしめ，教育的関与や社会参加への支援のために発達障害者支援法や特別支援教育を生み出す起爆剤となった概念である．しかし同時に発達障害概念の拡散を生み出してしまった．誰も彼もが発達障害であるという「発達障害バブル」という現在の状況を生み出す原因ともなっている．発達障害概念の広がりによって知的障害のない発達障害の子どもたちは，普通学級で学び一般企業に就労している．現在では，生来の特性があるだけでは発達障害と呼ばず，生来の特性があって社会参加や活動に支障をきたす場合，それを初めて「発達障害」と呼ぼうという考え方に落ち着いたと筆者は考えている．このように発達障害の治療の目的が特性をもつ者の社会参加や活動がスムーズになるように援助することであるとするなら，学校では特性を理解した普通学級の教師，職場では特性を理解した同僚や上司，地域では特性を理解した支援者などが，支援や援助の主体になる．これまで支援の中心に親がおり，特殊教育の専門家や発達障害専門医，児童福祉関係者など専門家に限られていた援助者は大きく変わり，特性を理解した援助者のネットワークの中で発達障害をもつ子どもたちが育っていく環境を作ることが重要になっている．そう考えると発達障害をもつ子どもたちに医師のできる支援は極めて限られている．「特性理解がわかるような診断をつけること」，「彼らの周囲に特性理解のある支援者を探し増やすこと」などである．限定されたささやかな支援の1つに「薬物療法」があるという認識が必要である．

(2) ADHD（注意欠如・多動性障害）

　ADHD（attention-deficit/hyperactivity disorder）とは多動性・衝動性・注意欠如を特徴とし7歳までの発症を満たす発達障害の1つであり操作的診断基準であるため，障害の原因は問われない．子どもの薬物療法の中では重要な位置を占める．当院では

小学校入学前後から特に男児でその受診患者数が急激に増加する傾向が続いている．こうした傾向は児童精神科医の多くの実感ではないだろうか．筆者は生来持っている特性が学校状況という環境の変化で急激に不適応を呈し，受診に至るためだと考えている．現在 ADHD として確定診断された場合，親や学校への特性理解を求める心理社会的支援を行うことが多いが，社会適応上大きな問題を呈する場合(GAF 値：50 以下)は，積極的に薬物を使用することになる[6]．

ここではわが国の最も新しい ADHD の薬物療法アルゴリズム(図 1)[6]で，第一選択薬として認められているメチルフェニデートとアトモキセチンに絞り述べる．

a 中枢刺激薬

長期作用型メチルフェニデート：ADHD の第一選択薬の 1 つである．作用機序として神経終末のドパミン再取り込み部位に結合し脳内のドパミンやノルアドレナリンの濃度を増加させ，年齢に比し低下している前頭部の脳機能を活性化することによっ

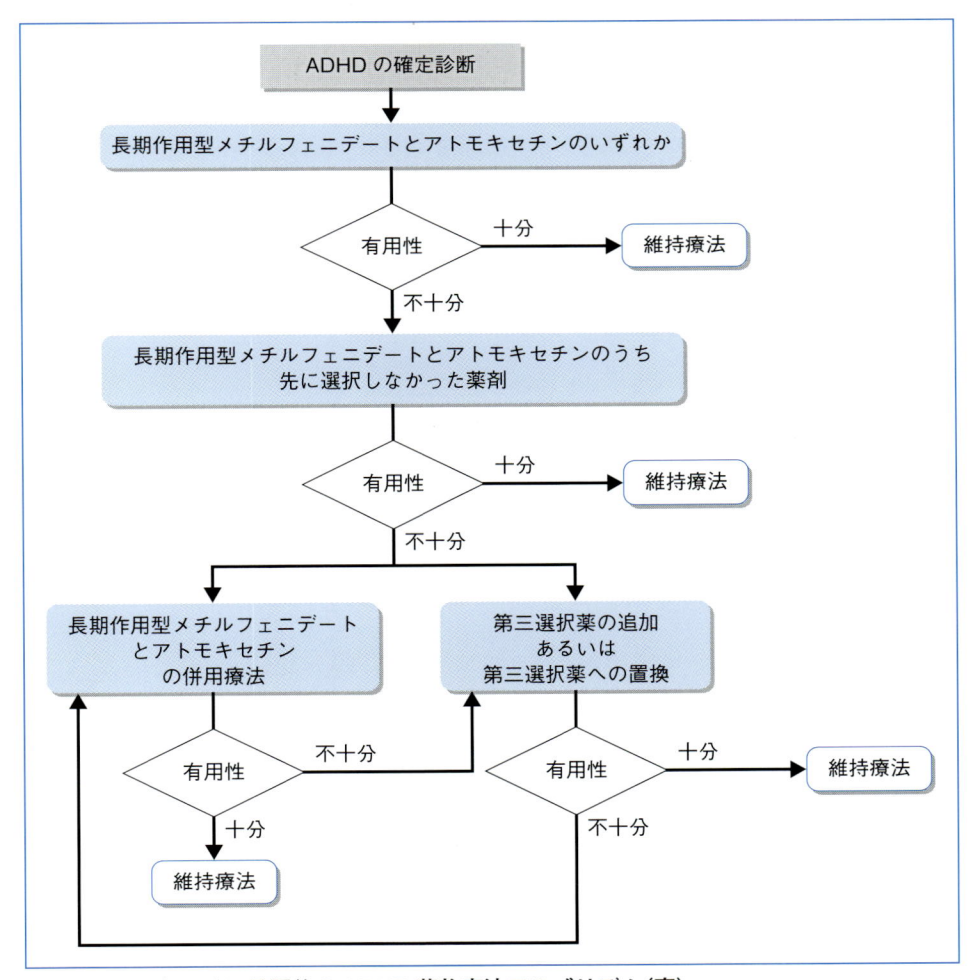

図 1　アトモキセチン承認後の ADHD 薬物療法アルゴリズム(案)
〔齊藤万比古，渡部京太(編)：注意欠如・多動性障害(ADHD)の診断治療ガイドライン第 3 版．p 27，じほう，2009 より一部改変〕

て注意集中が改善するといわれている．注意集中ばかりでなく，多動や衝動性にも効果があり有効例は70～80% と報告されている．服用後12時間作用する18 mg と27 mg の徐放タイプの錠剤であり6歳未満の幼児には原則禁忌である．また13歳以上の小児への投与は有効性と安全性が確立しておらず慎重でなければならない．18歳以上の成人への処方は依存性の問題などがあり許可されていない．メチルフェニデートは初回朝18 mg から開始する．主に学校や家庭での行動特徴を把握し症状の推移と副作用の出現について検討しながら使用する．副作用としては食欲不振や不眠などがよくみられ，ときに体重減少に伴う成長抑制や過鎮静があるため学校での行動観察・体重測定などは不可欠である〔当院では ADHD-RS[7] と当院で作成した副作用チェック表(図2)を適宜利用して，経過をみながら薬物を使用している〕．チックのある者には症状を増悪させるので投与しない．またてんかんのある者には慎重な投与が求められている．

b 選択的ノルアドレナリン再取り込み阻害薬

アトモキセチン：ADHD のもう1つの第一選択薬である．作用機序は前頭葉ではドパミンの再取り込み部位が神経終末に存在せず主にノルアドレナリン再取り込み部位からドパミンが再取り込みされると考えられており，中枢刺激薬と同様に注意集中を改善するためと考えられている．効果発現まで約4週間かかること，初期に頭痛・食欲不振・眠気・腹痛・体重減少・成長の遅れ・吐き気などがみられるため少量(0.5 mg/kg/日)より始め漸増，平均1.2 mg/kg まで増量する．頭痛・眠気・食欲不振な

薬物使用における副作用評価表　　**医）大高クリニック**

記載日	患者名	生年月日	年齢
年　月　日		年　月　日	

薬物名	服薬方法	体重	記載者
mg		kg	

副作用チェック

		副作用の度合い			
		全くなし	ほんの少し	結構ある	かなりある
1	食欲不振				
2	体重減少				
3	不眠症				
4	傾眠				
5	睡眠障害（熟眠障害、悪夢、起床困難）				
6	頭痛				
7	腹痛(胃の痛み)				
8	チック				
9	めまい				
10	発疹、ほてり				
11	夜尿				
12	イライラ				
13	不安・緊張				
14	心配性、神経質				
15	悲観的、極端に泣く				
16	疲れているように見える				
17	うわのそら、ぼーっとしている				
18	社会的引きこもり				
19	頻脈				
20	その他				

図2　当院における副作用チェック表

どが投与初期よくみられる副作用である．

一般的にいってメチルフェニデートは投与した直後から効くため症状の速やかな改善が求められる場合に優先されるのに対し，アトモキセチンはチック障害，うつ病，不安障害を併存している症例や，24時間効果があるため受験など夜間も注意集中が必要な中学生以降で初めて薬物療法を開始する場合に優先されると考えられている．

(3) 広汎性発達障害とその近縁領域

広汎性発達障害とは国際診断基準であるICD-10では「相互の社会関係とコミュニケーションのパターンにおける質的障害，および限局した常同的で反復的な関心と活動の幅によって特徴づけられる一群の障害であり，これらの質的な異常はあらゆる状況においてその患者の個人の機能に広汎にみられる特徴である」としている．そのグループの中に小児自閉症，アスペルガー症候群などが含まれる．薬物療法は広汎性発達障害の中核症状である対人関係障害，コミュニケーション障害，限局した関心と活動などの症状にはあまり効果はない．しかし成長発達上で起こるさまざまな日常生活上の関連症状や併存障害には比較的有効なことが多い．

DSMでは否定されているが，ADHDと併存することが多いことも指摘されており，ADHDで使われるメチルフェニデートやアトモキセチンの有効なケースは比較的多い．その他抗うつ薬である三環系抗うつ薬や選択的セロトニン再取り込み薬(SSRI)などは思春期以後に起こるうつ状態ばかりでなく，強迫や常同行為，攻撃性の改善に有効であるという報告もある．気分安定薬といわれるバルプロ酸ナトリウムは気分の安定，衝動性，攻撃性を改善したという報告もあるが，副作用として食欲増進，皮疹などが認められた．抗精神病薬は統合失調症の精神症状に有効な薬であるが，近年副作用である錐体外路系の副作用(パーキンソン症候群，アカシジア，ジストニアなど)が比較的出にくい非定型抗精神病薬であるリスペリドンを中心に易刺激性などに対する有効性が報告されている．リスペリドンは攻撃性，易刺激性，反復行動，不安，感覚過敏が改善したが中核症状が改善しなかったという報告がある．副作用として鎮静，傾眠，全身倦怠感，体重増加，食欲不振，生理不順，遅発性ジスキネジア，肝障害などがみられた[8]．またはっきりしたエビデンスはないが，筆者はアリピプラゾールの1.5 mgなどごく少量を感覚の過敏性のための情緒不安定によく使う．リスペリドンに比し眠気の副作用が少ない分，学童期の子どもにも使いやすい．ここで気をつけなければいけないことは発達障害の場合，統合失調症の発症したケースでない限り，極めて少量で有効なことが多いこと，副作用の出現率も統合失調症の診断がついた子どもや青年に比し比較的高い印象があることである．標的症状を明確にして経過をみながら使うことを忘れてはいけない．自閉症スペクトラムのフラッシュ・バックに対して有効な薬物がなく，親・教師をはじめとした多くの援助者を困らせていたが，四物湯と桂枝加芍薬湯の服用で著効するケースもあり注目に値する[9]．腹部症状が出て中断するケースもあり，筆者はある程度漢方処方に慣れた医師が証によって服用させる必要があるのではないかと考える．

日本の児童精神科医の間であまり使われておらず比較的安全性が高い薬にクロニジンがある[10]．鎮静作用があるために感覚過敏を持つ自閉症の不眠やADHD，チック障害などに比較的効果を上げている．その他，最近双極性障害に適応が通ったラモトリギンも薬疹の副作用の頻度は比較的高いが情緒の不安定などに効果があるのではないかと考えている．すでに小児のてんかんで使われている薬なので児童精神科医の間でも比較的評判が良い．

2 うつ病

　子どものうつ病は比較的少ないと思われてきたが近年児童および青年期のうつ病が増加傾向にあることが指摘されている．欧米の疫学的研究によると，一般人口におけるうつ病の有病率は，児童期（12歳未満）では0.5%〜2.5%，青年期では2.0%〜8.0%であると言われている．成人でもそうであるが，子どもの場合身体症状や不登校，摂食障害や不安障害などその他の精神障害と合併している場合が少なくなく，うつ病と考えられていないケースも多くいる．成人のうつ病の有病率が5%と言われている．現在中学生もほぼ同じ割合でうつ病があると考えられる．傅田[11]は比較的軽く見えるため見過ごされやすい傾向があり，わが国でも諸外国と同じ程度の割合でうつ病があることを指摘した．

　治療としては精神療法，認知行動療法や環境調整の他に薬物療法が必要になるケースが多い．子どもの場合成人に比し薬物療法のみの有効性は低く，周囲の大人，すなわち家族・学校の協力支援が是非とも必要になってくる．特に抗うつ薬の投与により，18歳未満の患者で，自殺念慮，自殺企図のリスクが増加するとの報告があり，小児や児童への抗うつ薬の投与にあたっては，リスクとベネフィットを十分考慮して投与することが好ましいといわれている．またそうした症状は投与初期や休薬時に起こりやすいという説もあり薬物開始直後などは周囲の十分な見守り・注意が必要である．筆者自身も15歳の中学生にSSRIを単剤投与しアクティベーションシンドローム（賦活症候群）と思われる衝動行為を体験したことがある．その後は投与初期には併用薬として抗不安薬やスルピリドなどを併用したり，ミルタザピンなどの「鎮静系」と言われている抗うつ薬の少量投与（たとえば1/2錠）などの工夫をしている．

　もう1つ考えなければいけないのは，青年期はうつの時期であるということである．昔は「うつ」がこれほど「病気」として認知されておらず，親や近親者に守られた自

> アクティベーションシンドローム：主にSSRIやSNRIなど新規抗うつ薬の投与初期（特に2週間以内）や増量期に起こりやすい精神行動症候群のこと．しっかりした定義はまだ確立していない．症状として不安，焦燥，不眠，敵意，衝動性，易刺激性，アカシジア（身体がそわそわ，ムズムズしてじっとしていられない状態），軽躁・躁状態といった症状が現れ，衝動性などから自傷行為や自殺行為がみられることがあるため，特に若年者の投与には慎重を要する．軽度の症状は三環系など旧来の抗うつ薬にもみられていたが，眠気やダルさなどの鎮静系の副作用のため賦活作用が目立たなかったことなどからあまり注目されてこなかった．若年者にSSRIやSNRIを投与する際にはその可能性を患者および家族に十分説明すると同時に，抗不安薬などの併用などの工夫が必要である．

己愛的な世界から，自分の思い通りにいかない社会に出ていくためには，「うつ」は当然通過しなければいけない人生の課題であった．現代青年は，周囲に過剰適応しているために自己のネガティブな側面を出さないまま青年期に突入する．そして突然解離を起こしたり，人知れず自傷行為に走ったり，薬物を多量服用したりする．多くの青年が簡単に「死にたい」と言う．人が生きていくうえで当然抱え，通過しなければいけない人生の課題である「うつ」を見つめることの大切さを指摘せず，「青年期のうつ」＝「病気」＝「薬物」と考える精神科医があまりにも多すぎる印象を持っている．

3 | 統合失調症—児童・青年期における最近の課題

　児童・青年期の統合失調症の治療についての最近の話題は早期介入についてである．統合失調症の治療反応性は発症から2～5年くらいが最も大切な時期である．最初の5年間でその後の15～20年後の予測がある程度つくと考えられている．統合失調症の確定診断がつく精神病症状の発症から精神科の専門治療に至るまでの期間をDUP（duration of untreated psychosis，精神病未治療期間）と呼ぶが，その期間が長くなればなるほど薬物の処方量が増え，初回入院期間が長くなるといわれている[12]．そうした研究結果が明らかになるにつれ，次第に統合失調症の発症前の前駆症状についての認識と，それへの介入が必要であるという考えが生まれた．前駆症状は一見して自覚しづらい精神病体験を標的にしているため，抑うつ気分や不眠，活動力の低下，不安など統合失調症以外にもよくみられる非特異的症状が多く，評価や同定が難しい．そのため統合失調症という診断をつける前の精神病性障害と考える方向になっている．統合失調症をはじめとした精神病性障害（psychosisとする）に，将来発展するリスクの高い精神症状をARMS（アームス，at-risk mental state）と呼び，ARMSへの介入の大切さが強調されている．そこでは前景に立つ症状に合わせてSSRIやベンゾジアゼピン系の薬物を使い抗精神病薬の使用は必要最小限にすること，患者との合意や治療同盟に重点を置くことなどが提案されている[13]．青年期の統合失調症の発症前期にはこうしたケースが比較的多い印象はあるが，自験例ではその進行を有効に止めることができず，現在は比較的多量の抗精神病薬を使っている症例もあり，前青年期の統合失調症の症例への対応はいまだ模索中である．

　筆者は通常統合失調症という病名を伝えた後に，抗精神病薬については「あなたは刺激に弱いので強い刺激を避けるためにサングラスのようなものが必要だ」と説明している．また統合失調症の患者に対しては，急性期には携帯の番号やメールアドレスを教え必要なときに必要な介入ができるような工夫をする．明らかな統合失調症の患者が，ある日薬をやめたいと言ってきた．筆者自身とても危険であると感じたが，十

🔑 ARMS：発症リスクの高い状態．統合失調症を含む早期精神病（early psychosis）の前駆症状として，発症リスクの高い状態をAMRS（at risk mental state）と言い，国際的に共通の診断基準が用いられている．①弱い精神病症状，②はっきり症状があっても1週間程度で自然に収まる一過性の精神病体験，③家族歴などのあるもので最近の社会的機能レベルの低下などがそれにあたる．ARMSに当てはまる患者が精神病を発症する率は一般に30～40％と言われている．

分な相談のうえ患者の意見をいったん飲むことにした．「ただし今回の中断はあくまで『実験』であり，うまくいかなければ家族や主治医とすぐに相談する」ことを約束をした．患者は薬をやめた数日後母とクリニックにやって来た．「やめるとやはり頭が少し忙しくなる．だから今の薬を減らして飲みたい」と言う．こうした「値切り交渉」は今も続いている．「薬をやめること＝健康」という本人なりの信念を尊重しながら，統合失調症の人とは本当に一生のお付き合いなのだなと考えながら診療している次第である．

　児童・青年期の薬物治療は治療戦略の中では絶対に必要なものである．しかし薬物療法だけを行うような児童青年期の治療戦略はない．児童精神科医にとって薬物はプラスもマイナスもある伝家の宝刀であり，いざというときに使うものだという認識が大人の薬物療法以上に必要である．

● 文献

1) Heyman I, Santosh P : Pharmacological and other Physical Treatments. Rutter M, Taylor E(ed) : Child and Adolescent Psychiatry, pp 998-1018, Blackwell Science Ltd, 2002〔長尾圭造，宮本信也（監訳）：児童青年精神医学．明石書店，2007〕
2) 岡田 俊：薬物治療総論．古荘純一（編）：アスペルガー障害とライフステージ，pp 26-30，診断と治療社，2007
3) 田中康雄，高山恵子：薬にできること・できないこと，実力を出しきれない子どもたち．p 9，えじそんくらぶ，2006
4) 杉山登志郎：軽度発達障害．発達障害研究 21：241-251，2000
5) 田中康雄：生きづらさをもっていきる，軽度発達障害．pp 11-24，金剛出版，2008
6) 齊藤万比古，渡部京太（編）：注意欠如・多動性障害（ADHD）の診断・治療ガイドライン第3版．pp 1-27，じほう，2009
7) Dupaul GJ, Power TJ, et al : ADHD Rating Scale-Ⅳ. Guilford Press, 1998〔市川宏伸，田中康雄（監）：ADHD 評価スケール．pp 86-91，明石書店，2008〕
8) 岡田 俊：薬物治療各論．古荘純一（編）：アスペルガー障害とライフステージ．pp 88-93，診断と治療社，2007
9) 神田橋條治：PTSD の治療．臨床精神医学 36：417-433，2007
10) Wilens TE : Straight Talk about Psychiatric Medications for Kids. Guilford Press, 2002〔岡田 俊（監訳）：わかりやすい子どもの精神科薬物療法ガイドブック．星和書店，2006〕
11) 傳田健三：小児のうつ病，小児のうつと不安．pp1-66，新興医学出版社，2006
12) 山澤涼子：早期介入の意義─DUP と予後．精神神経学雑誌 111：274-277，2009
13) 松本和紀，宮腰哲生，伊藤文晃，他：精神病発症危機群への治療的介入：SAFE こころのリスク外来の試み．精神神経学雑誌 111：298-303，2009

● Further reading

- Wilens TE : Straight Talk About Psychiatric Medications for Kids. Guilford Press, 2002〔岡田 俊（監訳）：わかりやすい子どもの精神科薬物療法ガイドブック．星和書店，2006〕
  子どもの精神科薬物療法の本は少ない．この本は精神科薬物療法を受ける子どもの親御さん向けに書かれたものを訳したものであり，成人を診ている精神科医にも読みやすい．
- Goodman R, Scott S : Child Psychiatry. Wiley-Blackwell, 1997(1st ed), 2005(2nd ed)〔氏家 武，原田 謙，吉田敬子（監訳）：必携児童精神医学．岩崎学術出版社，2010
  児童精神医学の初心者にはうってつけの入門書である．著者が2人であるために著者らの児童精神医学観が明確に示されている．
- Rutter M, Taylor E : Child and Adolescent Psychiatry 4th ed. Blackwell science, 2002〔長尾圭造，宮本信也（監訳）：児童青年精神医学．明石書店，2007〕

現代の児童青年精神医学の大御所である Rutter M 監修の児童青年精神医学の基本的教科書．2007年に日本語化されている．

（大髙一則）

第 3 章

子どもへの精神療法的アプローチ：幼児期／学童期

● 子どもの心に出会うとき

　　子どもを診察する状況は各施設によって異なるため，まず筆者がどのように子どもと出会っているかについて述べてみたい．筆者の現在の子どもの診療は，新来・再来ともに予約制であり，かつきわめて多忙な外来である．そのため，新患の予約時に外来看護師から家族にあらかじめ，①予約時間の30分前に来院して予診票を書いてもらうこと，②母子手帳を持参してもらうこと，③子どもに断ったうえで両親から見たこれまでの経過をA4，1〜2枚で記載して来てもらうこと，④他病院に通院中の場合は可能な限り紹介状を書いて来てもらうこと，⑤診察の時間や大まかな内容，などについて伝えておく．

　　新患診察の前に上記の情報をじっくり読み，どんな子どもなのか想像を働かせてみる．何を苦しんでいるのか，何が問題になっているのか，その苦しみはどこから来るのか，なぜそのような態度をとるのか，今日の診察に際し本人はどんな気持ちなのか，その苦しみを軽くするにはどうしたらよいか，などに考えをめぐらせてみるわけである．そして，「よし」と覚悟を決めて，自ら待合室に出向いて，子どもの名前を呼ぶ．

● 初回面接の重要性[1]

　　子どもの精神科治療の成否は，初回面接によって決まるといっても過言ではない．子どもは自分が病気であるという認識に乏しく，何をされるのかもわからぬまま，全く知らないところに連れて来られているので，大きな不安と恐怖を抱いている．治療者は，そのような不安，恐怖，緊張，困惑などの感情を十分に汲む必要がある．不安や緊張が強いときには，「少し不安かな」と声をかけたり，「大丈夫だよ」と保証を与えたりする．

　　初診時には，相手が年少の幼児であっても，必ず自己紹介をして，「よく来てくれましたね．少しお話しを聞かせてください」と伝える．治療者には，子どもであっても1人の人格として尊重する謙虚で真摯な態度が求められる．子どもと対等な立場で，同じ高さに視線を下げて，正直に接し，相手が困っていることを一緒に考えてい

こうとする姿勢を伝えていく．そして治療者は，一方では可能な限り安心を与えながら治療関係を構築し，他方では冷静に状態を観察し，診断するという複眼的視点が必要となってくる．

　初診時において，大人の診察のように「今日はどのようなことで来たのか」と尋ねても，多くの子どもは答えることができない．幼児期・学童期の子どもには，「今日は何と言われて来たのですか」と尋ねてみる．病院に行くとだけ言われた子どもにも，そう言われたときにどんな気持ちがしたか，自分でも誰かに相談してみたい気持ちがあったかを聞いてみると話が広がっていく．その答えによって，どれほど表現力があるか，自分の問題についてどれくらい認識しているか，家族関係のありようなどを推測することができる．幼児期・学童期の子どもであっても，本当は誰かに相談したいと思い，自分の問題を自覚している子どもは少なくない．

　次に「今，一番つらいこと，あるいは困っていることは何か」を尋ねる．子どもの場合，それは本来の症状ではなく，表面に出ている身体症状や行動面の問題であることが少なくない．まず，これまでの苦しかった体験や堪え忍んできた経過に心から共感の気持ちを伝える．「そうか，たいへんだったね」と．そして，そのときどんな気分だったか，どのようにつらかったかを聞いていく．そのようなやりとりの中で，身体症状や行動の問題の背後にその子の本質的な症状が垣間見えてくるのである．子どもの場合，精神症状を的確に表現することも，きちんと認識することも困難なことが多いため，治療者が精神症状の1つひとつを丁寧に確認していく必要がある．

　子どもに症状について十分に聞いた後，本人に「ご家族にお話をうかがってもよいですか」と確認して，親から見た状態を説明してもらう．見方が本人と異なっている部分については，そのつど本人に「お母さんはこう言っているけどどうですか」と確認していく．治療者はなるべく公平な立場に立ち，「お母さんにはそう見えるけど，あなたはこういうつもりでやっているのですね」というように，問題となっている事柄に対する親子の認識の差を穏やかに指摘していく．決して善悪の判断はせず，ネガティブな行動であってもプラスの意味からも見ることができる可能性を示唆していく．

　初回の面接では，何よりも本人が自分の身体と心の苦しさ，つらさを十分に話し，問題が明らかにされていくことが重要である．自分の苦痛が治療者に正しく伝わり，理解されたという実感が，初めの大きな心の支えになるのである．

子どもの「心の叫び」をどのように聞くか

　子どもは心のあり方の特徴や感情，考えなどが，症状や問題行動の中に出やすいため，症状を丁寧にとらえていくことが，子どもの心理を明らかにする第一歩であり，患児が自らの感情に気づく端緒となることが多い．しかし，単に症状(symptom)として聞くのではなく，その子自身の痛切な体験(personal experience)として，つまりその子の「心の叫び」を聞く覚悟が必要である．最大限の想像力を働かせながら聞いて

いく．

　頭痛を主訴に来院したうつ病の小学4年生男児の話を例にしてみよう．まずどんな頭痛かを聞いてみると，「朝早く5時頃目が覚めて，気がつくと頭痛が始まっている．頭全体が締めつけられるような痛みです」と述べる．頭痛だけでなく，早朝覚醒や朝の体全体のつらさも明らかになってくる．それでも何とか起きて朝ご飯を食べようとするが食欲がなく，ほとんど食べることができないという．「せっかく朝ご飯を作ってくれるおばあちゃんに申し訳ない」とつぶやく．さらに話を聞いていくと，母親が3か月前から入院していることがわかってくる．そのため，母方祖母が家に来てくれて，家事全般をしてくれているのである．祖母の話を聞いているうちに，どうも父親と祖母の関係があまりよくないことが推察された．頭痛の背景にはさまざまな事柄がひかえていることが明らかになってきた．

　頭痛という症状自体は，毎朝出現する締めつけられるような痛みであることがわかる．このような精神疾患に伴う頭痛などの痛みを軽く考えている医師が少なくない．誤解しないでほしいのは，検査で異常がなくとも，痛いのは間違いのない事実なのである．ときにはきわめて激しい痛みであることもある．さらに確認していくと，うつ病が背景に存在することが明らかになってきた．そのきっかけとして，母親の入院があるようである．彼には母親の病気の詳細は伏せられていて，不安は募るばかりのようだ．母親の病気に関しても，食欲などの症状についても自分を責める様子がうかがえた．さらに，父親と母方祖母の関係が悪く，そのことでもまた自分を責めていたのである．彼の頭痛には，そのようなすべての苦渋が表れているといえるだろう．

　これを，単に「心因性頭痛」，「不登校」と診断して，一体何になるのだろう．そのように説明を受けた子どもの気持ちはいかばかりかと思う．症状を聞くということは，その症状の背後にあるその子どもの人生すべてを聞こうと努力することである．診断もただ「うつ病」というラベルを貼ることではなくて，眼の前の子どもについてあらゆることを知り，理解しようとする終わりのない努力を意味するのである．

● 一般的な子どもの精神療法

1｜治療の初期に行うこと[1]

　初期の面接で行うことは，前述したように子どもの症状を把握すること，良好な治療関係を形成すること，子どもの感情の動きや考え方を確認すること，治療の動機づけを行うことである．

　まず子どもの症状を丁寧に聞いていくのであるが，本人の話す内容がいかに拙くとも，すぐに言葉をはさむことなく，子どもの言葉に十分な関心を持って傾聴することが重要である．ただし，子どもの場合，言葉が出てこないことや，言いたいことがうまく言えなくて困惑したりすることもある．子どもが言葉に詰まったりしたときには，きっかけを与えたりしながら，うまく言葉が出るような配慮をしていく．ある程

度話したところで，子どもが伝えようとしていることを，「〜ということなのね」と確認していく．子どもは治療者がきちんと理解してくれていることがわかり安心するだけでなく，自分の感情や考えの確認にもなる．また，相手が言いたいことをうまく表現できないときには，「もし間違っていたら悪いんだけど，〜ということなのかな？」と聞いてみる．もしそれが適切な表現であれば，子どもは自分の感情や考えがうまく言語化された体験をして，すっきりした気持ちになるだろう．そして，話の中に励ましやいたわりをさりげなくはさんで，これまでの苦しかった体験に心から共感の気持ちを伝えていく．また，自分の体験を何とか言えたときには，「よく言えたね」と心からの賞賛を送るのである．

要するに，診察場面では子ども自身が主役で，治療者は話の糸口をつけるだけであり，話されることを熱心に受け止め，ためらうときには自然に元気づけ，うまく表現できないときには言葉を補い，うまく言えたときには賞賛し，子どもの感じている苦しみ，つらさとその背景を描き出すことに努めるわけである．

そのようにして明らかになることは，治療者が初めて知ることだけでなく，話し手の子ども自身にとっても，それまで不明瞭であったことがはっきり見えてくる体験になるのである．また，家族にとっても子どもの行動の意味を初めて知る機会となり，いつもネガティブな意味にしか取れなかった行動が別の見方もできる新鮮な体験となるのである．すなわち，治療者，子ども，家族の眼の前に子どもとその病態と，それを取り巻く環境や状況の全体像のイメージが浮かび上がってくるのである．参加者皆が，「ああ，そうだったのか」とうなずくような面接ができればと思う．

2 | 中間期以降の対応

中間期になると，次第に信頼関係が深まり，治療者と子どもの治療関係が確立する．子どもは治療者に親近感を感じ，積極的に話をするようになる．そして，さまざまな形で自己を表現するようになっていく．中間期に行うことは，子どもに自らの感情を表現させることである．治療の初期には話すことができなかった過去のつらい体験なども話すことができるようになっていく．また，現在の気持ちを表現することにも慣れ，真の感情を適切に表現することが可能となる．箱庭療法や絵画療法などの非言語的精神療法や認知行動療法[2]を始めるのも，この時期が多い．

また，筆者は多くの子どもに日記のような形で前回受診から今回の診察までの間の出来事やそのときに感じたことや考えたことを書いてきてもらっている．本格的な認知行動療法の「思考記録表」を書いてくる子どももいれば，困っていることをただ羅列してくる子どももいる．書き方は本人の自由に任せているが，自分を客観的にモニターし，自分の感情や思考を言語化し，自分に対する何らかの気づきが生ずることができればと思っている．日記の中の出来事を1つか2つ取り上げて話題にすることが

非言語的精神療法：言語によっては自己の心理的状況を十分に表現するには至らない患者を対象に，言語以外のもの（描画，箱庭，遊戯，粘土造形など）を媒介として行われる精神療法．

多い．

また，治療関係が深まってくるにつれ，治療者に過度に甘えてきたり，過剰な信頼を寄せてきたりするようにもなる．逆に意に添わないことがあると，治療者に怒りをぶつけたり，イライラしたりすることもある．それに対して，治療者側にもさまざまな感情が生じてくる．子どもの感情が動くだけ，治療者の感情もそれに応じて揺れ動くことになる．

そのようなとき，治療者は子どもの感情に対してそのまま反応するのではなく，穏やかにやさしく投げ返し，ユーモアや遊びの雰囲気を醸し出していく．正直に自分の気持ちや考えを伝えることや，制限やできないことを確認することもある．そうすることによって，子どもは自分の中のさまざまな感情に，穏やかな形で気づくことが可能になっていく．

このようなやりとりを通して，混沌としていた子どもの感情が整理されていく．安定した治療者に支えられて，傷ついた自尊心が癒され，基本的信頼感が回復していく．子どもは自己否定の気持ちが薄れ，自分や周囲を受け入れる気持ちが芽生えてくるのである．

3 | 母子同席面接の方法[3]

筆者は子どもの診察において，子どもと母親の同席面接を行う場合が多い．また，できる限り父親の参加も促している．前半は本人と面談を行う．日記を話題にしたり，今困っていることを取り上げていく．母親は傍らで聞いているが原則として口をはさまないこととする．後半は，「お母さんに話を聞いてもいいですか」と本人に断ってから，母親に家庭での状況を聞く．母親に話を聞きながら，その話題ごとに本人に確認しながら感想を聞いていく．本人が個別に話したいという場合には，個人面接の後に母子同席面接を行うが，ほとんどの症例では次第に母子同席面接のみに移行していく．

本人との面接では，具体的な出来事をめぐる本人の考えや感情が表出される．1人では不安で母親に確認したり助けを求めたりする子どももいる．その内容は毎回治療者にとっては新たな発見がある．治療者は本人が自らの考えや感情を率直に表出してくれたことを称え，建設的な行動には心からの賞賛を送る．本人にとってはネガティブと考えられた行動に対しても，ポジティブな意味で考えられないかともに考えていく．そのやりとりを母親に傍らで見ていてもらうのである．

母親との面談においては，なるべく具体的な家庭や学校での状況を聞いていく．母親の挙げる話題ごとに本人の感想や言い分を聞いていく．母親の述べる内容に文句を言う子どももいれば，冷静に訂正する子どももいれば，母子の口論となる場合もある．

治療者は原則として平等の立場に立ち，双方に事実を確認していく．「あなたはこういうつもりでやったのだけれど，お母さんはこのように受け取ったのですね」とい

うように，問題となっている事態に対する母子の認識の差を明確にして確認していく．そして，症状や問題行動について，それがポジティブな意味で考えられないか皆で考えていく．もちろん症状や問題行動を何でも本人の都合のいいように解釈するのではなく，その中に含まれる子どもの優れた点や前向きな点を見出す姿勢を大切にする．そして，問題となっている事態に対して，本人，親，治療者それぞれが具体的に何ができるかをともに考えていく．

　図1は，以上の母子同席面接のイメージを図示したものである．治療者は子どもとの面接において子どもの感じている苦しみやつらさを聞き，具体的な出来事に対する考えや感情を表出させる．不明瞭な点はそのつど質問して確認する．学校の話が出ればどんな学校かイメージし，あたかも皆の眼の前にその状況が描き出されるように聞いていくわけである．言葉で表出することが困難な子どもは，絵画や箱庭がこの役割を果たすことになる．

　そのようにして表現された事柄を皆で眺めることは，治療者にとっても，母親にとっても，話している子ども自身にとっても新鮮な体験となり，新たな気づきにつながっていく．次に，母親の意見を聞いていくと，眼の前のイメージがまた別の見方で見えてきたり，奥行きが出てきたり，多面的な様相を呈してくるかもしれない．子どもはそれに反論するかもしれないが，子どもと母親の考え方や感じ方の差が浮き彫りにされ，新たな発見が皆に生じていく．

　治療者は原則として平等の立場に立ち，双方に事実を確認しながら母子の認識の差を明確にしていく作業を行うが，問われれば率直に治療者の意見を述べたり，あえて「私見ですが」と断って意見を言うこともあるし，積極的にアドバイスをすることもある．とかく精神療法において，積極的なアドバイスは指示的あるいは干渉的と誤解されがちである．治療者の考えを押しつけることが論外であることはいうまでもないが，適切なアドバイスは不可欠である．スポーツの名コーチのアドバイス1つで選手が劇的に成長するように，ただただ見守るだけがよいとは限らない．もちろん，積極的なアドバイスには裏付けと確信がなければならず，覚悟と責任も生じるのである．

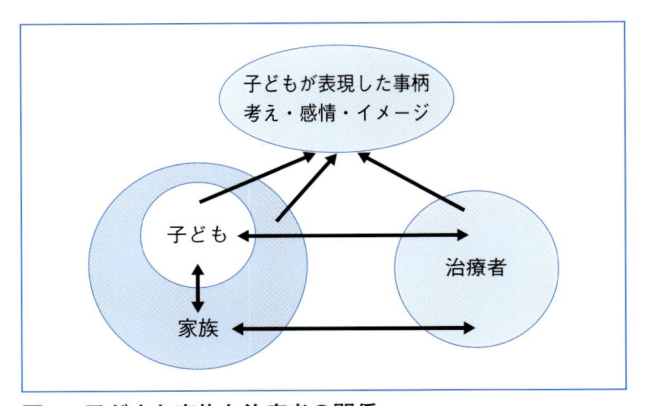

図1　子どもと家族と治療者の関係

このような面接を行っていくと,子どもも母親も治療者も新しい視点から問題を理解できるようになっていく.そして皆で問題に向かって解決していこうという姿勢が整っていくのである.

なるべく具体的な問題を扱い,現実的に考えていくことが原則であるが,ときが来れば,今後や将来のことについても触れていく.勉強はどうするか,高校はどこに行くのか,将来は何になりたいかなどについてともに考えていく.それは,眼の前の現実のさまざまな問題の延長線上にある地平線に皆で目を向けていく作業である.眼の前の問題が具体的に解決していくほど,地平線につながるパースペクティブが明瞭にみえてくるのである.

● 文献
1) 傳田健三:子どものうつ 心の叫び.講談社,2004
2) 傳田健三:大人も知らない「プチうつ気分」とのつきあい方.講談社,2006
3) 傳田健三:子どもと家族に対する一般的な精神療法.臨床精神医学 36:1423-1427, 2007

● Further reading
- 村瀬嘉代子:子どもと大人の心の架け橋―心理療法の原則と課程.金剛出版,2009
  子どもに対する心理的援助とは何かについて,理論から実践まで論じた著書である.特に著者の原点ともいえる論文「子どもの精神療法における治療的な展開―目標と展開」は子どもに対する精神療法のエッセンスが網羅されている.

(傳田健三)

第 4 章

子どもへの精神療法的アプローチ
：思春期

● はじめに─「治療」や「援助」のイメージ

　筆者は，思春期・青年期の治療には大きく2つのパターンがあるように，昔から感じていた．それは次のようなものである．

1 | 受動的な姿勢から能動的な姿勢に

　1つは，治療に対する期待から始まり，少しずつがっかりしていき，最後には自分でやるしかない，と思うようになる，というものである．それは，次第にがっかりしていくと言ってもよい．少し言葉を換えれば「先生，なんとか助けてください」と始まり，やがて「先生，しんどいのに，何もしてくれないのですか？」と治療者に詰め寄り，最後には「先生を頼っているだけではだめ．結局，自分でやるしかないのですね」と覚悟するというような過程である．これは，治療者に助けてもらいたいという青年の受動的な態度が，治療の中で，自分でなんとかしようという能動的な姿勢に変わっていくものと言ってもよいであろう．

　このようなことを考えるようになったのは，医師になって数年目のとき，ある摂食障害の中学生の女児と出会ったことからであった．やせのために身体の状態が危ぶまれ，入院となったが，意外なほど素直に食べ始め，あっけないほど順調に回復し退院していった．その後，通院していたが，彼女は再び食べなくなり，それを見て，母親が食べるようにときつく叱るようになった．彼女は母親をあたかも「厳格で恐い鬼」であるかのように話し，当時の私は，まるで彼女の保護者のような気持ちとなり，母親に「優しい」接し方を求めたのであった．思い返せば，母親には母親の苦労があったであろうに，「鬼ではない」優しいところがたくさんあったであろうに，その当時は完全に巻き込まれ，「鬼のような母親」と感じていたのである．彼女は私に「もう家にはいられない．もう一度入院したい」と話したが，母親は「先生は娘を甘やかしている」と断固としてうんと言わなかった．何度も入院を求める彼女に，「あなたの苦しいのはわかるけど．親の許可がないと入院できないんだよ」と私は話した．彼女はじっと黙って考えた後，「未成年の場合は，親が許可しないと入院できないのですね」とポツリともらした．彼女は，長い間，涙を流し，肩を落として帰っていった．病院の玄関

から出ていく患者の後ろ姿を筆者はずっと見ていた．

　ところが次回来院時，筆者は本当に驚いた．患者はすっかり変わっていたのである．すっきりと晴れ晴れとした表情で，「先生，私，わかったんです．未成年のときは，親とやっていくしかないのですね．私，中学校のときは家にいます．そして，高校は寮のある学校に進学します」ときっぱりと述べたのである．それ以降も通院したが，入院を希望することはなくなり，食事もそれなりに食べられるようになったのである．「自分は，この今の，現実を引き受けるしかない」と覚悟したとき，患者は変わる（正確に言えば，変わることがある）．そのとき，患者の強さと治療者の限界を学んだ．家族や学校などの現実環境の調整は重要である．しかし，患者が自分の人生を引き受けるという課題は残っている．治療者の中に湧き起こる「保護者」的感覚は，ときには人生を引き受ける勇気をくじくという副作用を持っているのではないだろうか．治療者は患者の強さを，いくらか低く見積もりやすいのではないかとも思う．

　考えてみると，思春期・青年期の親からの心理的な独立というものは，こんなものかもしれない．強くて頼りにしていた親にいつまでも頼るわけにはいかないことが，わかり始める．そのうえ，意外に頼りにならず，がっかりするようなことが出てくる．親に頼らずに，これからは自分の力で生きていくしかないのだな，と思う．そして，自分の足で歩み始める．まさに受動性から，能動性への転換と言えるであろう．

　ただし，子どもや青年の力を信じるというやり方は，彼らの生きている現実をきちんと評価するということが前提である．児童虐待など，子どもや青年の生きている現実が，あまりにも過酷で彼らの力で対処できるものではなく，大人が護らなければならない場合もある．その際は，児童福祉，教育の領域などの，幅広い領域の人たちと連携を組み，子どもと青年の安全で安心できる生活を保障することが必要となるのである．

2 | 過剰な自己コントロールから任せてみる姿勢に

　もう一方で，過剰に自己をコントロールしようとする青年もいる．

　例えば神経性食思不振症の青年は，食事量を徹底的に制限し，自分の身体を100g，200gと削り，やせていく．そこには，痩身願望なども認められるが，人間の意志の力で，自然の一部である身体を徹底的に管理していこうという欲求というものがある．そこには，一時期の日本列島改造論のような，人間文明が自然をコントロールするというような発想を感じることがある．地球規模の自然破壊がどのような結果を招いているかをみれば容易にわかることではあるが，このようなコントロールは成功しない．神経性食思不振症も多くの場合，過食という反撃にあい，自分の身体をコントロールできないことに苦しむことになる．求められているのは，身体と共存した生き方である．

　身体がやせて危険になったときどうするか．まずは，その身体に起こっていることについて話す．そして，青年が自分で食べることを勧める．しかし，頭で食べようと

思っても，なかなか食べられない．そのうちに体重がぎりぎりの状態になったとき，「思いきって，私に任せてくれないか」と話す．ときには，ドクターストップをかけることもある．過剰なコントロールを手放すように求めるのである．

ある 10 代後半の摂食障害の女性．体重が著しく減少(163 cm，27 kg)，嫌がる患者を何とか説得し入院としたが，硬い表情で人を寄せつけず，治療にも拒否的であった．入院後に激しい身体合併症が起こり，腹痛などが生じショック状態となり，ICU に運び込まれた．そのとき，若い研修医が毎日何度も ICU を訪れ，患者を励ました．しばらくすると，かたくなで拒絶的な態度がふっと緩んだ．回診で訪れた筆者に，「ありがとうございました」と述べたので，筆者も本当に驚いた．以後，患者は治療を受け入れられるようになった．初期研修医が，1 か月，2 か月単位で代々担当となり患者の兄，姉のように接するようにもなった．次第に，デイ・ルームでオセロをしたり，話をしたりして遊び，笑うようになった．そして徐々にではあるが，食事量が増え，外泊ができるようになり，やがて友達と外食ができるようになったのであった．

他の例では強迫傾向をもつの青年が，終わりのない確認に入り込んでしまうことがある．そんなとき，「いくら確認しても何か悪いことが起こるような気がするかもしれないけれど，思い切って，そのまま自然の成り行きに任せてみないか」と助言することがある．「計らい」を捨て，「あるがままに生きる」という生き方を提案してみるのである．これは筆者なりの森田療法的アプローチでもある．

過剰な自己コントロールを，一度手放し，治療者に，身体に，自然な成り行きに，あるがままに任せるのである．「いい加減」，「ほどほど」の勧めも同様である．これらは，能動性を高め，過剰に自己をコントロールしようとしている青年に，自分以外の何かに，委ね，任せることを，体得してもらうものである．このときには，治療者はいくらか権威的，指示的となる．

人に相談できる，頼れるようになるというのも同様のことである．自分 1 人で解決しようと思うところから，どこかで人に助けを求めることができるようになる．これも生きていくには大切なことである．

3 | 受動性と能動性

だが，よく考えてみると，生きていくということは，自分の力で生きていくという能動的な側面と，周囲の誰かに助けてもらうという受動的な側面の両面の，バランスがとれているということである．どちらが大切というものではなく，どちらも大切なのである．人により，どちらに比重が傾くか，異なっているとしても，その人なりのバランスをとる．それが生きていくということなのだと思う．

森田療法：森田正馬(1874〜1938)によって創始された精神療法．感覚と注意との間での悪循環が神経症の本態と考え，症状をあるがままに受け入れることが転機となると考えた．

外から見る眼差しと，心の内を想像する眼差し

　操作的診断の項目は，主として行動特徴からなっている．それらは，「…の欠如」，「…の失敗」，「…の障害」という項目からなる．当然ではあるが，子どもの良いところが書いてある診断基準を見たことはない．操作的に診断を行なっていると，それは「短所」，「欠点」というマイナス探しの様相を帯びやすい．しかも，基準を広くとり始めると際限がない．結果として，欠点探しの目を磨くことになる．それは子どもの一面を知るためにはおろそかにできないことである．しかし，子どもの治療や援助を行おうとする際には，子どものもう一面，長所，好きなもの，可能性などに気づく目が大切なのである．それが，子どもの全体を理解するということになるのである．

　外から子どもを見る目は，行動面の特徴などをとらえていく目であり（ADHDであれば多動や落ち着きのなさ，PDDであれば社会性やコミュニケーションの障害，そしてこだわり，行為障害であれば問題行動など），それは子どもの一面として押さえておかなければならないものである．だが，それだけでは子どもの全体はとらえられない．子どもの内面に目を向け，子どもが，今どのような気持ちで，何を考えているかを，言葉や表情などの手がかりをもとに想像していかなければならない．少し例を挙げて考えてみよう．

> 〈症例1：17歳女性〉
> 　Aは家庭でも学校でもうまくいかず，すっかり自信を失い元気をなくし，「死んでしまいたい」ともらすようになった．家庭では両親が不仲で居心地が悪かった．そんな両親も心配するほど元気がなくなり，昔から診てもらっている小児科を受診した．そこで，これは「うつ病」だから，専門の精神科医のところに行きなさいと言われ，精神科医のところに行くと，「抑うつ気分，何も楽しめない，やる気が出ない，悲観的である」などの症状があり，やはり「うつ病」と診断され，抗うつ薬を飲むようにと言われた．

　このような経過は，決して稀ではなく，しばしばあるのだが，やはり何かおかしい．最初は子どもの悩みで始まっていたのに，途中から「うつ病」と診断され，薬で解決しようとされたのである．典型的なうつ病では確かに，自分を責める考えが果てしなく続き，死ぬしかないなどと思うようになるのだから，これを病的思考と言うのは決しておかしいことではないし，薬が必要なことが多い．しかし，それは話の内容を聞く必要がないということではない．

　特に，Aの場合は両親が不仲で，学校でも友人とうまくいっていなかった．そんな孤独な状況に置かれたことが大きく影響していたのである．確かに病的な側面はあるかもしれないが，Aの気持ちをしっかりと誰かが聞かなければならないのである．

　悩みから始まったものが，うつ病と言われ，誰も子どもの話を一生懸命に聞くこともなく，うつ病として薬を飲むことになったとしたら，これでは，誰も肝心のAの

思いを聞こうとすることはなく単に物としての薬があるだけという，絶望的な状況ではないか…．でも，こんなことが決して少なくないのである．

青年の自尊感情を大切にする

だが，悩みを，あえて聞かないこともある．例えば，悩んでいること，困っていることを話すことが，「自分は弱音を吐くような弱い人間である」などと，青年のプライドを損なう場合がある．「自分から聞いたことを，誰かに話してしまうのではないか」など，話したことによって，不安が強まる場合もある．だから，「話しにくいことは話さなくてよいのだけれど，…心の中でものすごく悩んでいることがあるかどうかだけでも，教えてもらえないだろうか？」などと，話さないことを尊重するような姿勢も大事になる．

〈症例2：18歳女性〉

もともと活発な女の子で，男の子と元気に言い合ったりしていた．高校卒業後，調理師を希望して，レストランに勤務した．夜8時まで仕事し，その後10時まで，実技の練習をするという毎日で，数人の先輩たちと同じ寮（アパート）に住んでいた．

2，3か月目頃から，仕事が忙しいと感じ，次第にしんどくなり，9月にはやめて帰ってきた．その頃から「おい」と自分を呼ぶ声が聞こえ始めた．「じゃま」，「気持ち悪い」などと聞こえ，最初は，「また先輩が言っているのかな」と思った．ときによって，はっきりだったり，ぼんやりだったり…．そのうち外に出ても，周りの人が何となく怖くなってきた．皆が自分の悪口を言っているような気がして，家族に連れられて，近くの精神科クリニックを受診した．そこでは，統合失調症と診断され，少量の抗精神病薬などで加療されていた．しかし半年近く経っても，症状が改善しないということで，筆者の外来を受診した．

確かに，外に出ると知らない人の目が気になり，自分のことを言っているような気がして怖くなるなど，統合失調症を疑わせる精神症状もあるが，どこか典型的でないところがあった．たとえば，このところ「発作的にイライラする．そのときは手を噛んだり，頭を叩いたりする」という．副作用のアカシジアだろうか．でも，何かおかしい．パニックの自傷という感じに近い．それに，幻覚妄想に巻き込まれているという感じではなく，冷静に客観的に症状について話すという感じである．彼女は，統合失調症ではないかもしれない，と考えた．「話しにくいことは話さなくてもよいのだけれど，…心の中でものすごく悩んでいることがあるかないかだけでも，教えてもらえないだろうか？」と尋ねた．すると，彼女はしっかりと俯き，「あった」と答えるのであった．「そのことが，今も腹が立つし，怖い，そんな感じ？」とか「そのことをはっきりと思い出すことがある？」という質問にも，しっかりと俯いた．少なくとも，職場で厳しく注意される，叱られる，体罰に近いものがあるというような怖い体験をしたのではないかと考え，「毎日を少しでも気持よく安心して過ごすようにしている

と，少しずつ楽になって，思い出すことが減ってくると思う」と助言した．
　次回，やってきたとき，彼女は表情が見違えるほど明るくなり，元気になっていた．怖い出来事を思い出すのは，やがてその頻度が減り，強さも弱くなり，彼女を苦しめることが減っていった．外に出ると人の目が気になるというのは続いていたが，ときとともに弱まり，高校時代の友達の誘いに乗って，町に出て食事や，ときにはお酒を飲むようになった．そして，アルバイトを始めるようになったのである．

　最後まで，筆者は彼女の体験した「怖い出来事」について尋ねなかった．言わなくてもよいと，最初に話したことを大切にしたいと思ったし，経過の中で「怖い出来事」が薄らいでいっていたので，それで十分ではないかと考えたのである．話したら，彼女のプライドが傷つき，それが精神症状をよりこじれたものにするのではないかと考えた．

　精神科医は，いろいろなことを尋ねようとする．しかし，それは手術のメスのようなもので，治療的にも働くが，同時に侵襲性を持ったものでもあることを，忘れずにいたい．

体験しながら考える

　思春期になると論理的，抽象的思考力が増してはくる．そのため頭の中で，少ない人生経験をもとに自分の将来を考え，悲観的に結論づけ，確信したり，思い込んだりしやすい．それを言葉による話し合いや説得によって変えることは決して容易なことではなく，残念ながら，数回の面接では成果を上げにくいものである．そんな中で，凝り固まっていた結論や確信がふっと変わるのは，しばしば予想外の出来事による．よい意味でのハプニングが思い込みを変える．思い込みを予想外の体験が揺さぶり，思い込みが緩むのである．

　よい意味でのハプニングが起こりやすいように周りを整えるために，私たち大人にできることはないだろうか．青年たちの多くは，インターネットやパンフレットによって，アルバイトや学校などの情報を手に入れる．筆者は，そういうふうに話が進んで来て，何かをしようかというときには，実際にその場に行っての実地調査を勧めることが多い．よく観察し，雰囲気を感じることを勧めるのである．実地調査は言うならばワクチンである．またはウォーミングアップして身体をほぐすと言ってもいいかもしれない．ただ観察しに行くだけといえども，それは，受動的な姿勢から能動的な姿勢へと，小さいけれど人生の姿勢の向きを正反対に変えることである．「作戦を練ろう」とよく筆者は言う．「作戦」は自分の困ったことを，客観化，対象化したところから始まる大切なものだと思う．

　次いで，遊ぶことや買い物することを楽しむことを勧める．「とにかく遊べるようになろう」と勧めるのである．一般論では，先憂後楽の言葉どおり，まずは勉強してから遊びなさい，ということであるが，表面的には凍りついたように動きの取れなく

なっている人には，学校に行ってから，仕事を始めてから，遊ぶ，買い物をするのではなく，その逆を試してみるのである．アルバイトなどに目が向くようになっても，欲張らず1回限りや1日限りを勧める．1回と区切っておくことにより，緊張感なく，し終えて，安心と自信が生まれるのである．まずは，ローリスク・ローリターンを狙うのである．

なんであれ，青年に勧めるのは，何よりやってみようかという気持ちが動くもので，しかも必ずできそうなものにする．現実的，具体的で，仕事であれば，人に会わずコツコツできる仕事や，包容力のある親方と組んでするような仕事などを工夫する．

〈症例3：16歳男児〉

　Bは，高校1年生より，不登校．ひきこもった生活から，些細なことで，暴力を振るうようになった．最初は親だけが相談に来ていたが，やがてBもやってくるようになった．「何かしてみたいことは」と尋ねると，「何もしたくない．学校には，絶対に行きません．アルバイトもしません」ときっぱりと述べた．長期間，家にひきこもった生活が続いていたが，何故か外来には定期的にやってきた．このままでよいというお墨付きをもらいに来るというような雰囲気であった．1日の大半を，ゲームをして過ごしていた．しかし，中学時代に仲の良かった友人たちとは，彼らが学校から帰ってくると一緒にサッカーなどをして遊ぶようになり，少しずつ変化していった．そんなとき，近所のおじさんが，「現場で辞めた人がいて，困っている．手伝ってくれないか」と頼みにやってきた．昔から顔見知りのおじさんでB自身も子どもの頃からかわいがってもらっていたということもあり，半分しぶしぶではあったが，仕事を手伝うようになった．

　1か月後，アルバイト代をもらった．それは，初めて自分が働いて金を稼いだ体験であり，しかも数万円という額でとてもうれしかったようだ．自分で稼いだこと，そして気兼ねなく使えるお金ができたことを，誇らしげに報告にやってきた．3か月くらい経ったとき，「身体を使って働いたら，飯がうまい」と言うようになった．「人間は身体を使って働かんといけないな」などと言い，思わず筆者は椅子から滑り落ちそうになったほどであった．数か月後，Bは少し考えこむような雰囲気で，「ものを作る仕事はいいな．ものを作ることの勉強がしたくなった」と述べた．自分が手伝った仕事が形になる，ものができ上がる喜びを実感したようだった．自分の手で人の喜ぶものを作るということは，Bの人生の目標となった．その後，紆余曲折はありながらも，通信制高校に入り直し，さらに専門知識を学びに専門学校に進学し，やがてそれを生かして働くようになった．

Bの転機は，地域共同体の中の「おじさん」という存在，そして，頭だけでなく身体を使って働き，ものを作る体験であった．世話好きの「おじさん」，「おばさん」という存在は地域共同体には不可欠で，その「おじさん」，「おばさん」が負担となるという場

合もあるが，助けられることも少なくない．青年を援助する「おじさん」，「おばさん」的援助者は，決してカウンセラーとしてカウンセリングで悩みを聞くというようなものではなく，自身の長年やってきた仕事をともにしながら，青年に教えるようなやり方をするのがよいように思う．頭の中で堂々巡りになっている思考を断つには，身体を動かして物を作るということがよい場合が少なくない．精神科作業療法も含めて，再評価する必要がある．①稼ぐ喜び，②身体を使う心地よさ，③物を作る充実感，④人の役に立つという実感，いずれも現代の青年に欠けやすいものではないだろうか．

おわりに―青年にサインを送る

しばらくひきこもっていると，初めは心配して訪ねてくれた人たちが，訪ねるのはかえって負担になるのではないかと考え，関わりを控えるようになることがある．まして病院にかかるようになると，いよいよ，私たちは専門家ではないからと，遠慮が高じる．そうなっても，周囲の大人が安易に手を引かないことは大切である．陸の孤島になってしまわないように，学校の教師や，地域の保健師など家族ではない大人の人たちに，家庭訪問を定期的にお願いすることがある．その際には，無理のない間隔で，そして，無理に当の青年に会おうとしないようにお願いする．青年に侵襲的ではない形で，「心配しているよ．何か手伝えることはない？」というようなサインを送り続けることが大切なのである．

筆者はこれまで多くの青年に関わってきた．その経験から，青年は自分の部屋や領域に土足で入ってこられるような侵襲的な家庭訪問を嫌う．しかしながら，控えめな家庭訪問を嫌うことは少ないように思う．何故，青年にいろいろな人が心配のサインを送り続けることが大事なのであろうか．それは一見，無駄なように見えるサインも，長期的にみると決して無駄ではないことが多いからである．周囲から送られてくる侵襲的ではないサインは，ふとした機会に青年によってとらえられ，外に出る導きの糸となることがある．逆に，そのようなサインのない世界で，すっかりひきこもった青年が，自力で，自分の世界から外に出ることが可能なのだろうかとさえ思う．継続するサインは，たとえば隠れ家にこもっている人への差し入れであり，水中にいる人への酸素チューブのようなものなのである．

● Further reading
- 青木省三：新訂増補 思春期の心の臨床―面接の基本とすすめ方．金剛出版，2011
- 村上伸治：実戦心理療法．日本評論社，2007
- 村瀬嘉代子：新訂増補 子どもと大人の心の架け橋―心理療法の原則と過程．金剛出版，2009

〔青木省三〕

第3部

子どもの精神症状の診方

第 1 章

落ち着きのない子どもをどのように診るか
ADHD を中心に

「診察室の扉を開けると，男の子がお母さんの手を振りほどき，突然駆け出して，医師の前を通り去り，診察室の奥にある通路から隣の診察室に行ってしまった」

上記のエピソードは実際に筆者が体験したものであるが，これを聞けば大抵の人はその男の子に対し「落ち着きのない子ども」という印象を抱くだろう．しかしその男の子が4歳の幼稚園児であったらどうだろうか？ また小学校3年生ではあるが，学校では落ち着いている児童であればどうだろうか？ 最初の子どもも2番目の子どもも，診察室ではやや落ち着きがないものの，本当に「落ち着きがない子ども」なのかどうかの判断は難しいことになる．

子どもは元来落ち着きがなく，多動で衝動的な面を持っているし，それらが普段は目立たなくても緊張する場面や初めて訪れる場所では目立つ場合もある．よってある子どもが本当に「落ち着きがない子ども」なのかどうかを判断するには，その子どもの発達段階，および同年齢の子どもたちとの比較，そして場面が変わってもそのような様子を示すのかなどを的確に評価しなければならない．

またそのように評価した「落ち着きがない子ども」がすべて注意欠如・多動性障害（attention-deficit/hyperactivity disorder：ADHD）ではない．筆者は児童相談所の一時保護所で多くの被虐待児に出会ってきたが，彼らの大多数は「落ち着きがない子ども」であった．しかし彼らの中に環境が落ち着いて（ほんの一例ではあるが，里親が決まるなど），その後しばらく経って会ってみると非常に落ち着いている一群が存在する．そのような一群を見ていると「虐待」という強い環境要因を受けていて「落ち着きがない子ども」になってはいたが，生物学的な背景が強い ADHD の可能性は薄いのではないかという印象を受ける．

前述したような視点は診断のみならず治療・支援にも非常に重要である．

● ADHD の歴史

ADHD という概念は突然現れたわけではなく，かなり以前から多動で衝動的で落ち着きのない子どもたちは報告されてきた．

19世紀の半ば，ドイツの医師 Heinrich Hoffman はある絵本の中の「The Story of Fidget Philip」という物語で多動な子どもを著した．これが今日の ADHD の特徴をと

らえた最初の著作物と考えられている．その後1902年Still GFは衝動的な43名の子どもを医学的に本格的に記載した．その後もいくつかの論文で，注意の集中の困難や衝動性を表す子どもたちが報告されていた．

1917～1918年にかけての北米での流行性脳炎の流行後にみられた行動障害が十分に研究され，1940年代以降の微細脳損傷（minimal brain damage：MBD）の概念につながることになる．しかし1960年代に入り，「brain damage」という言葉の不適切さの指摘，またこれらの症状が脳の機能障害に基づくとする考えが提唱され，それらは微細脳機能障害（minimal brain dysfunction：MBD）と名づけられた．しかしそもそも脳機能障害の根拠が当時の医学的な研究では証明できないため，1970年代に入ると次第にこの概念は廃れていった．

1968年，米国精神医学会の診断統計マニュアル第2版（DSM-Ⅱ）は児童期の多動性反応（hyperkinetic reaction of childhood）を採用した．その後，このような多動の子どもたちが同時に不注意や実行機能の問題を抱えていることが報告され，1980年のDSM-Ⅲではattention-deficit disorder（ADD），そしてDSM-Ⅲ-Rのattention-deficit hyperactivity disorder（ADHD），DSM-Ⅳのattention-deficit/hyperactivity disorder（AD/HD）と継承されていくことになる．DSM-Ⅳでは症状が不注意と多動-衝動性に分かれており，それぞれに当てはまる，当てはまらないで不注意優勢型，多動-衝動性優勢型，混合型の3つのサブタイプに分類された．

一方，ICDは1977年のICD-9で多動性症候群（hyperkinetic syndrome），ICD-10で多動性障害（hyperkinetic disorders）を採用している．

また2008年に日本精神神経学会はそれまで「注意欠陥/多動性障害」，略号をAD/HDとしていたのを，「注意欠如・多動性障害」，略号を「/」（スラッシュ）なしのADHDと修正した．

ADHDの診断

DSM-Ⅳ-TR[1]のADHDの診断基準を表1に示す．

この診断基準を用いるにはいくつかの注意を要する．1つ目は基準Aにおいて，それぞれの症状の程度が不適応で，発達の水準に相応しないかどうかの判断である．子どもは概して多動なもので，たとえば「多動性」の項目の(a)「しばしば手足をそわそわと動かし，またはいすの上でもじもじする」に関してどの程度以上なら不適応で，発達の水準に相応しないかどうかを判断するには，定型発達児の発達をある程度は知らないといけないし，上級医についてでもよいから，幾人かのADHD児の診断に関わっていることが必要であろう．

2つ目は基準Bの「多動性-衝動性または不注意の症状のいくつかが7歳以前に存在し，障害を引き起こしている」ということに関して，ADHDはあくまでも発達の障害であり，成人になってから突然ADHDに罹患することはありえないということである．成人のADHDは確かに存在するが，それはあくまで小児期（DSM-Ⅳ-TRでは7

表1 DSM-Ⅳ-TR における注意欠如・多動性障害の診断基準

A. (1)か(2)のどちらか:
(1) 以下の**不注意**の症状のうち6つ(またはそれ以上)が少なくとも6カ月間持続したことがあり,その程度は不適応的で,発達の水準に相応しないもの:

〈不注意〉
(a) 学業,仕事,またはその他の活動において,しばしば綿密に注意することができない,または不注意な間違いをする.
(b) 課題または遊びの活動で注意を集中し続けることがしばしば困難である.
(c) 直接話しかけられたときにしばしば聞いていないように見える.
(d) しばしば指示に従えず,学業,用事,または職場での義務をやり遂げることができない(反抗的な行動,または指示を理解できないためではなく).
(e) 課題や活動を順序立てることがしばしば困難である.
(f) (学業や宿題のような)精神的努力の持続を要する課題に従事することをしばしば避ける,嫌う,またはいやいや行う.
(g) 課題や活動に必要なもの(例:おもちゃ,学校の宿題,鉛筆,本,または道具)をしばしばなくしてしまう.
(h) しばしば外からの刺激によって気が散ってしまう.
(i) しばしば日々の活動で忘れっぽい.

(2) 以下の**多動性―衝動性**の症状のうち6つ(またはそれ以上)が少なくとも6カ月間持続したことがあり,その程度は不適応的で,発達水準に相応しない:

〈多動性〉
(a) しばしば手足をそわそわと動かし,またはいすの上でもじもじする.
(b) しばしば教室や,その他,座っていることを要求される状況で席を離れる.
(c) しばしば,不適切な状況で,余計に走り回ったり高い所へ上ったりする(青年または成人では落ち着かない感じの自覚のみに限られるかもしれない).
(d) しばしば静かに遊んだり余暇活動につくことができない.
(e) しばしば"じっとしていない",またはまるで"エンジンで動かされるように"行動する.
(f) しばしばしゃべりすぎる.

〈衝動性〉
(g) しばしば質問が終わる前に出し抜けに答え始めてしまう.
(h) しばしば順番を待つことが困難である.
(i) しばしば人の話をさえぎったり,割り込んだりする(例:会話やゲームに干渉する).

B. 多動性―衝動性または不注意の症状のいくつかが7歳以前に存在し,障害を引き起こしている.
C. これらの症状による障害が2つ以上の状況〔例:学校(または職場)と家庭〕において存在する.
D. 社会的,学業的,または職業的機能において,臨床的に著しい障害が存在するという明確な証拠が存在しなければならない.
E. その症状は広汎性発達障害,統合失調症,またはその他の精神病性障害の経過中にのみ起こるものではなく,他の精神疾患(例:気分障害,不安障害,解離性障害,またはパーソナリティ障害)ではうまく説明されない.

〔髙橋三郎,大野 裕,染矢俊幸(訳):DSM-Ⅳ-TR 精神疾患の診断・統計マニュアル新訂版,医学書院,2004 より〕

歳以前)に ADHD であった子どものうち成人になっても症状が残存する者のみをいう.この7歳以前という値は今後 DSM が改訂されるに伴い変更される(具体的には年齢がもう少し上がる)可能性もあるが,子どもの頃から症状が存在しているという基準は変更されないと考える.

　3つ目は基準 C の「これらの症状による障害が2つ以上の状況において存在する」に関して,たとえば学校のみ,家庭のみ症状がみられる場合は ADHD よりもむしろ環境要因も疑う.

4つ目は基準Eに関して，現在DSM-Ⅳ-TRではADHDと広汎性発達障害（自閉症など）の併記を認めていないことである．これについては，筆者の臨床経験から述べれば自閉症と診断されている子どもで明らかに不注意，多動，衝動性を認める症例は少なくない．またADHDであってもこだわりが著しい症例も多く，これらは他の児童精神科医からも同様の意見を多く聞く．よって今後の検討課題であろう．

ADHDの検査

1 | 心理検査，評価尺度

　診断を確定するのに助けとなる検査は，まず心理検査（知能検査や描画検査）であるが，数値だけではなく，検査時にも不注意や多動，衝動性などが認められるかも確認する．

　最も得られる情報量が多いのはWISC-Ⅲ（Wechsler Intelligence Scale for Children, 3rd edition）であろう．全検査IQ以外に言語性IQ，動作性IQの値も得られる．また言語性検査の下位項目から言語理解（VC）と注意記憶（FD），動作性検査の下位項目から知覚統合（PO）と処理速度（PS）の各群指数を知ることができる．注意記憶は聴覚的短期記憶や，注意の範囲などの能力を反映し，ADHD児では低下するとの報告が多いが，ADHD児でも低下していない症例にもしばしば出会う．よってこのような所見は，診断の補助にはなるがこれらのみで，診断することは不可能である．しかしそれぞれの子どもの個人内差を知ることは，診断後に環境調整やアドバイスを行うときにも非常に有効である．2010年に日本版が発刊されたWISC-Ⅳも同様に使用できる．

　K-ABC（Kaufman Assessment Battery for Children）心理・教育アセスメントバッテリーは心理検査という側面に加え，教育的な視点も兼ね備えており学校場面での指導にも有効である．

　グッドイナフ人物画知能検査（Goodenough Draw-a-man Intelligence Test）は人物画を描画することにより知能を測定する検査である．当然総合的な知能指数を計ることは不可能ではあるが，WISCなどの検査と併用すれば，不注意や衝動性を示唆する所見が得られる場合が多い．

　日本語版DN-CAS（Das-Naglieri Cognitive Assessment System）は標準化が終わり，2007年よりわが国でも使用可能となった認知機能を測定する検査である．注意機能と同時に実行機能を測定することができるとされ，ADHDのアセスメントに今後利用されていくだろう．

　また以上の心理発達検査に加え，ADHDに関する評価スケールもいくつか発表されているので，症状の確認，ADHDの重症度や薬物の治療効果などを評価するうえで便利である．非専門医であればDSMをもとにしたADHD-RSが使用しやすいだろう．標準データが年齢，性別に分けて示されているのでそれらを参考にするべきで

ある[2]．

2 医学的検査

　現時点では特定の医学的検査をいくつか組み合わせても，ADHD を確定診断することはできない．しかし血液検査，CT や MRI，脳波検査のように身体・神経疾患との鑑別に非常に大切なものも多い．

　血液検査は一般的な検査に加え，甲状腺機能亢進症における過活動との鑑別のため甲状腺ホルモンを測定する．

　脳画像研究ではさまざまな報告がなされているが結果は一致しない．またクリニックや病院のいわゆるルーチンレベルの画像検査では ADHD を疑う所見を見出すことは困難である．しかし脳腫瘍や脳奇形を原因とした不注意や多動がありうるので，除外診断としての検査は非常に重要である．

　てんかんによる不注意や落ち着きのなさが ADHD と診断されている症例が存在するので，脳波検査も必要である．また抗てんかん薬による眠気や不注意症状にも注意する．

　以上のような検査に加え，筆者らは事象関連電位（ERPs），NIRS 検査🔑 を行う．これら検査のみで ADHD が診断できるわけではないが，臨床症状や他の検査と組み合わせることで確定診断により近づけることはできるし，治療効果の指標にはなりうると考えている[3,4]．

3 鑑別診断

(1) 虐待

　虐待を受けた子どもに出会うと非常に多動で衝動的である場合が多い．一方で，ADHD と診断された子どもの親が対象児に対して虐待または虐待に近い行為を行っている場合がある．また虐待とまでは認識されなくても養育環境に明らかに問題があり，反応性愛着障害と診断できる症例も多く存在する．

　実際，被虐待児は注意集中と刺激弁別に異常が生じ，刺激に対して検討を行わずに即座に反応する傾向が生じるという報告がある[5]．西澤[6]は虐待を受けた子どもは周囲の刺激に反応しやすく，非常に落ち着きのない状態になり，場合によっては ADHD と診断されることがある．こうした状態を ADHD 様症状（ADHD-like symptoms）といい，中枢神経の損傷を前提とした本来の ADHD とは区別・対応する必要があると述べている．

　筆者も虐待後に，不注意，多動，衝動性が出現した子どもたちと出会っているが，生育歴を詳しく聞くことができた症例の中には以前には ADHD 様症状はなかったと

🔑 NIRS 検査：非侵襲的な近赤外線を用い，ヘモグロビン濃度を測定することで，主に大脳皮質における脳血流量の変化を知ることができる検査．

いう子どももおり，生物学的な機能不全をベースとした ADHD とは区別するべきだと思う．また虐待以外の環境要因，たとえば両親の離婚やいじめなどの後に ADHD 様の症状を呈した症例も経験している．臨床の場面ではそのようなストレス後に不注意，多動，衝動性を呈して，一見 ADHD との鑑別に困る症例にもしばしば出会う．経過を観察していれば虐待などの環境要因によって現れる ADHD 様の症状は時間が経つにつれ消失していく場合もあるが，なかには遷延していってますます鑑別に困る症例も存在する．

よって不注意などを主訴として来院した子どもたちの中に一定の割合で被虐待児などの環境要因を持つ子どもが存在すると強く意識しておくことは大切である．

(2) 気分障害

うつ病による意欲の低下が周囲からは不注意に見えることがある．また子どものうつ病は成人のうつ病に比べ典型的な「うつ」症状を呈しにくく，イライラ感や落ち着きのなさが出る場合がありそれらが衝動性や多動と観察される場合もある．

躁うつ病の場合は，双極Ⅱ型障害の軽躁状態のときに注意が必要である．易怒的で多弁，多動がみられ ADHD と診断されることがある．

うつ病も双極Ⅱ型障害の軽躁状態も，それぞれのエピソードの時期を過ぎれば症状が治まるのでそれが最も大切な鑑別点である．

(3) 身体疾患および神経疾患，薬剤性

検査の項目でも述べたが，甲状腺機能亢進症の過活動，けいれんを伴わないてんかん，脳腫瘍や脳奇形との鑑別は大切である．その他代謝疾患では副腎白質変性症が報告されている[7]．アトピー性皮膚炎や気管支ぜんそくなど，夜間の睡眠が妨げられる身体疾患を背景に持つ場合も気をつける．またそれらの治療薬である抗ヒスタミン薬や気管支拡張薬の副作用での眠気や落ち着きのなさが生じ，ADHD と診断されている場合があるので注意が必要である．

ADHD の治療・支援

現時点では ADHD を完治させる治療方法はない．わが国のガイドラインでも推奨との但し書きはあるが，『治療目標は，決して ADHD の3主症状が完全になくなることに置くのではなく，それらの症状の改善に伴い学校や家庭における悪循環や不適応状態が好転し，ADHD 症状を自己の人格特性（「自分らしさ」と呼んでもよい）として折り合えるようになることに置くべきである．（以下略）』と記載されている[8]．つまり治療目標を中核症状の消失におくのではなく，機能の低下を最小限に抑え，自分の ADHD の特性と折り合いをつけて生きていけるようにするというものである．

また ADHD は年齢により，現れてくる症状が異なり，また対応も異なってくる．以上のことから ADHD の治療・支援は包括的に行われなければならない[9]．

包括的治療・支援は，①環境調整，②心理社会的対応，③薬物療法に大別される．環境調整と心理社会的対応は臨床的には厳密な線引きは難しいだろうが，本章では環境調整は特別なテクニックなしに家庭や学校ですぐに始められる対応，心理社会的対応は専門家や専門家からトレーニングを受けた者が一定のテクニックを持って行うペアレント（ティチャー）・トレーニングや社会生活技能訓練（social skill training：SST）などを念頭においている．

　Kutcher Sら（2004）[10]は，ADHDに対する最適な治療法は，中核にある生物学的な症状に作用する薬物療法と患者・家族関係や生活に焦点を当てる心理社会的介入との併用である，と各治療法・支援についての役割を述べているが，臨床的には相互作用を経験することは稀ではなく，3方向からの治療・支援を常に念頭におくことは重要である．

(1) 環境調整

　環境調整はADHDの特性を理解したうえでの具体的な対応が必要である．筆者は田中の『軽度発達障害のある子のライフサイクルに合わせた理解と対応—「仮に」理解して「実際に」支援するために』を参考にして，筆者の臨床経験上効果があったアドバイスをすることが多い．

(2) 心理社会的対応

　患児本人に対するSST，保護者が患児の対応を学ぶペアレント・トレーニング，教師が対応を学ぶティチャー・トレーニングがある．1回60〜90分のセッションを何週間か開けて合計10回程度行うプログラムが多い．

　内容は成書に譲るが，ペアレント・トレーニングのポイントを3点にまとめると，①子どもの行動を観察し，問題行動が起こるメカニズム，流れを理解する，②親子関係の悪循環（親は叱ってばかり vs 子どもは叱られてばかり→お互いイライラ）をプラスの相互作用（親は誉める vs 子どもは誉められる→お互い良い気分）に変える，③子どもの行動の分類をもとに，一貫した対応をとるということになる．支援する側がトレーニングを受けるのは，親・教師の養育技術を向上させることで子どもの適応行動を増やし，親・教師の養育に関する自信の回復に繋がるという良い循環を生み出すことになる．

(3) 薬物療法

　わが国のガイドラインでも記載があるように，小児ADHDの治療・支援は包括的に行われるべきである．しかし同時にGAF値が50以下，すなわち「重大な症状が現れている」場合，積極的に薬物療法を検討し，併せて心理社会的な治療・支援を組み合わせる，とも記載されている[8]．

　現在わが国で使用可能なADHD治療薬はメチルフェニデートの徐放製剤であるコンサータ®と選択的ノルアドレナリン再取り込み阻害薬アトモキセチンの製剤である

ストラテラ®のみである．なおわが国ではメチルフェニデートの短時間作用型製剤であるリタリン®はADHDには使用できない．ストラテラ®はわが国では2009年夏に発売されたばかりなので2剤の使い分けに関しては十分な議論がなされていない．よってわが国のガイドラインでも第一選択薬としてコンサータ®またはストラテラ®のいずれかを選び十分な有用性であれば維持療法へ，有用性が不十分であれば第二選択薬とし選択しなかった薬剤を用いるとある[8]．

また2剤とも，特にコンサータ®を選択した場合，投与初期または増量期に食欲不振がしばしばみられるが，患児の成長の観点からも，また薬物療法の効果を判定する至適用量まで増量することが困難である点からも何らかの対応が必要である．

薬剤の切り替えどきにある期間，2剤を併用して著明な効果を感じる場合があるが，現在のところ，併用療法の方が単剤療法より効果が高いというエビデンスは乏しく，副作用の点からも単剤で至適用量まで増量し効果を判定するべきであると考えている．しかし今後は併用療法に関しても，長所・短所ともに議論が必要であろう．寛解状態になれば夏休みを利用するなどして薬剤を中止する試みをするべきである．

症例呈示

〈症例：A君〉

初診時：小学2年生男児

A君は満期産にて出生し，身体面でも精神面でも目立った発達の遅れはなかった．2人兄弟の次男で，家族，親戚にはADHDを含め精神疾患の遺伝負因はなかった．

2歳半時より保育園に通園するが，その頃より他の児より落ち着きがなかった．小学校1年生になり授業中じっと座っておれず，運動場に行ってしまうと指摘される．2年生になって，多動はやや改善したものの，忘れ物も多く，物をすぐになくすなどの不注意も著明になる．友達をすぐに叩く，兄と激しいけんかをするなどの衝動的行動も増えてきたため，小学2年時の初夏に初診となった．

心理検査，諸検査を実施後，ADHD（混合型）と診断した．両親にはADHDの簡単な生物学的背景を交えながらガイダンスを行った．また担任の教師にも協力してもらい，視覚的な情報を用い指示を通りやすくするなどのさまざまな環境調整を導入しながら，秋よりコンサータ®を朝食後に1錠服薬してもらったところ開始当日より座って授業を受ける，学校での大きなトラブルがほとんどなくなるなど著明に改善した．服用後2か月時点での服用開始前後のADHD-RSは家庭版が38点から16点，学校版が41点から14点と著明に減少していた．

小学校3年時の春より母親がペアレント・トレーニングを受講した．秋の時点ではADHD-RSは家庭版，学校版とも10点と減少していた．小学校3年の冬に母親がペアレント・トレーニングを終了したとほぼ同時にコンサータ®を中止したところ，ADHD-RSは家庭版が16点，学校版が17点と増加した．しかし友人との関係

や授業中の様子，学業面での問題が著明に改善していたため，ご両親および本人と相談のうえ，薬物を中止した．

　幼少期から周囲の子どもに比べ，落ち着きがなかったが両親は「A君の性格」だと考えていたという．小学校に入り，着席を求められる頻度や時間が増加するに伴い，多動や不注意が目立ち小学校2年生になって初診となった症例である．

　診断がつけば，筆者は両親に簡単な生物学的な背景を述べたうえで，ガイダンスを行う．それにより，親のしつけによってADHDになるわけではないことをはっきり表明できるだけではなく，今後の治療方針を示すときにも役立つ．非専門医の先生方にも是非生物学的な背景を知ってほしいと考えている．

　A君の治療・支援はスムーズに包括的に行われた．ADHDは「様子を見る」という対応では問題行動が増えるだけではなく，自尊感情の低下を導くために，積極的な介入が必要である．両親が薬物療法に否定的な場合でも薬物療法の説明は必ず初期に済ませておいて，環境調整や心理社会的治療は必ず行う．効果がない場合は薬物療法も考慮すべきであると初期に説明しておくと，後に導入しやすくなる．

　現在A君自身はSSTに参加している．薬物を中止した後，同年齢の子どもに比べ不注意がやや強い傾向は残存するものの，トラブルや問題行動がないため，中止したまま経過観察している．これは中核症状のみを治療するという考えではなく機能障害の低下を最小限に抑えて，自己特性として折り合いをつけるということを治療目標にしているからである．

　子どもたちに現れている不注意や多動が同年齢の他の子どもたちに比べ，不相応かどうかを的確に判断しなければならない．そのためには定型発達児の発達をある程度は知らないといけないし，専門医または上級医についてでもよいから，幾人かのADHD児の診断に関わっていることが必要であろう．
　またADHDは年齢により，現れてくる中核症状や併存障害が異なるため，対応も異なってくる．よってADHDの包括的治療・支援(図1)を行うためにはADHDを包

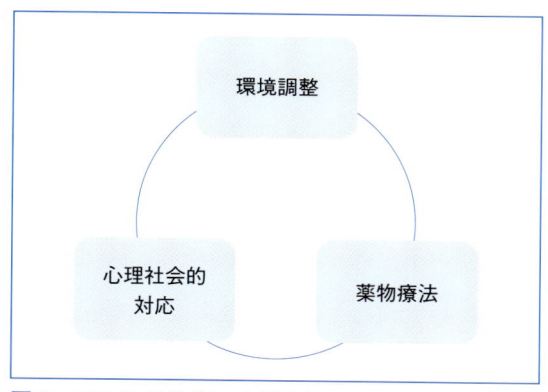

図1　ADHDの治療・支援の柱

括的に理解・評価しなければならない.

● 文献
1) 髙橋三郎, 大野 裕, 染矢俊幸(訳):DSM-Ⅳ-TR 精神疾患の診断・統計マニュアル新訂版, 医学書院, 2004
2) 市川宏伸, 田中康雄(監), 坂本 律(訳):診断・対応のための ADHD 評価スケール ADHD-RS [DSM 準拠]. 明石書店, 2008
3) Ito N, Iida J, Iwasaka H, et al:Study of Event-related potentials in Attention-deficit/hyperkinetic disorder. Japanese Journal of child and Adolescent Psychiatry 44(supplement):101-111, 2003
4) Negoro H, Sawada M, Iida J, et al:Prefrontal dysfunction in attention-deficit/hyperactivity disorder as measured by near-infrared spectroscopy. Child Psychiatry Hum Dev 41:193-203, 2010
5) van der Kolk BA, Pelcovitz D, Roth S, et al:Dissociation, somatization, and affect dysregulation:the complexity of adaptation of trauma. Am J Psychiatry 153:83-93, 1996
6) 西澤 哲:子ども虐待がそだちにもたらすもの. そだちの科学 2:10-16, 2004
7) 相原正男, 鍋谷まこと, 高橋幸利, 他(著), 齊藤万比古, 渡部京太(編):注意欠如・多動性障害(ADHD)の診断・治療ガイドライン第3版. pp 104-115, じほう, 2008
8) 齊藤万比古, 渡部京太(編):注意欠如・多動性障害(ADHD)の診断・治療ガイドライン第3版. pp 1-27, じほう, 2008
9) 根來秀樹. 注意欠如・多動性障害(ADHD)の包括的治療・支援. 児童青年精神医学とその近接領域 52:269-274, 2011.
10) Kutcher S, Aman M, Brooks SJ, et al:International consensus statement on attention-deficit/hyperactivity disorder(ADHD)and disruptive behaviour disorders(DBDs):clinical implications and treatment practice suggestions. Eur Neuropsychopharmacol, 14:11-28, 2004

● Further reading
- 田中康雄:軽度発達障害のある子のライフサイクルに合わせた理解と対応―「仮に」理解して「実際に」支援するために. 学習研究社, 2006
  環境調整のバイブルである. 本書を参考に今まで経験してきて効果があったと考える環境調整を具体的にアドバイスする.
- 岩坂英巳, 中田洋二郎, 井澗知美(編):AD/HD のペアレント・トレーニングガイドブック. じほう, 2004
  ペアレント・トレーニングの解説書. 環境調整のためのアドバイスにも役立つ.
- 根來秀樹:お母さんのための児童精神医学. 日本評論社, 2010
  拙著であるが, 本章ではスペースの関係で述べなかった ADHD の生物学的背景を両親や教師に説明しやすい表現で記載している. ぜひ参考にしていただきたい.

〔根來秀樹〕

第 2 章

言葉の遅れ，社会性の遅れのある子どもをどのように診るか
広汎性発達障害への助言や援助

　半世紀前の自閉症児たちは，義務教育免除や猶予の対象であり，保育園や幼稚園からももちろん門戸を閉ざされていた．社会から排除された自閉症児を抱えた親たちは，孤立した子育てに悪戦苦闘していたのである．

　1987年，筆者は当時勤務していた知的障害児・者施設の診療所で，ある自閉症者の父親に出会った．76歳の父親の相談は，42歳になる息子の将来のことであった．その息子は42歳になるまで家から出たことがなかった．小学校入学の年になっても教育できないと断られ，以後42歳になるまで家の中だけでの生活を送ってきたという．父親は，「もし自分が体調崩して入院でもすることになったら，息子をどうしたらいいのだろうか」という．

　困り果てた筆者のアドバイスは，福祉の職員がとにかく家庭訪問を繰り返し，何とか顔合わせができるまでになってもらうことであった．その後どうなったか，今思い出しても暗澹たる気持ちになる「自閉症の現実」であった．

　1952年，鷲見たえ子が日本で最初に幼児自閉症を症例報告した．その後，日本における自閉症研究が盛んになり，1960年に発足した日本児童精神医学会においても花形主題となった．

　そして1964年1月，日本で最初の自閉症児施設が，単科精神病院であった三重県立高茶屋病院にあすなろ学園として誕生，幼児自閉症の入院治療が始まったのである．その様子は1966年8月26日，NHKの現代の映像で「孤独なたたかい」と題して，幼児自閉症の入院治療に取り組む34歳の児童精神科医・十亀史郎と8歳の男子の成長の記録が全国に放映されたのであった．

　当時の映像を見ると，8歳の男子が母親と主治医の会話に無関心に，ひたすら画用紙に漢字のゴム印を押し続けている．そばに座っている母親は，「親としてつらいのは，わが子と意思の疎通ができないことです」と語っている．

　映像は男児の変化を追い，治療によって他の子どもと遊ぶようになり，地域小学校の音楽の授業で他の子どもに混じって楽しそうに手遊びし，面会時には母親に抱きついて甘える姿を感動的に映し出していた．

　半世紀を経た現在，外来に初診で訪れる1～3歳の小児自閉症と診断する子どもたちは，最初は母親を意識せず自らの興味の対象に没頭しているが，半年もすると母親を意識するようになる．

当時と違うのは，乳幼児健診で早期発見・早期診断されると専門療育や保育園，幼稚園での障害児保育を保障されることであろう．つまり，早期からたくさんの人との関わりの中で育てられるようになったのである．

半世紀の自閉症専門療育の成果は，適切な援助のもと，普通児と同じ育ちの環境を保障することによって，社会的交流とコミュニケーションの障害を持って生まれた子どもたちも，その障害を改善していくことを実証したことであろう．

診断について

幼児期から言葉の遅れや自閉症状が顕著に認められる子どもたちは，地域における3歳までの乳幼児健診で発見されやすい．発見されれば，地域の専門療育機関が早期療育や育児支援を行うシステムが，地域格差はあるものの準備されている．

自閉症状が軽度で知的障害を伴わない広汎性発達障害の子どもたち（アスペルガータイプ）は，そういう健診の場を通過してしまう．5歳児健診でのチェックも，普段の集団生活場面の情報がなければ困難である．

しかし，保育園や幼稚園の先生たちにとっては，「気になる子」として意識されていることが多い．大人との関係では軽度の自閉症状は気づかれにくく，同年齢の子ども集団の中でこそ顕在化するからである．さらに，集団適応のよい子どもたちは，少し変わった子ではあるが，個性の範囲として問題になることなく中学・高校と過ごしていく．

少し変わった子という側面が，いじめの誘因となることがある．そういうときは，本人の行動特性がいじめの原因として周囲から半ば容認され，放置されている場合もある．いじめられても仕方ないと周囲が考え，同じことを繰り返す「どじなやつ」として扱われ，助けてもらうより，非難され孤立した思春期を過ごすことになる．その結果，外に向かうと反社会的行動となり，内にこもると引きこもりや種々の精神症状となるのである．

近年，小児科や精神科外来から発達障害を疑って紹介されてくる思春期や成人のケースが増えてきた．そういうケースの診断には，詳細な乳幼児期の聞き取りが不可欠である．

表1に発達障害を疑わせる幼児期のエピソードを挙げてみる．このような特徴がいくつか認められ，WISC-ⅢやK-ABC，WAISといった発達検査における特徴あるアンバランスさと，運動の不器用さが診断の根拠となる．

発達障害の有無の診断は，精神症状や問題行動の理解と対応の糸口を探るには不可欠のものであるが，精神症状への治療はとりあえず対症療法的に行われる必要がある．長期的な治療に関しては，生活支援の組み立てと年齢に応じた発達課題を考えることが，症状の軽減と状態の安定のために重要となる．

表1　発達障害を疑わせる幼児期のエピソード

(1) 対人関係について
- 人見知りなく誰にでもついて行った
- 同年齢集団が苦手で年上または年下としか遊ばなかった
- 母親に絵本を読んで欲しがらず1人で見るほうが好きだった
- 1人遊びが多かった
- 相手が嫌がることを平気で言った
- その場に関係ないことを唐突に話し出すことが多かった
- 友達と遊んでいても興味がなくなると勝手にその場からいなくなった

(2) 興味の偏りについて
- 興味のあることは〜博士といわれるほどよく知っていた
- 好きなことに集中すると何を言われても反応しなかった
- 普通の子どもが興味を持たないようなことが好きだった（信号, 踏み切り, 道路標識など）

(3) こだわり行動について
- メーカーや商標が同じものを欲しがった
- ものの置き場所や順序, 手順が同じでないと嫌がった
- 暑さ寒さで服を調節できなかった
- 何でも一番になりたがった
- TVの9チャンネルしか見なかった
- 特定のコマーシャルが好きまたは嫌いだった
- 予定が変更になるとパニックになった

(4) 感覚過敏
- 特定の音やにおいを極端に嫌がった
- 特定の素材や肌触りを嫌がった
- 入るとパニックになる建物や場所があった

子どもの発達課題

　発達障害を持つ子どもたちは, その発達年齢に対応した課題がある. 早期発見が重要な理由は, 社会性の障害を有する子どもたちに, 将来の社会的自立のためにその発達課題を早期から援助できるからである.

　以下, 年齢に応じた重要な発達課題を説明する.

1｜3歳までの早期療育に期待されること

- 診断告知と専門療育への橋渡しを行い, 親の障害受容を援助する.
- 困難な子育ての中で親としての喜びを見出せる育児となるよう, 母親の休息や夫婦の協力関係, 障害児の親の仲間作りを援助する.
- 専門援助としては親との愛着形成を支援しながら, 身辺自立への具体的なアドバイスを行い, コミュニケーションスキルの育成を援助する.

2｜5歳までの育児支援

- 保育園や幼稚園に入園することによって家族以外の大人や子ども関係を体験し他者への意識を育てること.

- 楽しい集団活動への参加によって集団ルールへの目覚めを促し,「希望を持って我慢する」力を養う.
- 複雑な人間関係を体験することによって言葉の便利さと意思表示の有用性を実体験でき,コミュニケーションスキルがさらに育成される.
- 一部の子どもたちに認められる感覚過敏や睡眠障害,衝動性の強さに対して専門的な医療援助を提供する.

3 | 小学校低学年までに必要なこと

- 基礎学習力の獲得は,将来自分で必要な知識を得るスキルのもととなる.
- 社会性の育成は,自己コントロール力の養成となり,我慢したら良いことがある体験ができる環境を大人が用意する必要がある.
- 日常生活スキルの獲得は自立心の基礎となる.
- 集団生活体験では,困ったら助けてくれる大人や仲間がいる肯定的人間関係の体験が大切である.

4 | 思春期課題としての社会的・精神的自立のために必要なこと

- 良い仲間作りによって,親離れやストレスへの耐性ができ,自己イメージと他者イメージの改善ができる.
- 障害の自己受容のためには,自らの得手不得手を体験的に自覚でき,得意なところを伸ばし不得意をハンディとして受け入れる援助が必要である.
- 余暇活動はストレス耐性を高め,楽しい対人関係や自己有用感を高める.
- 個人的な心身の脆弱性が露呈しやすい思春期は,抑うつや焦燥感,病的過敏性,睡眠障害に対して医療的援助が不可欠となる.

● 治療について

1 | 薬物治療

　幼児期の極端な感覚過敏を原因とする自傷行為やパニック,睡眠障害は,母親を疲弊させ,家族関係にも強いストレスを与える.そういった症状の軽減にピモジド,リスペリドンなどの抗精神病薬の処方が有効である.

　著しい多動傾向や衝動性,易刺激性は,学童期の学習不振や集団不適応行動を引き起こす.メチルフェニデートやアトモキセチンがそういった症状の改善に有効な場合が多い.

　思春期には,気分障害や統合失調症の合併,さらには2次的な情緒や行動の障害が認められることもある.その症状に対する薬物治療と精神療法や行動療法的関わりが

必要になる．

　子どもの薬物治療は年齢が低いほど，大人の判断や意思決定で行われるという問題がある．症状や行動の改善に対して，子どもにも理解できる評価を行い，子ども自らが自己コントロールしようという意思を育てることも大切である．

　幼児期から学童期の衝動性や易刺激性，多動性は，薬物治療と行動療法の併用によって徐々に自己コントロール可能なものとなり，中学生頃までに多くは薬物治療を終了することが可能である．

　子どもの場合，症状や家族関係の悪化を長期間放置することは，子どもの健康な育ちをも阻害することになる．児童精神科病棟での入院治療や児童福祉施設での社会的養育も必要となるケースが存在する．

2 | 環境調整

　幼児期からの安定した家庭環境と適切なしつけは，子どもの生来の脆弱性を肥大化させず，健康な要素を強化することによって補償機能を育てる．発達障害をもつ子どもたちにこそ，補償機能を強化することが大切である．子どもたちにマイナスに働く環境要因をなるべく少なくするために，地域子育て支援体制作りも必要である．

　思春期以降になると，社会での居場所作りが親離れを促進し，社会的自立が重要な課題となる．そのためには福祉との連携が不可欠となり，いわゆる生活に根ざした医療が必要となる．

● 症例から

> **〈症例1：入院治療を行ったA〉**
>
> 　Aは男兄弟3人の末っ子として生まれた．始歩は1歳7か月と遅かったが，手のかからないおとなしい子どもであった．歩き始めると人見知りなく誰にでも話しかけ，よく迷子になった．3歳で保育園に入園したが，遊ぶのはいつも女の子であったという．動作がぎこちないこと，「青山」という看板の店には必ず入るというこだわりがあったことが，他の兄弟と違っていた．
>
> 　小学校入学後，集団登校ができない，給食当番の準備が遅れるなど，周囲に合わせた行動がとれないAの特徴が顕著になり，2年生の11月頃からは不登校状態となった．4年生のとき精神科受診，アスペルガー症候群と診断され，5年生からは障害児学級入級となった．
>
> 　しかし，Aの不適応行動はさらにエスカレートし，暴力を伴ったパニックが頻回に起こるようになった．中学生になり好きになった女子へのストーカー行為と，小学生への遊びを強要する暴力が地域から危険視され，学校が自宅謹慎を要請した．終日ゲームとインターネットの生活となったAは，要求が通らないと家族に激しい暴力

を振るうようになり，精神科入院となった．

入院が長期化したため，教育の保障される児童精神科病院への転院を要請され，中学2年から当院で入院治療を行うことになった．治療目標は，Aと両親と話し合って，①社会ルールを守れること，②地元普通学級で友達と一緒に学べるようになることとした．しかし，他の中学生とすぐ暴力的トラブルとなり，介入する職員への反抗と暴力が繰り返された．いったん同年齢集団から隔離し，職員との関係作りから治療をやり直した．長期間かかったが，職員との信頼関係ができると，職員の見守りがあれば病棟ルールを守り集団活動を楽しむことができるようになった．すると，Aはうまくいかないことを周りのせいにせず，職員の力を借りながら自分で努力してみるようになった．1年に及ぶ入院治療の後，地元中学校へのテスト通学を始めた．隔日半日登校から徐々に開始し，困ったことがあってもすぐ行動せず，電話で担当職員に指示を受けてからということも可能となった．プライドの高いAは，兄たちのような進学校を目標にしていたが，不登校期間の長かった自分の限界を受け入れ，通信制高校へ進学，基礎から勉強をやり直した．アルバイトも経験し，社会ルールへの意識も育ち，高校卒業後，得意なコンピューター関係の専門学校への進学が可能となった．専門学校では優秀な成績をとれるようになり，卒業後の就職も決定した．

〈症例2：恐竜博士のB〉

Bは，保育園園長の祖母と寺の住職の祖父，教師の父母，2歳下の妹の6人家族であった．保育園では1人遊びが好きなおとなしい子で，年長組から小学校の間は「頭の良い恐竜博士」と言われていた．中学2年のときいじめにあうが，担任に介入してもらい改善，高校は難関の進学校に合格し，希望の大学にも合格した．大学入学後はアパートで1人暮らしをするようになり，アルバイトも警備の仕事を選んでいる．周囲からは「変わったやつ」と思われていたようであるが，トラブルになることはなかった．

大学院に進学するが，博士論文が書けず，登校しなくなった．指導教官は母親に，「Bが選んだテーマは100年かかっても書けないでしょう．言っても聞きません」と言ったという．Bはメンタルクリニックに通院するようになり，「初期統合失調症」の診断を受け，アパートでひきこもった生活を送るようになった．しかし，学校の長期休暇中は帰省し，祖父や父親の手伝いで檀家回りをした．メンタルクリニックには定期的に通院し，出された薬を忘れずに服用した．母親が薬を飲むと楽になるのかと聞くと，「主治医が出してくれるので飲む」と答えたという．母親は息子をアスペルガー症候群ではないかと考え，発達障害者支援センターに相談，当院を紹介された．

初診時，Bは「自分は主治医を信頼しているので統合失調症という診断に不満を持っていない．母親が勧めるので仕方なく来たが，ここは子どもの病院と書いてあった．2度とここには来ないつもりだ」と不機嫌に話したが，心理テストを受けることは同意した．

母親には高機能広汎性発達障害（アスペルガータイプ）と説明し，これまでの社会適応を評価し，大学院がストレスの元と伝えた．母親は「家族は早くやめて欲しいが，本人は期限まではいて，その後は家に帰ってくると言っています．寺の仕事はできると思います」と言っていた．

〈症例3：電車がすべてのC〉

Cは幼児期から電車が大好きで，電車以外のことには全く関心なく，思春期になっても自分で服を選ばず，置いてあれば冬でも平気で夏服を着ていたという．対人関係は受身的でやさしい性格であったので，女の子に世話をされて小学校ではトラブルもなかったという．中学の成績はオール2であったが，専修学校に進学，そこでは成績は上位であった．趣味は鉄道時刻表を見ることであり，新幹線の時刻表は暗記し，全国の鉄道を踏破することが夢であった．

新設大学の情報処理学科に推薦で合格したCであったが，専門的なコンピューターの操作を覚えられず，卒業するまでホームページを作ることができなかったという．指導教官は，礼儀正しく愛想のいいCにホテルへの就職を勧めた．ホテルに就職したCは3か月でくびになった．掃除もできない人はホテルには向いていないと言われたそうである．コンビニも仕事の手順が何回教えられても覚えられず，短期間で首になった．老人施設のボランティアをするようになるが，Cが車椅子を押すと危なくて見ておれず，かえって手がかかるのでと断られたという．

Cはストレスをため，被害的になり，「馬鹿にした障害者を殺す」と興奮し，両親に伴われ精神科病院を受診した．そこで発達テストを受け，アスペルガー症候群と診断され，当院に紹介される．

CのWAISの結果は，言語性IQ：94，動作性IQ：46というものであった．自閉性障害に実行機能障害が合併しているという説明に，「自分の努力が足りないのではなくてほっとしました」と言った．

実行機能障害のあるCであるが，驚くことに運転免許を取得していた．大好きな鉄道の写真を撮りたいためであった．最初は車の流れに乗ることが困難で，同乗した母親が冷や汗を何度もかいたという．Cは自分のやりたいことはできるようになるため，怠けや勝手と思われることが多かったという．

Cには，社会的自立を目標としたプログラムを提示した．その第1歩として，日常生活に必要な作業能力訓練として掃除の仕方から始めた．

目標が明確となったCは訓練に取り組み，日常的なことが少しずつ自分でできるようになり，障害者雇用で就職できた．しかし，初対面の人に好印象を与えることがかえって災いし，普通の人として対応され，徐々に期待を裏切っていかざるを得ない自分にストレスをためてしまった．アスペルガーグループへの参加で仲間を見つけ，パンの配達の仕事を任され元気に働くようになった．

自閉性障害の発生率が1%を超え，中島の岡山市での疫学調査によると1.91%という報告(2006年)[1]もあった昨今，清水[2]は，「診断と発達支援の術が見直しを迫られたことで，かつては子どもの問題とされていた自閉症を一貫した視点で生涯にわたり支えていかねばならぬと，一般精神科医は考えを改めさせられた．生来性の発達障害であれば当然であるこのことを，日本の精神科医療は今，ようやく視野に入れ始めようとしている」と表現している．精神科医療は，個人の生活と人生に深く関わり合わざるを得ない．特に児童精神科は子ども時代をそのテリトリーとするため，子どもの育ちへの配慮を欠かすことができない．発達障害の人たちに関わることは，改めて生活者としての人の存在を強く意識させられることになる．

● 文献
 1) 中島洋子：第47回日本児童青年精神医学会教育講演，2006
 2) 清水將之：子どもの精神科医療と自閉性障害-日本児童青年精神医学会の歩みを軸に．臨床精神医学 36：683-684，2007

● Farther reading
・ 明石洋子：自立への子育て―自閉症の息子と共に2．ぶどう社，2003
　知的障害を伴い重い自閉症をもった息子を，川崎市職員として働くまでに育てあげたお母さんによる実践書．
・ あすなろ学園・中村みゆき，他：気になる子も過ごしやすい園生活のヒント．学研，2010
　50年間，自閉症児の入院治療と地域生活支援に取り組んできたあすなろ学園の保育士が，臨床実践から保育園でのクラス運営についてアドバイスする．

（西田寿美）

第3章

知的障害のある子どもをどう診るか

はじめに——知的障害とは何か？

　1995年，厚生省（現厚生労働省）の「精神薄弱に替わる用語に関する研究班」（代表：小出進千葉大学教授・当時）は，精神薄弱の代替語を「障害名としては，知的（発達）障害，診断名としては精神遅滞とする」との見解を示した．当初，知的発達障害の略称が知的障害であったが，ご存じのように，略称が通称になったのが現状である．何故そうなったかを推測すると，英語表記として intellectual disabilities はあっても，"intellectually developmental disabilities" はなかったこと，あえて「発達」を入れなくても，高齢期に同様の状態像を示すのは痴呆（現認知症）で，知的障害は小児領域でのみ使用されていたことなどが考慮されたようである．

　精神薄弱（mental deficiency）は差別的との指摘がされてから20年以上経ってようやく適切な用語になった．しかし，現在，診断名の精神遅滞（mental retardation：MR）も，同様の理由で使用を避けるべきとの意見が有力となってきた．特に英語圏ではその傾向ははっきりしている．ずっとMRを用いていた米国精神遅滞協会（American Association of Mental Retardation：AAMR）も，2006年，ついに米国知的・発達障害協会（American Association of Intellectual and Developmental Disabilities：AAIDD）と改名した．

表1　知的障害の定義（AAIDD；2010）

知的障害は，知能および，概念的，社会的かつ実用的適応スキルによって定義される適応行動の両者の明らかな機能の限界を特徴とする能力障害である．この能力障害は18歳までに発生する．以下の5項目の前提がある．
1. 今ある機能の限界は，その人と同世代の同輩や文化において典型的な地域社会の中で考慮されるべきである．
2. 評価は，コミュニケーション，感覚，運動および行動面での差異だけでなく，文化的かつ言語的な多様性を考慮して実施されるべきである．
3. 個人内の機能の限界はしばしば強みと共存している．
4. 機能の限界を明らかにする際に大切なのは，必要な支援のプロフィールを作成ことである．
5. 適切な個別的支援を時間をかけて実施するなら，知的障害児・者の生活機能の全般は改善に向かうことが期待される．

〔The American Association on Intellectual and Developmental Disabilities：Intellectual Disability：Definition, Classification, and Systems of Supports. The 11th Edition of The AAIDD Definition Manual, 2010（原 仁による仮訳）〕

はじめに―知的障害とは何か？

　AAIDD の知的障害の定義を表1に示す．MR という用語に対して寛容あるいは保守的とみられていた AAIDD ですら MR という表記を捨てたのであるから，現在改訂作業が進んでいる，ICD-11 や DSM-5 においては，おそらく MR ではなくて知的障害という表記になるのであろう．

　では MR という疾患は存在するのか否かと問えば答えは曖昧になる．筆者の「MR という診断名は残すべき」という意見は別に述べているので，興味のある方は参照されたい[1]．一般には，知的障害（障害名）イコール精神遅滞（診断名）でよいではないか，IQ 値が低い状態を知的障害と表現するとの立場の専門家も多いようである．つまり，MR に疾患としての独立性はないという考え方である．

　DSM-Ⅲ-R（1987）はかなり斬新な（斬新過ぎる？）考え方で MR を位置づけていた．発達障害（developmental disorders）という上位概念で，全般的で均一な遅れである MR と全般的で不均一な遅れである広汎性発達障害，そして，特定領域のみの遅れである特異的発達障害の3つを括り，Ⅱ軸に位置づけていた（図1）．過去形で表現するのは，後に DSM-Ⅳ（1994）になって developmental disorders はなくなったからである．ご存じのように，Ⅱ軸に残ったのは MR だけで，後の2つの障害はⅠ軸に戻った．

　なお，わが国には法律上の知的障害の定義はない．知的障害は MR と同一とみなすならばそれでよいのかもしれないが，そうするなら，診断名も知的障害と表記すべきであろう．もちろん，AAIDD，DSM，ICD にそれぞれ MR の定義は明記されている．共通するのは3点，①知的能力が有意に低い（IQ＜70），②適応障害の存在，③発達期に発生する，である．

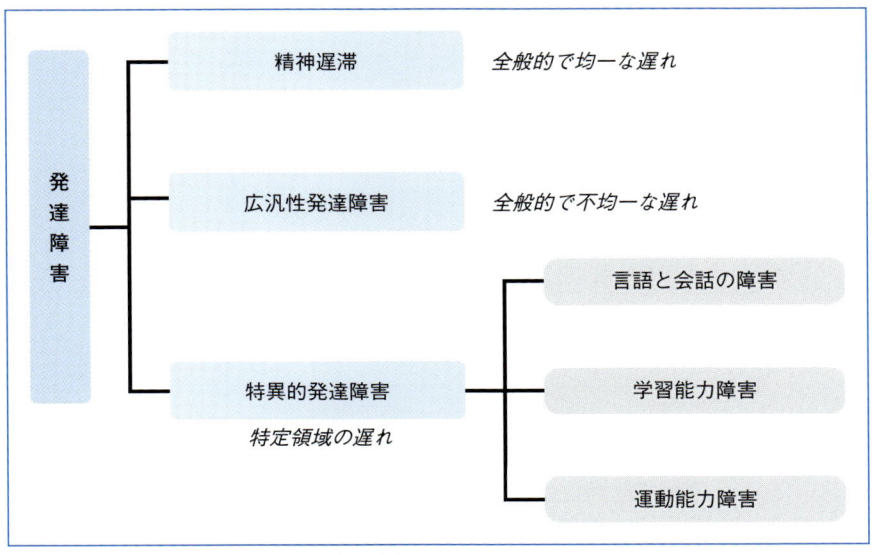

図1　DSM-Ⅲ-R における発達障害分類

大人になった知的障害児

　成人期のMRを具体的にイメージするのは，ICD-10の区分が役に立つ(表2)．
　軽度MRの最終到達知能は小学生高学年程度である．たとえば，コンビニで買い物をして食べる，シャワーを浴びる，洗濯はコインランドリーですませる，掃除は適当で部屋が乱雑でも寝る場所があれば平気，仕送りがあれば生きていくのに困らない．別の表現をするなら，実家がしっかりしていれば都会で1人暮らしができる大学生程度であろうか．ただし，暴飲暴食に走りがち，整理整頓は苦手，友達とのもめごとを解決できない，キャッチセールスにだまされるなどのトラブルに巻き込まれて立ち往生してしまうかもしれない．決まり切った日常なら自力で大丈夫であるが，困ったときの助言と問題解決のための支援は不可欠である．乳幼児期の診断が難しく，軽度MRの存在は見逃されていることもある．
　中等度遅滞より重い状態のMRはほとんど幼児期に診断される．軽度と中等度以下の区分は，すべての定義でIQ 50のラインとなっている．たとえば，6歳だが2〜3歳程度の知能段階にあるとそうなる．中等度より低いという状態(IQ＜50)は幼児期でもそれほど多くなく，乳幼児であってもMRという診断になる．つまり，ある程度の経験を積めば，軽度MRと異なり，この段階のMRの診断は比較的容易である．ただし，いつまでも中等度MRということではなく，軽度MRへ変化していく場合もある．成人しても中等度MRの段階にあるなら，日常的な指導がなければ自立した生活は困難になる．
　最重度と重度は，療育手帳の判定区分でいえば，どちらもA判定で，IQ値で区別するべきか疑問も残る．支援側からするなら，どちらも同じ程度の支援が必要で，個別的かつ領域別に支援の強弱をつけることになるからである．あえて区別するなら，前者は，3歳児程度の理解力は期待できない，簡単な因果律も難しいのである．食べてしまえばなくなる，壊してしまえば戻らないなどの理屈が理解できない段階である．後者は，多少の因果律は理解可能だが，小学生の段階には至らない状態である．環境の整備と養護的な介助が必要である．乳幼児期に診断され，医療ケアが必要な状態が合併している場合も稀ではない．

表2　「精神遅滞」―認知能力のレベル

カテゴリー	区分	IQ範囲	到達精神年齢
F70	軽度	50〜69	9〜12歳未満
F71	中等度	35〜49	6〜9歳未満
F72	重度	20〜34	3〜6歳未満
F73	最重度	20未満	3歳以下

診断のために本当は何が必要か？

1 | 身体所見

　一般の精神科臨床において体を診ることはほとんど行われない．"体を診ないのが精神科"をモットーにクリニックを運営している，もっと言えば，体を診るのは内科医がやればよい，体を診るくらいなら精神科医を目指していないとおっしゃる方々も多いのかもしれない．

　顔貌，皮膚所見，小奇形などの確認が MR を疑う根拠の 1 つになるかもしれないので可能ならばお願いしたい．

2 | 診察（ソフトサイン含む）

　診察をして MR がわかるのか，と疑問に思われるかもしれない．面接における疎通性の有無，表出言語の質，応答の妥当性など，小学校期後半または軽度の MR の場合は伝統的な言語を用いた精神科的面接も役立つかもしれないが，小学校期前半，就学前あるいは情緒・行動障害が合併している幼児の場合は，いわゆる「面接」が成り立たない．指示に従わず，勝手な行動を取るか，嫌がって診察室への入室を拒むかもしれない．もちろん，「言うことを聞かない」のが MR ではない．

　伝統的な神経学の診察によって明らかになる兆候をハードサインという．たとえば，高齢の左半身麻痺の患者の多くは右内包損傷（脳梗塞または出血）によるというような所見である．小児期でハードサインがあれば，誰もが脳損傷と併存する MR を疑うが，なくても MR は否定できない．そこで筆者は，soft neurological sign（ソフトサイン）に重きを置いた診察をしている．しかし，それは一般的ではない．もちろんソフトサインで MR の有無はわからないが，仮に言語的な診察ができなくても，傍証というレベルであるが，脳機能上の未熟兆候を明らかにできる[2]．

3 | 血液検査，神経画像検査そして脳波検査

　身体所見，特に小奇形が多発するなら，染色体検査を実施すべきであろう．たとえば，モザイク型のダウン症候群ならば，出生時に診断がつけられず，MR の有無を疑われて染色体検査が診断の決め手になることもある．わが国の有病率は高くないが，脆弱 X 症候群も診断の根拠になる．ある種のてんかん症候群でも DNA レベルの異常が指摘できることがある．

　MR を診る医療機関の多くは，発達の遅れがある小児ならば，脳 MRI 検査を実施するであろう．神経画像で MR を診断できないが，脳奇形の有無や脳成熟の遅れ（髄鞘形成の遅れ）を判定できる場合がある．画像診断はしかるべきトレーニングを受けた放射線科医が行う．

多くの成書や関連する研究からは，MRの診断における脳波検査の有用性は否定されている．ただ，画像診断よりは脳波判読に親しんできた筆者にとって，脳波検査の簡便性は捨てがたいと思っている．もちろん，脳波異常はMRを意味しない．逆に，MRの診断が確かで，それも中等度から重度遅滞段階ならば，脳波検査を勧めることにしている．異常の検出率が高く，かつてんかん発症の可能性があるからである．

4 | 知能検査と発達検査

MRの診断のためには知能検査が不可欠である．しかし，一般に5歳前の知能検査は「発達検査」とみなされる．いわゆる発達指数が遅れの段階（DQ＜70）にあってもMRと断定できない．よく使用される発達検査は，新版K式発達検査，日本版デンバー式発達スクリーニング検査（JDDST-R），KIDS乳幼児発達スケール，津守式乳幼児精神発達質問紙，遠城寺式乳幼児分析的発達検査などである．これらの結果は現状の発達段階を表しているとしても，成人期の知能を予測することは困難な場合がある．特に，軽度遅滞段階や境界域段階の場合である．自閉症やてんかんの合併例ではさらに慎重な判断が求められる．いずれも知的発達という視点からは予後不良因子である[3]．

通常，療育手帳（愛の手帳）の判定にはビネー式の知能検査が用いられている．ウェクスラー式の検査は軽度遅滞段階以上の学童ならば，支援を考えるうえで役に立つが，MRの有無の判定には適さないのである．逆に，療育手帳を持っている方はMRがあると判断した方がよいかもしれない．ただし，たとえば，神奈川県，横浜市，川崎市などの自治体は，自閉症などの診断書を添付するなら，境界知能段階でも療育手帳を交付している[4]．

以上から，MRを診断するためには，一定の経験に基づく診察ができる専門医であること，さらにさまざまな検査が実施可能であること，検査結果を適切に判読する技術があることなどが必要であるから，MRを疑ったならしかるべき医療機関に紹介するのがよいであろう．身近な専門医療機関は地域ごとに異なるので，いざというときのための紹介機関を準備しておくべきである．

問診のポイント

1 | 周産期情報

新生児・未熟児医療の進歩は目覚しく，出生体重1,000g未満の超低出生体重児が生存可能となった[5]．しかし，一方では，超低出生体重児に発達障害，特にMRの発症率は高いことも現実である．新生児科医がフォローアップしていることが多いので，小さく早く生まれている小中学生はすでに知能検査を受けている可能性が高い．

その結果を聞けば，MRの有無はおおよそ判断できる．しかし，フォロー終了例で保護者が知的発達に危惧を抱き，「本当に大丈夫なのか」との相談を受けることもあると思われる．診察室内では行動・情緒に問題がないように見えても知能検査の結果はわからない．やはり専門機関に紹介すべきであろう．

　多胎児の発達，特に言語発達には要注意である．受精卵を子宮に戻すのは3個までという人工授精の手法の制限が徹底してから，4胎以上の妊娠はみかけなくなった．また品胎（3つ子）も極めて稀なので，一般には双胎児の言葉の遅れが問題になるであろう．特に乳児期の双子は，親が養育に精一杯で，他児との交流が乏しい環境になるのはやむを得ない．双子側からすると，遊び相手は双子のもう一方であるから，言葉を介さないコミュニケーションが主体で十分にわかり合う．発話の時期を迎えても，親ですらよく理解できない，いわゆる「双子語」でのやり取りが続く．公園デビューをしても，他児との交流がうまくいかないのは当然である．乳幼児期の双子の知的発達の評価は，やや遅れているように見えても，慎重であるべきである．

　軽度遅滞段階のMRの場合，周産期に異常がないことがほとんどである．あるいは，保護者は何も気にしておらず，母子手帳も記述なく真っ白，記憶すら定かでない．保護者のうちの1人，あるいは両方が外国籍の方である場合も周産期の情報が得られないことが多々ある．MRの診断のためには，文化的，言語環境的，家族的要因を加味しなければならないのは当然なので，過剰診断や見過ごしも起こり得る．

2 ｜ 発達歴

　まず確認すべきは，聴力に問題がないかである．最近は新生児聴力スクリーニングや乳幼児健診でも簡便なスクリーニングが実施されているので見落としはほとんどないが，経験的にいえば，発達の遅れを主訴に来所する乳幼児の中で数年に1例程度，実は聴力障害が言語発達の遅れの主体と判明する場合がある．たとえば，もともと言語発達に遅れがあって，慢性中耳炎を繰り返しているにもかかわらず，治療されずに放置されていることもある．中耳炎の治療をすると見違えるほど疎通性がよくなる．

　ときに，舌小帯を放置したことが言葉の遅れの原因ではないかとの訴えを保護者がする場合がある．舌小帯切除の意義については，小児科医，耳鼻科医，歯科医で意見が分かれている．いずれにせよ，構音障害発生の要因の1つかもしれないが，言語発達には無関係といってよいと思われる．

　いくつかの前提条件はあるが，何よりも運動と言語発達がMRを疑うか否かのポイントになる．

　乳児期の運動発達の遅れ，たとえば定頸が生後5か月でも確立しない，座位が生後8か月でも安定しない，1歳6か月になっても歩かないなどは，仮にその後それらの運動機能を獲得しても，MRのリスク要因ととらえるべきである[6]．シャッフリングベイビー（いざり児）は，仮に始歩が遅れても発話に問題なければ心配ないと言われているが，その後の言語発達を慎重に見定める必要がある．また，尖足歩行（つま

先歩き）は言語発達の遅れと一緒に気になりだす症状である．軽度であると，保護者も気づいておらず，喜んだときやかんしゃくを起こしたときなどにわずかに踵が上がるだけの場合もある．2歳前後の自閉症児に多く認められる症状である．

言語発達は，2歳までに発話しているか，3歳までに二語文を話すかなどが大雑把な目安である．保護者は遅れていても後で追い付けばそれで問題は解決したと思いがちであるが，MRを鑑別する必要があるのはいうまでもない．

特に，乳幼児期は遅れがあっても，4歳を過ぎて言葉を獲得し，何となく幼稚園や保育所で適応していると，知的発達が遅れているかもしれないという危惧が薄れて，集団に適応しているからそれでよいとされて見過ごされてしまう．気質は穏やか，情緒は安定，行動面では受け身で，大人の指示に従順であるMR児は，ベテランの保育士・幼稚園教諭であっても，「まあいいか」と問題にしない．保護者が気にしていないとさらに知的発達の遅れを話題にしにくくなる．

発達的にサイレントな4歳代を過ぎて，5歳になると保護者は読み書きができるか否かに注目しだす．就学が間近になるからである．5歳半程度が一応の基準であるが，幼児たちはいわゆる文字の発見のときを迎える．文字に興味を示さず，簡単な文も読もうとしない，「何と読むのか？」の質問をしてこない年長児は要注意である．流暢に読めているように聞こえても，丸暗記の場合もあるので，読みの正確さに注意を払う．

書けるからよいともいえない．読めないけれど書ける子どもは，文字というより記号として写しているだけの場合がある．MRというより，自閉症圏の障害だったり，いわゆる学習障害だったりするかもしれない．「正確にかつ流暢に読む」ことこそこの年齢帯の優先課題である．

時計やカレンダーへの親しみ具合もMRを疑うポイントになる．年長児ならば，分の単位まで理解している必要はないが，正時あるいは○○時半くらいはわかっていてほしい．時間の感覚は個人差がある．時間を守るという観念が欠けている家族もいるので，約束の時間を気にしないことがMRに結びつくとは限らない．

通常，幼稚園や保育所では毎朝，「今日は○月○日○曜日，天気は……」などと確認してから日課を始める．お誕生会も毎月行う園も多いと思われる．自分の誕生月がわかっているかも確認してみるべきである．昨日，今日，明日という言葉を使いこなすかも聞いてみる．全く使用しなかったり，使っても曖昧だったりする場合がある[7]．

3｜家族歴

同一家系内に知的障害児・者が多発してれば，そのことが受診や相談の動機になる

> シャッフリングベイビー：這い這いを好まず，座位のままで移動する乳児．下肢の筋緊張の低下がみられる．始歩が遅れるが，その後，短期的には正常範囲の発達経過をたどるとされる．
> 尖足歩行：脳性麻痺や筋疾患のそれらとは違い，明らかな麻痺や関節拘縮がないのにつま先歩きをする状態．自閉症あるいは言語遅滞のある幼児に認められる．おおむね3歳をすぎると消失する．

かもしれないが，そのような例は稀である．他の親戚や一族の情報は不確実な場合も多いので，参考程度に留めておく．

　まず，父方，母方いずれも三親等の範囲の状況を確認したうえで，「発達に心配があったり，幼児期に言葉が遅くて相談したりした方はいないか」を聞く．初診段階では全部の情報が得られないかもしれない．それはそれとして，あまり深追いはできない．診察を繰り返していくうちに新たな情報が得られるかもしれない．それらは順次付け加えていく．

4│学習困難，学校不適応

　学習につまずきを示す時期はおおよそ MR の程度に逆相関する．つまり，就学直後ならば，基礎的学習(読み，書き，計算)の習得困難であるから，比較的はっきりした軽度 MR であろう．知能検査をして正常範囲ならば，いわゆる学習障害も考えなければならない．

　もう1つの「壁」は小学3～4年にある．基礎的学習から，実体験できない抽象的思考を用いる応用的学習へ移行していく時期だからである．将来，大学教育で必要となる学習の準備が始まる時期でもある．逆にいえば，基礎的学習の習得がなんとかなれば，生活していくことはできる．MR に気づいて，そのことを認めて，着実に基礎的学習を身につけさせることこそ学校適応をよくする，学校不適応を防ぐ確実な手立てなのである．

　もちろん，基礎的学習だけが学習のすべてではないので，他の技能系の科目にも注目すべきであろう．音楽，図工，そして体育において才能を持っているかもしれない．それが，飛び抜けたほどでなくてもよいのである．長い人生において，ちょっとした息抜きが必要である．本人が楽しければ，趣味の類でもよい．

　交友関係も重要なポイントである．本人が気に入って楽しく付き合っているならよいのであるが，いつもよい友人が側にいるとは限らない．小学生でも高学年に達すると，相手が利用するために近付いてくることがある．特に，金銭のトラブルと性的な逸脱には注意を払うべきである．場合によっては親に警告し，適切な介入を促す．はっきりとした問題があるなら，学校側と連携して，問題の解消に努める．子どもの問題だからと気を許し，子どもが深みにはまってしまうのを見過ごすのが一番まずい対応である．

まとめ―療育の考え方

　知的障害は現実と受け止め，その程度に合わせた支援計画を立てる．幼児期ならば，身辺自立の確立，不適応行動の軽減，情緒の安定を優先する．知的能力の伸びはせいぜい暦年齢相応の伸びがあればよしとする．たとえば，6歳で知的能力が4歳程度でも，1年後に1年分の伸びがあれば適正という考え方である．もちろん，それで

は7歳になっても5歳程度にしかならず，いつまでたっても追いつかないではないかとの指摘はその通りで，どの程度伸びるのかはあくまでも結果である．いかに保護者を焦らさない，無理をさせないか，専門職としては，いわばペースメーカーの役割を果たすのである[8]．

学童期になれば，読み，書き，計算の基礎学力の獲得が目標になるが，そのことを目指すことが現実的かの吟味がまず必要になる．学びは到達度より，毎日少しずつでも学び続ける継続性がより重要である．表2に示したような，大人になった知的障害者の状態像がとりあえずの目標になるであろう．しかし，読み，書き，計算という書字言語の学びが困難な場合もある．たとえば，発話のない，重度MRの6歳児に読み書きの習得を目標にするのは非現実的である．口頭言語の習得が先であろう．それすら難しければ，実物，写真，動作などのコミュニケーションのための代替手段を提案する．あるいはさらに重度ならば，未獲得の生活習慣の確立がより大切になる．

●文献
1) 原 仁：歴史的かつ包括的な概念としての発達障害．斎藤万比古，宮本信也，田中康雄（編）：子どもの心の診療シリーズ2；発達障害とその周辺の問題．pp 2-12, 中山書店, 2008
2) 原 仁：子どもの臨床からみた発達障害と子育て事情—発達障害専門医 Dr. 原の診察室の窓から．福村出版, 2009
3) 原 仁：自閉症とてんかん—カナー報告例から最近の知見まで．児童青年精神医学とその近接領域 49：444-451, 2008
4) 原 仁：知的障害児への早期療育の今日的課題．原 仁（編）：発達障害医学の進歩 17. pp 1-9, 診断と治療社, 2005
5) 原 仁：周産期医療からみた発達障害の課題．有馬正高，黒川 徹（編）：発達障害医学の進歩 4. pp 100-108, 診断と治療社, 1992
6) 原 仁：最近の小児リハビリテーションⅢ—発達に伴う障害に対するリハビリテーション—精神運動発達遅滞．小児科診療 72：1419-1426, 2009
7) 原 仁：第7章；学習障害．近喰ふじ子，宮尾益知（監）：臨床の現場へ—障害児の理解と支援．pp 57-68, 駿河台出版社, 2008
8) 原 仁：発達障害と育児支援—横浜の療育センターでのいくつかの取り組み．乳幼児医学・心理学研究 13：11-17, 2004

● Further reading
- The American Association on Intellectual and Developmental Disabilities : Intellectual Disability : Definition, Classification, and Systems of Supports. The 11th Edition of The AAIDD Definition Manual, 2010
おおよそ10年ごとに改訂されている，米国知的・発達障害協会（旧米国精神遅滞協会）の知的障害の定義の第11版．近日中に日本発達障害福祉連盟より「知的障害：定義，分類および支援体系」として邦訳版が出版される．なお，9版および10版はすでに邦訳されている．
- Hara H : Autism and epilepsy : A retrospective follow up study. Brain and Development 29：486-490, 2007
130例の自閉症圏障害児を20年以上に渡り追跡した臨床研究．てんかんの合併率は25%であった．自閉症とてんかんの関係について考察してある．
- Hara H, Fukuyama Y : Partial imitation and partial sensory agnosia in mentally normal children with convulsive disorders. Acta Paediat Jpn 34：416-25, 1992
ソフトサインの手法を解説してある．簡便で日常臨床に応用可能と思う．

（原　仁）

第4章

子どもの「うつ」をどう診るか

　最近,うつになる子どもが増えているという話だが,本当のところはよくわからない.だが,街の診療所で患者を診ている医者の実感としては,医療現場でうつ(病)と診断される子どもは確かに増えている気がする.

　これは,世にいう「うつ病ブーム」の煽りをくっての現象であろう.つまり,大人のうつ病が増え,世間の関心がこの病気に向くようになったため,子どものうつにも注目が集まった.その結果,診断される子どもが以前より増えたというわけだ.

　うつ病が増えた理由には諸説あるが,その1つに,この病気に対する考え方の変化が挙げられる.操作的診断基準の普及によってうつ病の裾野が昔よりずっと広がったことや,いわゆる「現代型うつ病」,「ディスチミア親和型うつ病」といった新しい病像が登場したことなどが,うつ病人口の増加に影響を及ぼしたと考えられる.

　このような風潮にあっては,精神科の現場も「何でもかんでもうつ」の方向に流されやすい.疑陽性診断,過剰診断が心配されるところである.そして,同様のことは,子どもの臨床においてもいえる.

　そもそも,子どものうつ状態を大人のうつ病の延長上で考えていいのか,大人の場合と同様に扱っていいのか.これらの問題は,児童精神医学の分野で長く議論されてきたが,もちろん決着はついていない.

　これまでは子どものうつ病に対する認識が乏しく,それを見逃してきただけだと主張する者は,病気を早く見つけてきちんと診断し治療すべきと考えるだろう.いわゆる,早期発見,早期治療の考え方である.昨今の「うつ病ブーム」は,この追い風となるかもしれない.

　筆者は,個人的に,こうした動きに違和感を覚える者である[1].そして,数多くの不登校児を診てきた経験上,うつ病の診断がかえって子どもに不利益をもたらすのではないかと恐れている.その理由は後に述べるが,ここからは具体的にケースを提示しながら,うつ状態にある子ども,あるいは,そのように見える子どもを,どう扱うのがよいか考えてみたい.

うつ病か？ 不登校か？

> 〈症例1〉
> 　他院で「うつ病」の診断を受けたという小学校3年生の男児．2年生の2学期の途中から学校に行かなくなり，3学期は母親が付き添えばなんとか行けてはいたものの，3年生に上がってクラスが変わったら，また行き渋るようになった．担任の紹介で教育相談を受けたところ，病院で診てもらうよう勧められ，7月になって初めて近医の心療内科を受診した．
> 　年配の医師は，丁寧に話を聞いてくれたが，「きみはうつ病だから，学校に行ってはいけない」と言ったという．薬も処方された．三環系抗うつ薬とベンゾジアゼピン系の抗不安薬が出されていたが，年齢を考慮してか，量は少なかった．

　この子がクリニックを訪れたのは，そろそろ夏休みに入ろうかという時期だった．両親は，前医の説明に疑問を抱き，転院を希望していた．不登校気味とはいえ，1学期の欠席日数がまだ半月にも満たず，母親が付き添えば教室に入れてもいたのに，学校を休ませる必要があるのか？　子どもは休み時間に友達と遊ぶのを楽しみにしており，休日は1人で友人宅に遊びにも行く．なのに，本当に「うつ病」なのか？　薬はこのまま飲ませていていいのか？

　医師が前述したとおりの言葉を吐いたかは知らないが，少なくとも親にはそう伝わっている．だとしたら，ここに述べた親の心配は，どれももっともな話であろう．

> 　家族歴や既往歴に特記すべきことはない．生育歴を聞くと，もとより甘えん坊で線の細いところのある子だったという．幼稚園入園のときも小学校入学のときも，親から離れたがらず長いこと泣いていた．慣れるまでの間は，毎朝，母親が送って行った．また，幼稚園の頃に先生から強い指導を受けて以来，給食が苦手である．小学校入学後も，給食のときに気持ちが悪くなったらどうしよう…と心配して，ぐずることがたびたびあった．
> 　それでも，1年生のときは楽しく通学していた．勉強もよくしたし，友だちとも仲良く遊んだ．2年生の不登校の引き金は学習発表会だった．合唱の練習の前になると，緊張を覚え腹痛や嘔気などを起こすようになった．本番当日も担任にそれを訴えたが，あまり相手にしてもらえなかった．その翌日から登校を嫌うようになり，次の週から学校に行けなくなった．

　筆者が母親と話している間，子どもはその隣に座っていたが，ときどき父親とふざけ合う様子がみられた．小柄で痩せているが，陽に焼けて元気そうな子どもである．質問すると，恥ずかしそうな笑顔を見せ，母親の顔色を伺いながら短く返答した．
　さて，この子を前医がうつ病と診断したのはなぜだろう．両親によれば，今は夏休みが近いせいか元気にしているが，学校を休んでいた時分はそうではなく，表情もま

るで違ったという．勉強や家の手伝いはやらなくなり，ゲームや漫画ばかり．毎週通っていた稽古事やスポーツ教室も面倒くさがるようになり，やめてしまったそうだ．

　これをうつ状態とみるのは，間違いではないかもしれない．確かに，診察室で見る子どもの印象とはだいぶ違う．前医を受診した時点ではどうだったのか．子どものうつ病の場合，気分の上がり下がりは日にち単位の早い周期で変わることも珍しくないから，上記と同様の状態がみられたのかもしれない．

　こういう時勢であるから，この子が「うつ病」と診断されるのもわからなくはない．しかし，筆者に言わせれば，これは幼稚園児や小学生によくある分離不安型の不登校のケースである．

　生育歴をみると，この子はもともと不安が強く，給食やイベントなど，ちょっとした出来事に対して，消化器系の症状や情緒の変化を起こしていたことがわかる．「また，あんなふうになったらどうしよう…」という予期不安が，同じ状況に身を置くことに二の足を踏ませ，母親や家に対するしがみつきを強くした．その結果としての不登校と考えるのが妥当ではないか．

　そうだとすると，「学校に行ってはいけない」という指導には問題がある．「行けないと感じたら休んでもよい」，あるいは「行ける日に行けばよい」と言うのならよいだろう．不登校の場合，大人のうつ病と違って，休養を長く取れば回復するというものではないし，多少なりとも通学できている子どもを長く休ませれば，かえって再登校を難しくしてしまうおそれもある．

　初診時，筆者は両親に，今「うつ病」と考える必要はない，これは小学校低学年にありがちな不登校である，このまま母親の付き添いを長く続けることは得策でないと説明した．さらに，2学期が始まる前に担任の教師と相談して，付き添い時間と期限を決めるように指示した．

　一方，子どもに対しては，次のように話した．朝起きたら，きみの体と相談して，学校に行けそうだったら行こう．薬は（この量であればすぐに中止しても問題がないので）もう飲まなくていい．夏休みは思い切り楽しく過ごそう．2学期が始まったらもう一度ここに来て，元気でやってるかどうか教えてくれ．

　9月の2学期開始早々，（本人と両親の承諾のもと）担任に電話して，上記の件を報告方々母親の付き添いについて協力を求めた．実際には，それは初めの1時間のみとし，その後子どもが学校に残るか家に帰るかは本人次第とした．1か月後には，子どもを校門まで送るだけにし，教室の付き添いはやめることに決めた．

　子どもは，やがて通院を嫌うようになり，来院しなくなった．その後も行き渋りを繰り返したが，学年が上がって担任が替わってからは積極的に通い出した．新しい担任は，前任者には気の毒だが，「とても良い先生」とのことだった．こうした展開もまた，小学生の不登校では，よく経験するところである．

　診断の成否を問うつもりはないが，このようなケースでは，「病気」と考えずとも必要な援助は十分できることを強調しておきたい．「うつ病」の疑いは，医師の頭の中に

置いておくだけでよい．その援助にあたっては，薬を使うより，家族相談と環境調整に重点を置くほうが，害がないうえ有効である．そのために，多少の手間は惜しまないようにしたいものだ．

不登校と子どものうつ病

(1) 鑑別診断の難しさ

「不登校」という言葉は，学校に通えてしかるべき子どもが学校に通っていない状態をいうにすぎず，病気の状態を指すものではない．言葉の本来の意味からすれば，不登校の中には病気の子もいることになるし，その中にはうつ病の子も見つかるだろう．しかし，実際には，その鑑別は容易ではない．

子どものうつ病の診断にあたっての考え方は，子どもに特徴的ないくつかの点を押さえておけば，成人のうつ病に準じて診断してよいというのが近年の主流のようである．ここでいう特徴とは，およそ次のようなものである[2]．

憂うつ気分を訴えることが少ないかわりに，それが身体症状や習癖異常，問題行動などのうつ病の等価症状として現れることが多い．いらいら，攻撃性，不機嫌も目立つ．不眠，食欲減退のみならず過食や過眠も多い．思考制止，運動制止はあまり目立たない．

これだけのことを知っていたところで，やはり診断は難しいと言わざるをえない．上に挙げた症状は，どれも（病気でない）不登校の経過中に現れたとしても，不思議はないものばかりだからである．

(2) 不登校の経過モデル

わが国の不登校研究の草分けである高木隆郎は，登校拒否（今でいえば神経症的不登校か）の子どもが見せる経過を，1つのモデルにして提示した[3]．順を追って並べると，心気症的時期，攻撃的時期，自閉的時期の3期である．

1番目の「心気症的時期」とは，子どもが身体的愁訴を訴え学校を休み始める時期をいう．このときみられる症状は，登校をめぐる葛藤に根ざすものであり，欠席を認めてやった日や休日，長期休暇の際には，改善または消失することが多い．

周囲からの登校刺激に子どもは強く抵抗し，反抗的態度をとったり家族に暴力を振るったりする．これが2番目の「攻撃的時期」にあたる．もちろん，子どもの性格や家族関係などによって，その程度はさまざまだろうし，特に小学校低学年の年少児の場合には，このような反抗や暴力に至らないこともある．

周囲が余計な刺激を与えなくなると，子どもは次第に情緒的安定を取り戻し，身体症状も改善に向かう．しかし，家にひきこもりがちとなり，友人と接触する機会も減って，1日中ゴロゴロしたりテレビゲームにふけったりするなど，全般に無気力で意欲のない毎日を送るようになる．これが3番目の「自閉的時期」と呼ばれる段階である．

これをすぎると，子どもは徐々に活力を取り戻し，再登校を含め，何らかの形で社会参加していく．この時期は割と時間を要し，場合によっては年単位で続くこともある．ここに示したとおり，一部の不登校においては，どの時期にも子どものうつ病に見られる「特徴」と同様の症状が認められるのである．つまり，症状をいくつ指折り数えたところで診断にはたどり着かないし，的確な診断のためには，当然ながら，発病の契機やその後の経過も考慮に入れねばならぬということだ．

(3) 診断に迷った1例

次に挙げるのは，およそ20年ぐらい前に，筆者が経験した不登校のケースであるが，うつ病かどうか判断に迷った1例である．

〈症例2〉

初診時年齢13歳，中学2年生の女児．母方の叔父に精神科通院歴がある（病名は不明）．気管支ぜんそくの既往がある．小学校3年生で風疹に罹患し，その後も体調がすぐれず，小児科で自律神経失調症と言われたことがある．

性格的には負けず嫌いで頑張り屋であった．4年生から進学塾に通い，中学受験を目指すが，6年生の夏休み後半から家でゴロゴロ過ごす時間が増えた．2学期には学校の朝会で倒れることがたびたびあり，3学期も頻回に頭痛，めまい，気分の悪さなどを訴え，登校できたのは週のうち半分ぐらいだった．

第1志望こそ不合格だったが，希望の私立中学校に入学でき，最初の2週間は元気に通っていた．ところが，再び朝会で倒れることが増え，休みがちとなった．5月には起立性調節障害の診断で小児科に入院した．

本人は「受験が終わってやることがなくなった」と語り，再受験による転校を希望したが，2学期から地元の公立中学に転校することになった．新しい学校でも1か月間は順調に通学したが，定期試験の後から登校できなくなった．

この頃，つまり中学2年生の2学期の半ば，彼女は母親に連れられて病院の精神科外来を受診した．初診時には，頭痛，微熱，腹痛，食欲減退，不眠，倦怠感などの身体症状が目立っていた．家での生活は，昼過ぎまで寝て過ごすことが多く，入浴も面倒がって週に1度ぐらい．それでも，休日には友達と誘い合って遊びに出て行く，とのことだった．

筆者は，単なる不登校ではなくうつ病を疑い，薬物療法の適応と考えた．そこで，三環系の抗うつ薬やスルピリドを中心に投与してみたのだが，目立った効果はみられず，彼女も次第に服薬を嫌うようになったので，半年ほどで投薬を中止した．

前述の症状は，良くなったり悪くなったりだったが，長く学校を休んでいる間も消失することはなかった．その後も登校したのは，新学期開始時や定期試験中に数日間という程度であった．

子どもは大柄な体格で，顔つきも大人っぽかった．表情はいつも無愛想で，こちら

が質問しても一言二言返事が戻ってくるぐらい．治療には最初から乗り気を見せなかったが，やがて，受診を促す親に対し「あたしは登校拒否じゃないから」と言い張り，来院しなくなった．代わりに，母親が相談という形で通院を続けた．

　3年生になってからも，状態に大きな変化はなかったが，修学旅行や定期試験には出席していた．卒業後は希望した単位制高校へ入学．その直後から中学時代のことが嘘のように元気になって，学業やアルバイトに精を出し，無事2年生に進級した．本人は，中学生の頃を振り返り，「あの頃は息をするのも心臓を動かすのも面倒だった．うつ病だった」などともらすことがあるという．

　このように，今改めて経過を振り返ってみると，診断はうつ病で間違いなかったかとも思う．子ども本人の自己診断が当たっているように思えるのも皮肉である．

　このケースをうつ病と診断する根拠を列挙しておこう．親族に負因がありそうなこと．3年間の受験勉強による心身の疲弊，または受験後の「荷下ろし」状況が，発症の誘因と考えられること．多彩な身体症状と運動制止，意欲減退などの症状が，登校刺激がなくなった後でも改善，消失せず慢性化してみられたこと．全経過を通じて，子ども自身に登校をめぐる葛藤がみられなかったこと．

　逆に，うつ病らしくないところといえば，薬に対する反応性が悪かったことだが，これは筆者のさじ加減がヘタだったせいかもしれない．また，治療に非協力的で「あたしは登校拒否じゃない」と通院しなくなるあたりは，むしろ不登校っぽいが，これは病気の可能性を否定するほどの根拠にならない．最後に，中学卒業後「嘘のように」元気になってしまったのも不登校のケースに近い気がするが，環境要因が強かったと考えれば，うつ病にもない話ではなかろう．

診断と治療の考え方

　元気をなくして学校に行かない子どもを，うつ病とみなして治療に導入するか，不登校のまま経過を見ていくか．筆者は経験上，次のように考えている．すなわち，小学生までの年齢なら，「疑わしきは不登校」として，そのケースにふさわしい援助を行う．中学生以上で，身体もできあがっており，かつ大人のうつ病（いわゆるメランコリー親和型）に近いタイプであれば，これを病気とみて治療（薬物療法を含む）する．

　宮川[4]は，うつ病の確定診断は低年齢ほど難しいが，下記の5つの要件を備えたケースは，「うつ病圏」の疑いを頭におきつつ経過を追うのがよいと述べている．『「うつ病圏」の可能性を強める要件』という，あくまで控えめな表現であるが，うつ病を鑑別する際の参考になる．

　①原因不明の周期的な身体不調の時期がある
　②親族にうつ病者，あるいは気分障害圏の患者がいる
　③親族に自殺者（既遂，未遂）がいる
　④就学環境，家庭環境にあからさまな問題が見当たらない
　⑤生育歴に大きな問題がなく，本人に適応への真摯な取り組みの軌跡が認められる

うつ病の診断が勇み足になったとき，子どもに及ぶ不利益として，1つに薬の有害事象の問題がある．抗うつ薬は，児童青年期の臨床ですでに広く使われているが，まだ安全性が保証されたわけではないので，処方するにあたっては慎重でなくてはならない．パロキセチンが，思春期のうつ病で自殺の危険性を高めるというので，使用が控えられていた時期があったことも記憶に新しい．後に，パロキセチンに限らず，多くの抗うつ薬に同様の危険性があることがわかり，その使用について注意が促されるようになった．

　もう1つ筆者が懸念するのは，子どもがうつ病とみなされると，周囲の大人たちに「病気があるなら早く治して，早く学校に戻してやらなくては…」という気持ちが働きやすいことである．そんなに急がせてばかりでいいのだろうか．子どもが元気をなくしていたら，まずはゆっくり休ませて様子をみる．気持ちが荒れているようなら，親が少し静かにして様子をみる．うつ病であろうと，不登校であろうと，この対応に間違いはないはずである．

　子どもが成長していく過程で，自然にクリアされる問題ならば，慌てて「病気」にしなくてもよいではないか．早すぎる医療の介入は，子どもから自力で困難を乗り越えることを学ぶチャンスを奪うかもしれない．ひとたび病気の診断が下れば，親は何かあるとすぐに，「また病気が?!」と心配しかねない．それが親の過保護，過干渉を助長すれば，子どもはますます成長できなくなってしまうだろう．

　宮川は，「育てのサポートを兼ね備えて治療が動くときに，子どもを診る医者は発達を味方につけることができる」とも述べている．同感である．子どもの発達の足を引っ張ることなく，それをサポートすることが，子どもの「うつ」を診るうえでも重要な姿勢といえよう．

● 文献
1) 山登敬之：新版・子どもの精神科．pp201-205，筑摩書房，2010
2) 吉田敬子，山下 洋：児童期のうつ状態と思春期の気分障害．中根 晃，他（編）：詳解・子どもと思春期の精神医学．pp459-470，金剛出版，2008
3) 高木隆郎：登校拒否の心理と病理．内山喜久雄（編）：登校拒否．pp38-44，金剛出版，1983
4) 宮川香織：元気がない？ それともうつ？．山登敬之，斎藤 環（編）：入門・子どもの精神疾患．pp16-21，日本評論社，2011

● Further reading
・斎藤 環：「社会的うつ病」の治し方．新潮社，2011
　社会的ひきこもりの治療経験から，家族指導と環境調整に重点を置いて，若年層のうつ病の「治し方」を説く．
・笠原 嘉：うつ病臨床のエッセンス．みすず書房，2009
　著名な論文「うつ状態の臨床的分類に関する研究」のほか，青年期のうつに関する論文も2点収録．

〈山登敬之〉

第 5 章

虐待歴がある子どもとその家族への対応

　近年，児童虐待が急増している．被虐待児やその家族が精神的な問題を抱えていることはいうまでもなく，一般臨床で出会うケースの中にも，しばしば虐待の既往を認める．

　筆者は，総合的な療育センター内の外来診療所と，その後方機関で，デイケア部門と入所部門を合わせ持つ「情緒障害児短期治療施設」という児童福祉施設を臨床の基盤としている．そこでの知見をもとに，虐待歴のある子どもとその家族への対応について述べる．

児童虐待（child abuse）とは何か？

　子どもが，本来，依存しそこから大切なものを取り入れるべき対象，あるいは，世話や援助を受けるべき対象から「何かをされる」こと，もしくは「何かをされない」ことによって引き起こされる有害な事柄のすべてである．

　相手の態度については，「明らかに暴力的である」こともあれば，「目に見えないまま，情緒的にコントロールしようとする」こともある．また，不適切な「加害行為」であることもあれば，必要なことをしない「剥奪行為」であることもある．

　さらに，その状況が続いたり，行為が繰り返されることで，嗜癖化したり，依存形成することもある．

　子どもの側には深刻な後遺症を残すことが多い．「怒りと恐怖，情緒的な飢餓，不信などを示す扱いにくい子」であるかと思えば，「人を気遣い，自分を押し殺し，気配りのできる"良い子"」であったりする．

虐待の類型

　大きくは4つに分類される．以下の事例提示にあたっては，プライバシーに配慮している．

1 | 身体的虐待（physical abuse）

保護者が，子どもの身体を傷つける，あるいはその恐れのある暴行を加えることである．

〈事例1：A男（初診時小学校4年生）〉

主訴：友達と上手く付き合えない．親との約束が守れない．

家族状況：継父・実母・A男・異父妹．継父は，中学時代に校内暴力の問題を起こした．実母は，自身の父親から暴力を受けて育ち，また，母親に守られなかったこともあって，自立後は実家とは没交渉であった．

生育歴：実母は若年結婚をしてA男を産んだが，DV（ドメスティック・バイオレンス）により夫と離婚．その後，救済者的役割をとる継父との交際が始まり，A男の小学校入学後に再婚．異父妹が生まれた．保育所時代，A男は1人遊びが多く，暗い絵を描いた．小学校では，他児の気を引くような行動をとったが，それがもとになってトラブル（相手を叩く，閉じ込められてガラスを割るなど）が続いた．担任や実母の聞き取りには嘘を吐いた．継父に大量のドリル学習やマラソンを課されたが，A男はしばしばそれらをさぼり，嘘を吐いては殴られた．主訴により母子で受診したが，継父は，治療には懐疑的・拒否的であった．

2 | ネグレクト（neglected child）

保護者の無知・拒否・怠慢により，必要なケアを欠き，成長や発達が損なわれることである．

〈事例2：B男（初診時小学校6年生）〉

主訴：キレやすい．担任に暴力を振るう．特定の女児に付きまとう．

家族状況：実母，兄，B男

生育歴：B男が5歳のとき，両親が離婚し，実父に引き取られた．その後，実父は再婚し，異母弟が生まれた．その頃より，両親，異母弟とは明らかに区別される生活が始まった．食事を与えられず，公園の生ごみを食べることもあった．衣服は離婚当時のものをずっと着せられ，冬でも靴下を履かせてもらえなかった．友だちからは，家に上がり込んでおやつの無心をするので嫌がられた．兄とのけんかが絶えず，そのことで，また食事を与えられなかった．小学校5年で兄と一緒に実母に引き取られた．教室に入れず，感情のコントロールができずに他児に殴りかかり，それを制止する担任にも暴力を振るった．また，特定の女児に付きまとい，その子の物を盗んだ．家では，母親を独占しようとして兄弟げんかが絶えなかった．

3 | 性的虐待 (sexual abuse)

保護者が子どもに猥褻な行為をしたり，させたりすることである．

〈事例3：C子（初診時中学校2年生）〉

　主訴：頭痛，イライラ，不登校．

　家族状況：実母，C子，異父弟

　生育歴：実母は，C子の就学前に離婚し，小学校時代に再婚．実母に対する継父の日常的な暴力があったので，C子は実母に打ち明けられないまま，中学校1年の数か月間被害にあった．中学校1年の終わりに実母が気づき，母子で避難した後，継父が逮捕された．事件当時から，強度の頭痛，腹痛，生理痛，焦燥感，睡眠時のうなされなどを認めた．転居後に校区中学に通学したが，体調不良で早退や欠席を繰り返し，主訴の治療のために受診した．

4 | 心理的虐待 (emotional abuse)

保護者が心理的外傷を与える言動を行うことである．

〈事例4：D男（初診時小学校5年生）〉

　主訴：すぐカッとなる．刃物を振り回し，周囲に迷惑をかける．

　家族状況：実母，姉，D男

　生育史：実父は短気で，養育に携わることを避ける傾向にあった．実母は，感情の起伏が激しく，感情と表情の不調和を認めた．長女に重度の障害があったので，実母は新たな子どもを望まなかったが，実父に求められてD男を出産．実母には，常に「望まなかった子」という思いがあった．就学前には，他児の手を噛む，手づかみで食べるなど，衝動コントロールの悪さや注意獲得行動を認めた．就学後，家では夫婦げんかや親子げんかが絶えなかった．学校では，D男は興味のある授業以外は床に寝そべり，注意されると荒れた．小学校の半ばで両親が離婚し，D男は姉とともに実母に引きとられた．イジメを受けて新しい学校になじめず，登校を渋り，刃物を持って近所の子どもを脅した．実母は，生計の維持，長女の介護，D男のトラブル処理に追われた．「いらん子だった」，「何故産んだ．殺してくれ」，「殺してやる」といったやり取りの挙句，実母がD男の首に手をかけることもあり，児童相談所からの紹介で受診に至った．

● 虐待の現状

　児童虐待とは，家庭内における子どもの置かれた状況を示すものであり，診断名で

はない．臨床像はさまざまであり，杉山[1]や奥山[2]の指摘するように，加齢に伴って症状が推移する．幼児期には反応性愛着障害，小学生では多動性の行動障害，そして，中学生以降は解離や心的外傷後ストレス障害，素行（行為）障害などが中心であり，どの時期に関わるかで，病像や臨床的な印象は異なる．

加えて，児童相談所を中心とした児童福祉の領域で主に対応されるため，一般臨床の立場では，その全体像や具体像が見え難い．

現在，全国の児童相談所における虐待相談対応件数は，年間44,211件（平成21年4月～平成22年3月）に上るが，そのうち施設入所に至るものは20％であり，残りの80％には在宅での支援が行われる．

児童虐待の全体像を見渡したときに，その支援のあり方について，小林[3]は，①死亡（最重度虐待），②分離保護が必要（重度虐待），③在宅支援で改善できる（中～軽度虐待），④予防のための支援が必要（予備軍），⑤自立的な養育，の五層に分けている．ピラミッドの頂点にある①，②の重症事例への対応が重要なのは言うまでもないが，一般臨床の立場では，その裾野にある③層以下の在宅ケースへの支援や対応が求められる．

加えて，児童福祉施設の入所児の精神症状や問題行動への治療も求められるが，その際には，現場への後方支援というスタンスをとることになる．

外来での「在宅ケース」との出会い

1｜事実の発見

外来では，「虐待」を主訴として受診することは稀である．多くの場合，不登校，生活リズムの乱れ，自傷行為，食行動異常，多動，衝動行為といった他の主訴によって受診に至り，その後の経過の中で虐待の事実が明らかになる．

子どもの年齢にもよるが，彼らの口から虐待の事実が語られることはまずない．また，保護者からの積極的な開示も乏しい．むしろ，「不自然さ」や「疑わしさ」を感じた治療者の丁寧な関与を通じて，事実が明らかになることが多い．

2｜虐待を疑うポイント

以下のようなものが挙げられる．
- 不自然で説明のつきにくい新旧の傷痕の存在：打撲，血腫，出血斑，爪痕，骨折，火傷，熱傷
- 容貌・表情：凍りついた瞳，虚ろな瞳，無表情，感情の乏しさ
- 態度：顕著な無反抗，用心深さ，おどおどした怯え
- 栄養・衛生状態の不良
- 原因不明の成長障害や発達遅滞

- 産婦人科・泌尿器科の所見：性器や肛門の損傷，頻繁な尿路感染，若年の妊娠
- 保護者の態度：受診の遅れ，治療への興味のなさや消極性，ドクターショッピング，約束の不履行，欲求過多，いらだちや子どもへの八つ当たり，子どもへの否定的な言動

3 「初期」の判断と対応

　関与にあたって優先すべきことは，「分離保護」するかどうかの判断である．「性的虐待」や，死亡事例の大半を占める「就学前」のケースについては，児童相談所と連携しながらの迅速な対応が求められる．その際，児童相談所への通告は，児童福祉法第25条により，守秘義務違反にはあたらない[4]．

　しかし，その他のケースについては，最悪の事態を想定しながらも，少し違った態度で臨むべきである．

(1) まずは，「互いに上手く関わりたいと思いながらも，それができずに苦しんでいる親子の関係性の問題である」ととらえる

　一般的に，虐待については，死亡に至る可能性や診療場面での実態の見えにくさから，問題を過大視したり，「保護者＝悪なる加害者，子ども＝善なる被害者」ととらえがちになる．結果として，ケースの病理を深読みしたり，診立てを固定化してしまい，親子の健康な側面の見落としにつながりやすい．

　外来では，むしろ保護者を支援の中心（キーパーソン）に据え，「責めずに育てる」というスタンスをとることが望ましい．

　主訴がいかなるものであっても，受診をしている場合，まずは親子が問題解決に向けた努力をしているととらえるべきである．

(2) 治療関係を維持する

　虐待問題では親子それぞれに課題があり，早急な事態の改善は望めない．むしろ，治療関係の維持を優先することで，悪化を防げる．そのことは，結果として，緊急時の親子からの支援要請にもつながる．

　その後の経過の中で，児童相談所の介入下にやむなく「親子分離による保護」を行わざるを得ない場合にも，入所がよりスムーズなものとなり，入所後の関係も維持されやすい．

(3) 「支援のネットワーク」を築く

　被虐待児への援助は，「長期戦」かつ「総力戦」になる．子どもや保護者の病理診断に加えて，家族の孤立度などの社会診断も行い，多面的かつ重層的な支援をする必要がある．学校，児童相談所，保健センターなどの関係機関を巻き込んだり，家族を支える人を早期から開拓していくことが望ましい．

(4)「主訴」を治療のターゲットにする

背景にある虐待問題を念頭におきつつも，親子が受診に至るきっかけとなった主訴の解決に全力を注ぐ．

4 「展開期」の関与

治療の初期には，親子との関係を維持しながら悪化を防ぐことを最大の目標にするが，それだけでは潜在する問題を積み残してしまう可能性もある．

この時期，どのタイプの虐待でも，まずは個々の精神症状に対する薬物療法（抗うつ薬，抗不安薬，抗精神病薬，気分安定薬など）を行う．そのうえで，精神療法的に，安全感・信頼感・愛着関係を高め，攻撃性・怒り・不安を軽減するための「情動修正的な体験」を提供したり，軽い催眠下でのマッサージや EMDR (eye movement desensitization and reprocessing，眼球運動による脱感作と再処理）などによるトラウマワークを行う．

ただし，診察場面での精神療法的アプローチは，本人の健康的な側面を重視して，できるだけ浅いものとすべきである．そして，日常生活場面での現実的な人間関係や場を積極的に活用することが望ましい．

(1)「身体的虐待」の経過と対応

a 精神的問題

以下のような症状が認められることが多い．

- 多動，奇異な行動
- 反抗，過度の警戒
- 周囲への暴力行動
- 遺尿などの神経習癖
- 低い自己評価
- 学習上の問題やひきこもり

b 経過と対応

具体的な事実があるため，保護者は，否認や回避行動を示しながらも，罪悪感を少なからず覚えている．治療関係は維持されやすく，並行して行われる児童相談所の指導的・強制的な介入も，相対的に受け入れられやすい．

子どもの治療に関しては，自己あるいは他者への破壊行動や衝動性に対する薬物投与を行いながら，低い自己評価，不安感，抑うつ感に対して精神療法的にアプローチする．

ただし，虐待行為が持続する場合には，施設入所という「親子分離による保護」の手

EMDR：治療者が一定の速度で動かす指を，外傷的な出来事を思い浮かべながら，患者に目で追いかけてもらうことを中心とした技法．外傷体験の強度を低下させ，適応的な認知を強化する．

立てをとらざるを得ない．

(2)「ネグレクト」の経過と対応
a 精神的問題
以下のような症状が認められることが多い．
- 過度の愛情欲求と離れることの繰り返し
- 他者と共感する能力の低下
- 感情の抑圧
- 暴力や非行

b 経過と対応
小学校の半ばまでは，大きな破綻もなく，放置されることが多い．しかし，高学年頃より非行や暴力行為などが顕在化する．保護者の罪悪感や治療動機が乏しいため，学校関係者や児童相談所の強い後押しで受診に至ることが多い．治療の継続には関係者との連携が重要になる．

思春期以降の行動化が主な関与の対象となるため，外来での薬物投与と精神療法だけでは不十分なことが多く，早晩「枠付けされた病棟（施設）構造」を利用せざるを得ない．

(3)「性的虐待」の経過と対応
a 精神的問題
以下のような症状が認められることが多い．
- 恐怖あるいは不安
- 抑うつ
- 不適切な性行動（幼年期は性器いじり）
- 集中力の低下や空想に耽る行動
- 身体への過度の関心や身体症状

b 経過と対応
他のタイプとは明らかに一線を画す虐待である．まずは，加害者との間で物理的な距離を取らせる必要がある．ケースによっては，トラウマ症状，解離などの重篤な精神症状を呈するが，これらへの介入には，かなりの専門的な技能を要する．

治療に際しては，治療者の年齢や性別が明らかに影響する．前述の事例3（C子）の場合，治療への拒否はなかったが，筆者自身の関与は薬物療法と支持的精神療法に留め，不登校支援のためのフリースクールを紹介した．そこでのC子は，女性の学習指導員に甘え，通所仲間との鬼ごっこなどの「前思春期的な遊び」を好んで行い，主訴は徐々に軽減した．

入所施設での治療

海野[5]は，病院臨床において，外来治療から入院治療に踏み切る要因として，①治療の停滞が長引いたり生命の危険がある場合，②児童を緊急に保護する必要がある場合，③保護者が入院を強く希望した場合，などを挙げている．治療を目的とする情緒障害児短期治療施設への入所もこれに準ずる．

1 | 入所による包括的ケア

外来治療を補い，それを展開するものとして，入所では，①安心して生活できる場の確保，②愛着の形成とその援助，③子どもの生活支援・学習援助，④心理治療，⑤薬物療法，⑥家族支援と家族の再統合を行う．

2 | 入所治療のステージ

入所治療は，小学校半ばから高校卒業までの年齢の範囲で，数年のスパンで行われることが多い．外来治療では，ケースの病理を深読みし過ぎない方が望ましいが，入所治療では，逆にケースの診立てを丁寧に行い，入所後に起こりうる事態をかなりのレベルで想定した戦略と対応が求められる．

(1) 導入期(1～2年)

治療場面や治療関係を構築する時期である．安心と安全を提供しながら，保護者の被害感，攻撃性と，子どもの不信感，無力感，見捨てられ感を，施設の治療構造の中で処理する．この時期，入所前の問題行動や精神症状は必ずしも顕在化せず，意外に"大人しい子"と受け止められることも多い．子ども集団における立ち位置，職員との関係や距離感を探っている時期でもあり，関与と観察のレベルを落とさないことが重要である．

(2) 展開期(2～4年)

子どもの問題や病理があらわになる．他児を巻き込んでの行動化や職員への試し行動が活発化する．問題への直面，明確化，解釈のやり直しが求められる．治療者側が治療構造への挑戦を受け続ける時期でもあり，より構造化された「病院機能」の一時的な利用や，向精神薬の積極的な服用が必要になることも多い．

内面の言語表現は行動化に続いて行われ，この期の後半頃からより顕著になる．

(3) 独立期(1～2年)

フラッシュ・バック，パニック，自傷などを認めるが，過去を振り返っての言語化が進む．治療者との共同作業による虐待体験の内面的な整理は，安全な構造下で問題

行動が出し尽くされ，子どもが一定レベルの行動統制を行えるようになった段階で実施することが望ましい．加えて，施設との別れや現実社会への適応準備も進めていく．

おわりに——一般精神科臨床への期待

　一般の精神科臨床には，総力戦としての虐待問題に携わる児童福祉の現場から，以下のようなことが期待されている．
- 子どもの相談治療機関との連携．具体的には，医療行為としての薬物処方と，強固な病棟構造を利用した衝動行為の軽減や，行動の統制．
- 被虐待児の直接処遇に携わる施設職員や学校教員への心理的なサポート．
- 世代間連鎖（被虐待児が親となって虐待を行うこと）を断ち切るための保護者支援や教育．

● 文献
1) 杉山登志郎：子ども虐待という第四の発達障害．pp 8-21，学研マーケティング，2007
2) 奥山眞紀子：児童虐待．精神科治療学 23(臨時増刊号)：276-280，2008
3) 小林美智子：子どもをケアし親を支援する社会の構築に向けて．小林美智子，他(編)：子ども虐待．pp 25-63，明石書店，2007
4) 奥山眞紀子，近藤太郎，高野直久，他：医療従事者のための子ども虐待防止サポートブック．pp 182-183，クインテッセンス出版，2010
5) 海野千畝子：子ども虐待への包括的治療．そだちの科学 2：70-77，2004

● Further reading
- 本間博彰，小野善郎(編)：子ども虐待と関連する精神障害．中山書店，2008
  児童福祉の第一線で働く精神科医を中心とした執筆者により，虐待治療に関する重要な知見が，余すことなく，コンパクトに論じられている．

（西田　篤）

第6章

チックのある子どもの診方と対応

　　チックは目に見える症状なので単純明快でありわかりやすいように思われるが，実は幅広く奥深いものである．ここでは，チックに加えて密接に関わる併発症の多様性を念頭においてチックのある子どもの診方と対応について述べたい．

● チックの定義と特徴

　　チックは，突発的，急速，反復性，非律動性，常同的な運動あるいは発声であると定義されている．その典型は，パチパチッとかキュキュッというように繰り返す瞬きであろう．身体疾患がないのに咳払いや鼻ならしをして，ときに何回か止まらないという症状も含まれる．これらの典型的なチックを単純チックと呼ぶのに対して，それよりも持続時間がやや長くて意味があったり，周囲の状況に反応したりしているように見えるチックを複雑チックという．複雑チックの中でも特異的な症状としては，社会的に受け入れられない言葉を発してしまうコプロラリア（coprolalia，汚言症），他者の発した言葉を繰り返すエコラリア（echolalia，反響言語）という複雑音声チックがある．これらは，たとえば話している途中などについ発してしまう咳払いが「死ね」という言葉に置き換わったと考えるとチックと認識しやすいと思うが，生活への支障は咳払いよりもはるかに大きい．

　　チックは自然の経過として，部位，種類，頻度が変動したり，軽快や増悪を繰り返したりする．また，心理的な要因が影響すると思われる場合も多い．不安や緊張が増大していくとき，強い緊張が解けたとき，楽しくて興奮したときなどに増加しやすい．一方，一定の緊張度で安定しているとき，集中して作業をしているときなどに減少する傾向がある．たとえば，チックが学校よりも家庭で目立つことがしばしばあり，家庭に問題があるのではないかと疑われることがあるが，学校での緊張が家庭でほぐれることの反映と思われる．また，チックを意識するとチックが出現したり増加することも多く，ときにはチックが良くなったと指摘されたとたんに急増することもある．心理的な要因以外の影響もうかがわれ，疲労時や月経前に増加したり睡眠時や発熱時に減少したりする．

　　チックはやらずにいられないという抵抗しがたい感覚に引き続いて生じ，この感覚はチックをすると軽快・消失することが少なくない．この感覚は前駆衝動（premonitory urges）と呼ばれ，近年，その重要性が認識されるようになっている．従来，チックは不随意運動とされてきたが，部分的には随意的抑制が可能なことから，"半随意"と考えられるようになり[1]，さらに，最近の脳画像研究の知見もふまえて，不随意的に生じる前駆衝動に対する随意的な反応としてチックを行っているとの仮説も立てられている．しかし，子どもの持っているチックがすべて前駆衝動を伴うわけではなく，自動的なこともしばしばである．前駆衝動を認識する者は10歳代になると多くなり，同時に，目に見えるチックよりも前駆衝動の方が生活上で問題になる場合もある．

チック障害の診断

　チックを主症状とする症候群がチック障害である．18歳以下で発症して4週間以上持続するチック障害は，チックの特徴と持続期間から，一過性チック障害，慢性運動性あるいは音声チック障害，Tourette症候群の3つに分けられる．持続期間が1年未満であれば一過性，1年以上であれば慢性とされる．複数の運動チックと1つ以上の音声チックを有する慢性チック障害がTourette症候群（DSM-Ⅳ-TRではTourette障害）である．

　Tourette症候群は，フランス人医師であるGilles de la Tourette にちなんで命名されており，その報告ではエコラリアおよびコプロラリアという複雑音声チックが重要視されていた．これらの症状は，言ってはいけないと思えば思うほど言ってしまうという傾向を示しており，Tourette症候群の特徴をよく表しているが，現在では診断に必須ではない．

チック障害の併発症

　チック障害，とりわけTourette症候群にはさまざまな精神神経障害を併発する[2]．最も代表的な併発症は強迫性障害（obsessive-compulsive disorder：OCD）および注意欠如・多動性障害（attention-deficit/hyperactivity disorder：ADHD）である．思考や行動の反復という点が共通する強迫スペクトラム障害や"習癖異常"，さらには，気分障害，OCD以外の不安障害，睡眠障害なども併発症に含まれる．

1 強迫性障害（OCD）

　OCDはチック障害と密接な関連がある．特にTourette症候群では約30%がOCDを併発し，OCDの診断基準に達しない強迫症状まで含めると過半数に達する．また，OCDはTourette症候群および慢性チック障害と遺伝的要因を共有するとの仮説がある．

　OCDや強迫症状を伴うTourette症候群では，併発のない場合と比べて，チックの

発症時から複雑運動チックを認める傾向があったり自傷行為がより高率であったりするとされる．たとえば，人や物を叩くつもりはないのにとっさに叩いてしまって困るというように，複雑運動チックと強迫行為との境目と思われる症状を示す傾向もあると思われる．

また，併発する場合には，強迫症状が典型的な OCD とやや異なり，強迫観念に伴う不安はあまりなく，強迫行為は不安を打ち消そうとするよりは自動的に起こる傾向があるとされる．Tourette 症候群における強迫症状は，"まさにぴったり（just right）"にせずにはいられないという感覚に伴って起こるチック様強迫症状であり，衝動性の統制の悪さで特徴づけられていると思われる．

2 | 強迫スペクトラム障害および"習癖異常"

強迫スペクトラム障害とは，思考や行動の反復という症状の特徴に加えて，関与が想定される脳回路や遺伝的要因，さらには治療への反応性などで OCD と共通点があるとされる疾患の総称である．その範囲については議論があるが，チック障害以外では，少なくとも抜毛癖，身体醜形障害，心気症が含まれるという．

"習癖異常"とは，繰り返されることで身について固定された行動であり，Olson が習慣的に身体をいじる動作を神経性習癖と総称してから，医療において検討されるようになった．広義には睡眠，食事，排泄の問題などかなり幅広い内容を含むが，狭義には身体をいじる癖を指し，指しゃぶり，爪噛み，性器いじり，抜毛癖が代表的である．チック障害には，抜毛癖や皮膚のかきむしりなどを伴うことがしばしばある．

3 | ADHD

ADHD は OCD と並んで Tourette 症候群に併発する頻度が高く，50％ 以上に及ぶとの報告すらある．一方，ADHD にはチックを伴いやすい傾向もある．

チックの発症後に ADHD の特徴が目立つ子どもでは，チックをやらずにはいられないとの前駆衝動に伴って落ち着きが乏しくなっていたり，チック自体が多動との印象を与えていたり，チックをきっかけに以前からある多動に気づかれたりなどいくつかの場合がありうると思われる．ADHD を伴うと，チック自体が重症になるわけではないが，衝動性や攻撃性が増加し，生活に支障をきたす．また，学習障害や発達性協調運動障害🔑という ADHD に親和性の高い疾患を伴う可能性が高まる．

4 | "怒り発作"

"怒り発作"とは，ある状況に過度または不適切にひどく腹を立ててコントロールでき

🔑 発達性協調運動障害：年齢や知能に比べて運動発達の遅れや不器用があり，着替えのような日常動作に手間どったり，スポーツや書字が極めて苦手だったりする．

なくなることである．言葉による攻撃あるいは暴言，器物への物理的な攻撃，他人への身体的な攻撃を含む．子どもの元来の性格には似つかわしくない行動であり，我にかえってから後悔することがしばしばあり，まさに"キレる"という表現がぴったりである．

"怒り発作"を示す場合に，自己評価が低下して投げやりになりがちであるとか，自分のイメージにこだわってそれが適わないことに耐えがたいという可能性があると思われる．

5│広汎性発達障害（pervasive developmental disorders：PDD）

Tourette 症候群患者が PDD を併発する頻度は 1～9％ と報告されている．一方で，PDD 患者が Tourette 症候群を併発する頻度は報告による違いが大きいものの，一般人口よりはかなり高いといえよう．

Tourette 症候群と PDD との併発は知的な遅れの有無や程度にかかわらず起こる．PDD 患者に Tourette 症候群が発症しても発達が促進されることはなく，Tourette 症候群を伴わない PDD 患者と比べて自傷や他害などの攻撃行動を生じやすくなったりして，適応が悪くなる．

典型的な Tourette 症候群と典型的な自閉症とでは，対人的相互反応やコミュニケーションのあり方が大きく異なっている．しかし，"まさにぴったり"という感覚が得られるまで繰り返さずにはいられないという衝動性の高さで特徴づけられる強迫性が両者に共通しており[3]，そのために相互に併発しやすいのかもしれない．

6│その他

不安やうつもしばしば伴い，Tourette 症候群では分離不安障害がチックの重症度と関連していたとの報告がある．うつについては，Tourette 症候群の罹病期間とうつの重症度が関連するとの指摘もあり，チック障害に特異的というよりも慢性化して周囲の理解を得にくい場合にうつになりやすいということかもしれない．

● チックのある子どもの包括的理解の進め方

チックのある子どもを理解する際には，子ども全体の把握に努める必要がある[4]．チックという目に見える症状があるためにそればかりに気を取られてしまうが，チックと密接に関連する併発症，周囲との相互関係の中で生じる精神・行動上の問題，さらに本人の長所を総合していくことが求められる（図1）．同時に，チックや併発症という症状の面でも，本人の精神発達という面でも，長期的な見通しを大まかに立てておいて，経過に沿って生活の節目で再検討するとよいと思われる．Tourette 症候群を中心とする慢性チック障害でも 10 歳代半ばにはチックのピークに達して以後は軽

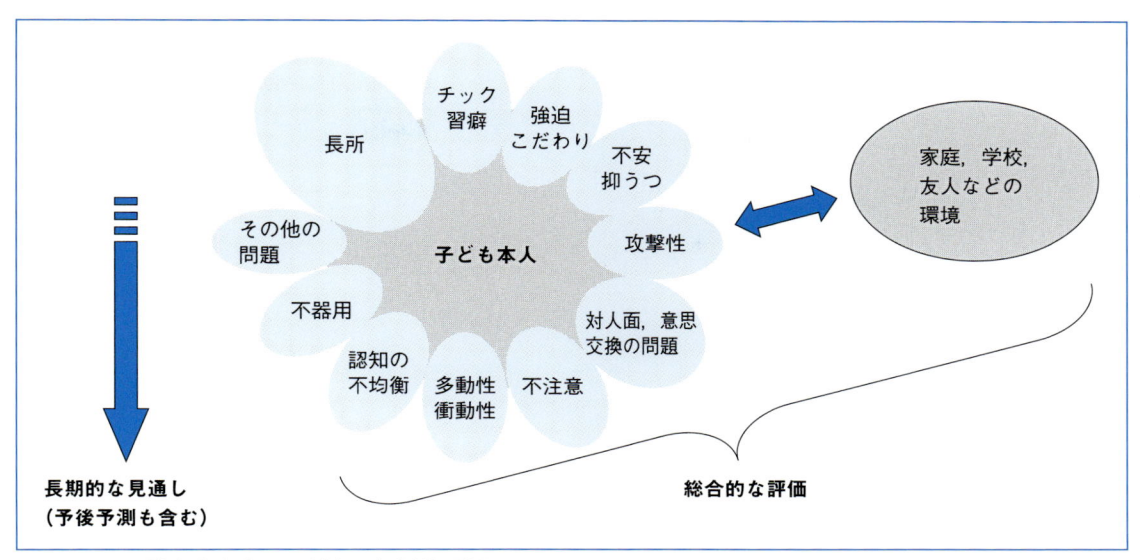

図1 チック障害を有する子どもの包括的理解

快に向かうことが多いものの，一部にはその後も激しい症状が持続する場合がある．一方，強迫症状はむしろチックが軽快した後に目立ってくることが少なくない．

　このような前提で，チック障害に伴う生活上の困難に関連する要因を，チック障害の重症度，本人および周囲の認識と対処能力の2つに分けて整理する．チック障害の重症度としては，①チック自体の重症度（チックが直接的に生活に支障をきたす度合い），②チックによる悪影響の重症度（自己評価や社会適応に対するチックの悪影響の度合い），③併発症状の重症度（チックと密接に関連して伴いやすい併発症が生活に支障をきたす度合い）がある．チック自体の重症度としては，全身を激しく震わせる運動チックや大きな叫び声の音声チックなどを有する場合，チックのために，字が書けなかったり食事ができなかったり身体の痛みや損傷が認められる場合などは重症である．前駆衝動が激しくて日常の作業がしにくい場合もこれらに準じてよいと考える．

　チック障害に対する認識については，子ども本人に聞いてみることも大切である．小学生年代であっても，たとえば，「動きや声で困って病院に来る子がいるのだけど，あなたはそういうことない？」と聞くと，「同じようなことがあるけれど困っていない」と答えることがしばしばある．チックに気づいているかに加えて，チックに否定的な感情がありその存在を認めたくないか，チックを抑制しようと考えているかも聞いてみる．

包括的理解に基づいた対応の考え方

　チックのある子ども全体の理解をふまえて家族ガイダンスや心理教育および環境調整を行うことが基本である．ときにはチックよりも併発症の治療をまず積極的に行うこともあり，その意義をきちんと伝える必要がある．チックや併発症状があっても本

人が発達し適応していくことを目指して，本人および家族や教師などの周囲の人々の理解と受容を促して適切な対応のための情報を提供する．この枠組みの中でチックや併発症状が重症であれば薬物療法が検討される．最近では認知行動療法的アプローチも試みられつつある．

包括的理解に基づいた対応の実際

1 | 家族ガイダンス，心理教育

　本人や家族がチックをどのようにとらえているかを把握して，その思いを受け止めたうえで，適切に情報を提供していく．一過性のものも含めるとチックは子どもの5～10人の1人に認められて特別ではないことを伝えて安心を得る．チックは運動を調整する脳機能の特性やなりやすさが基盤にあり，親の育て方や本人の性格に問題があって起こるのではないと確認する．チックの変動性や経過の特徴を伝えて，些細な変化で一喜一憂しないことを勧めるとともに，不必要な緊張や不安を減らすように促す．本人にチックを完全にやめさせようと求めずに，本人の特徴の1つとして受容することを勧める．チックのみにとらわれずに長所も含めた本人全体を考えて対応することも促す．本人がチックを持っていても大丈夫と思えるようになったうえで，本人の成長に合わせて自己コントロールができるように促すことも有用であるが，コントロールを急いでむしろチックを悪化させないように注意する．

　また，本人のチックに関する認識や理解力を考慮しつつ，できるだけ本人にもチックについて説明をして理解を促す．チックがあるのは本人が悪いわけではなくて，怖くない，(人にうつらない，命にかかわらない，普通は良くなっていく)病気であり，うまく付き合っていくと誰もが持っているくせのようになるかもしれないと伝える．

2 | 環境調整

　子どもの生活における比重を考えると，家庭と並んで学校で理解を得ることが重要である．チック障害に関する基本的なことに加えて，本人や家族がチック障害に対して持っている思いも含めて担任教師や養護教諭をはじめとする学校関係者に理解を促す．チックを知らない教師の発言によって本人が傷つくこともありうるので，学校内で共通認識を持って本人が自信を失わないような配慮を求める．チックが一定以上の強さがあり，特に音声チックが目立つ場合には周囲への影響もあり，チックについて他の生徒などの理解を求める必要を生じる．本人が学校でチックについて言及されること自体を嫌っている場合もあれば，病気であると明確にしてほしいと希望している場合もあり，また，本人と家族とで意見が異なっている場合もあるなど多様なので，本人の気持ちを尊重しつつ学校生活が送りやすいように配慮する．できるだけ教師からの情報を得ながら本人や家族との調整を図る．

3 | 薬物療法

　薬物療法は主な標的症状がチックか併発症かで大別される．チックに対する薬物の中心は抗精神病薬である．

　米国Tourette協会医療アドバイス委員会がエビデンスの程度を加味してまとめた薬物療法のガイドラインによると，わが国で使用できる薬物の中で，チックに対して十分にエビデンスのある抗精神病薬は，ハロペリドール，ピモジド，リスペリドンであり，チックに対していくらかのエビデンスがある抗精神病薬は，フルフェナジン，チアプリドである．欧州の臨床ガイドラインでは，スルピリドとオランザピンもいくらかエビデンスがあるとされている[5]．最近では，ドパミン以外の神経伝達物質に作用する非定型抗精神病薬が試みられることが増えており，その中でも，アリピプラゾールについてはオープン研究であるものの有効性を示す報告が複数ある．鎮静などの副作用が少ないこともあり，二重盲検法で有効性が確認されれば，有力な薬物になると思われる．

　非抗精神病薬の中でいくらかエビデンスがあるとされたクロニジンはα_2ノルアドレナリンレセプター作動性薬の降圧薬である．抗精神病薬よりも有効性が低く，効果の出現まで数週間かかるとされるが，抗精神病薬よりも副作用が軽度であること，ADHD症状に有効であることから使用される．

　併発症状の中で薬物の標的となりうるものに，強迫症状，ADHD症状，情動不安定，"怒り発作"を含めた攻撃性などがある．ADHD症状に対して中枢刺激薬が有効でありしかもチックに必ずしも悪影響を及ぼさないとの海外の報告があるが，わが国ではチックを誘発や増悪させるとして禁忌となっている．わが国でも小児のADHD治療に保険適用がある選択的ノルアドレナリン再取り込み阻害薬アトモキセチンは，チックを増悪させずむしろいくらか改善させる可能性が示唆されている．

4 | その他

　チックの随意的コントロールを目指した行動療法または認知行動療法への関心が高まっている．チックをしたくなったときに拮抗する運動を行ってチックを軽減させようとするハビットリバーサル(habit reversal)[6]という方法を中心に構成されており，その有効性が無作為統制研究で確認されている．ハビットリバーサルは，チックに気づくことによってコントロールしやすくなることを目指しているが，チックが気になってかえって悪化しないようになどに配慮して適応を選択することが望ましい．また，系統的に行わなくても本人が独自に行動療法的または認知行動療法的な取り組みをしていて，それが適切に機能するように促すだけでも有用なことがある．

5 | 具体的な対応の例

チックが比較的軽症であるにもかかわらず精神科を受診する子どもでは，家族，なかでも親が強迫的で不安が強い場合がある．特に子どもが理解力のある割には言語表現が拙くてやや幼く見えると，いっそう親が歯がゆくなり，その気持ちをぶつけがちである．一見したよりも感じやすい子どもは緊張すると同時にチックが持続や増悪する恐れがあり，それにまた親が反応するという悪循環が形成される．

比較的軽症なもう1つのパターンに，チックに伴いやすい多彩な症状を有する場合がある．たとえば，やや落ち着きがなく，うっかりしたところがあり，漢字を書くのが苦手なうえに不器用で体育も不得意で，暗闇を怖がり，親に密着しがちで，ときにおもらしをしたりどもったりするという具合である．各々の症状は軽症であるが，もう少し顕著で生活に支障をきたすと，ADHD，学習障害，発達性協調運動障害，特定の恐怖症，分離不安障害，遺尿症，吃音の診断基準を満たすかもしれない．目に見えるチックがこれらを集約するものとしてとらえられ，親としてはまずチックを治さなくてはと思ってしまうかもしれない．

どちらの場合でも心理検査を含めて子どもの発達特性を把握しておくことが有用と思われる．親の気持ちに共感しつつ，チックをキーワードとして子どもの特性を読み解いていく．そして，子どもへの関わり方を親と一緒に考えていくという姿勢で臨む．子どもの生活全体を見渡して，子どもの自己評価の向上や不安の軽減につながるような活動を検討する．

なお，親の育て方がチックの根本原因ではないと伝えても，親の自己評価が低いと，自身の嫌な特性を子どもが受け継いでいると感じて，自責的になったり，子どもへの怒りが高まったりすることがあるので注意する．チックおよび密接に関わる併発症になりやすい体質など生物学的基盤の説明が親自身の物語の中で腑に落ちて良い効果をもたらすようにしたい．

ADHD症状が激しくて反抗的な行動を伴う場合や強迫症状が目立つ場合には，チックを念頭において併発症の治療から取りかかることがある．たとえば，薬物療法としてはADHD症状に対してまずアトモキセチンを試みたうえで，チックおよび攻撃性を標的としてリスペリドンなどの抗精神病薬を重ねるということが考えられる．また，チック障害であっても強迫症状にはまず選択的セロトニン再取り込み阻害薬を使用することが推奨されているが，"まさにぴったり"を求める傾向が強かったり叩くなどやってはいけないことをやってしまうチック的な強迫症状を中心とする場合には，抗精神病薬への置き換えや追加が必要となる．比較的激しいチックが軽快してみると，不注意や強迫症状が目立ってくることがあり，本人や家族にそれらがいつから生じたかを丁寧に確認していくと同時に，チックに親和的な症状であると説明してチックとともに対応するように促す．

チックが激しいにもかかわらず比較的よい適応を得ている場合には，本人も家族も病気としての受け止めが無理なくできていることが多い．本人がチックを恥ずかし

がって隠そうとしたりもせず，病気だから仕方がないと妙に居直ったりもせずに，病気であると自然体で周囲に発信していると，周囲はむしろ本人の特性として受け入れやすくなる．このような対応には元来の性格や認知特性も関わっているだろうが，望ましい対応のモデルとして本人や家族に伝える意義がある．

　たとえば，前駆衝動についての優れた臨床観察が脳画像研究と結びついてチックの病態への理解を促し，認知行動療法にもつながってきたように，多側面からのアプローチが統合されてチックを持つ子どもの診方と対応が充実してきた．このような動きがますます進んでいくことが期待される．

● 文献
1) 金生由紀子：トゥレット障害～「不随意」と「随意」の間～．加藤忠史（編）：精神の脳科学．pp 35-69, 東京大学出版会, 2008
2) 金生由紀子：小児のトゥレット障害(2)その併存症．小児の精神と神経 48：318-325, 2008
3) 金生由紀子：子どものチックとこだわり．小児科 52：477-485, 2011
4) 金生由紀子：チック障害．日本臨牀 68：114-118, 2010
5) Roessner V, Plessen KJ, Rothenberger A, et al：European clinical guidelines for Tourette syndrome and other tic disorders. Part II：pharmacological treatment. Eur Child Adolesc Psychiatry 20：173-196, 2011
6) Bate KS, Malouff JM, Thorsteinsson ET, et al：The efficacy of habit reversal therapy for tics, habit disorders, and stuttering：A meta-analytic review. Clin Psychol Rev 31：865-871, 2011

● **Further reading**
・ 金生由紀子：Gilles de la Tourette 症候群をめぐる最近の話題．Annual Review 神経 2011：268-277, 2011
　Tourette 症候群の多側面からの最新の研究を紹介している総説である．

（金生由紀子）

第 7 章

夜尿，緘黙，吃音，虚言などへの対応

　ここで取り上げる夜尿，緘黙，吃音，虚言などの症状は，幼児期から前思春期にかけて比較的一般的にみられるものであり，養育者や教師など，子どもに直接関わる大人たちにさまざまな心配を引き起こす問題である．しかしながら，これらの問題を「精神疾患」ととらえて，すぐに精神科を受診する親はほとんどいないであろう．一般的には保健相談，育児相談，教育相談などで助言を求めることが多く，それでも心配な場合はかかりつけの小児科医に相談して専門医に紹介されたりすることもあるが，精神科に紹介されることはそれほど多くない．ただし，実際に精神科を受診するケースでは，随伴的，二次的な問題も伴っている場合が多いので慎重な対応が求められる．

　精神医学の視点からは，これらの症状はれっきとした「精神症状」なので，当然診療の対象となる問題であるが，発達障害やより激しい行動化などの問題の陰に隠れて，どちらかといえばマイナーな問題になっているのが現状である．だからといって，精神科医として軽視することが許される問題でもない．発達の特異的な時期に現れるこれらの症状は，子どもの発達を評価するためにも有用であり，児童精神科臨床が関与すべき問題であることは間違いない．子どもにかかわる臨床家にとっては，一通り押さえておくことは，日常診療にも必ず役立つであろう．

● 臨床的な位置づけ

　夜尿，緘黙，吃音，虚言などの症状は，従来から「習癖異常（habit disorder）」と呼ばれてきた概念に含まれる習癖として知られている．習癖とは，繰り返されることで身につき固定化された行動のことで，狭義には身体をいじる癖（身体玩弄癖）のことを指すが，広義には動作，睡眠，食事，排泄，言語に関する問題も含まれる（表 1）[1]．

　習癖異常の多くは，今日の精神科臨床で一般的に使用されている診断分類でも，何らかの診断にあてはめることができる．ICD-10 では主として F9 カテゴリー（小児期および青年期に通常発症する行動および情緒の障害），DSM-IV-TR では「通常，幼児期，小児期または青年期に初めて診断される障害」などに含まれ，精神障害として分類することができる問題である．ただし，夜尿については精神障害に含まれるのは非器質性のものに限られ，虚言についてはこの症状だけで診断される診断分類は用意されていない．

表1　広義の習癖異常

身体をいじる癖（すなわち，狭義の習癖）	食事に関する問題
指しゃぶり，爪かみ，性器いじり，抜毛癖など	食思不振，過食，異食など
律動的・反復的動作	**排泄に関する問題**
頭振り，頭叩き，頭回し，体ゆらしなど	遺尿症，遺糞症など
睡眠の問題	**言語上の問題**
夢中遊行，夜驚症	吃音症，選択性緘黙など

全般的な診方の原則

　習癖異常の多くには精神医学の診断が付くとはいえ，必ずしも精神科医療のみで対応されるべきものではなく，個々の子どもの発達レベルや親の養育スタイル，学校適応への支障の状況など，個別的な事情によって対応は異なる．問題の性質によっては医療以外の機関との連携も必要である．

　子どもの習癖は，発達過程において現れやすい時期や経過のパターンがあることが知られている．習癖の多くは子どもの成長とともに消退していくが，より年長になっても残存するような場合は，臨床的な問題として顕在化することになる．したがって，小児期の問題行動や訴えがどのように推移するかについて理解することは，その症状の臨床的な意味を把握するのに有用である（図1）[2]．

　また，子どもに認められる習癖に対する保護者の認識や養育スタイルも重要な要素である．同じ年齢の子どもに同じ習癖があったとしても，その習癖に対する親の反応はさまざまである．一般に相談や診療の場面では，子どものちょっとした行動にも過敏に反応して強い不安を持ちやすい親が多くなりがちなので，子どもの問題が過大評価されやすいことに気をつけなければならない．また，夜尿を厳しく叱責したり，吃音を繰り返し注意したりするような養育者の「しつけ」は，子どもの自尊心を低下させるなどの二次的な問題を引き起こす可能性があり，養育者や家庭環境にも十分な注意を払うことが大切である．

　一般的な精神科診療と同じように，習癖異常を主訴として受診した子どもの診療でも，精神医学診断は重要である．ただし，臨床的に意味のある診断は，単に特定の症状があるかないかを示すものではなく，その症状によって日常生活や対人関係などに実質的な支障のあることを示しているものでなければならない．子どもの診察では，ともすれば同伴してきた養育者の主観によるバイアスがかかりやすいので，発達的な視点から客観的に臨床的な関与が必要な程度の問題であるか否かを判断することが求められる．

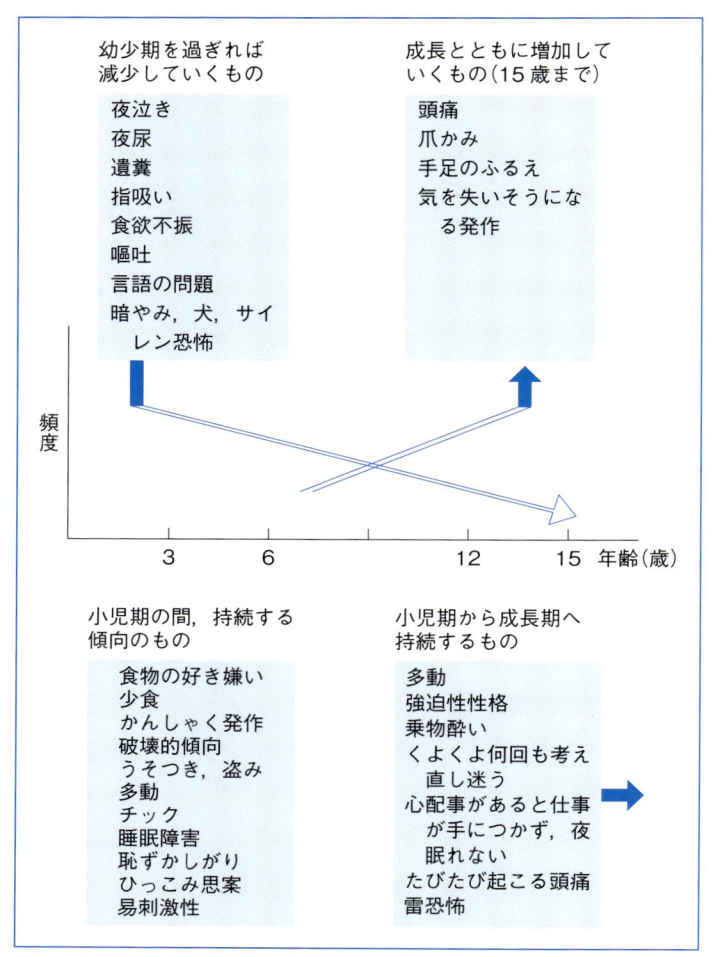

```
幼少期を過ぎれば              成長とともに増加して
減少していくもの              いくもの(15歳まで)

  夜泣き                      頭痛
  夜尿                        爪かみ
  遺糞                        手足のふるえ
  指吸い                      気を失いそうにな
  食欲不振                      る発作
  嘔吐
  言語の問題
  暗やみ,犬,サイ
    レン恐怖

頻
度
            3      6         12     15  年齢(歳)

  小児期の間,持続する          小児期から成長期へ
  傾向のもの                  持続するもの

  食物の好き嫌い              多動
  少食                        強迫性性格
  かんしゃく発作              乗物酔い
  破壊的傾向                  くよくよ何回も考え
  うそつき,盗み                 直し迷う
  多動                        心配事があると仕事
  チック                        が手につかず,夜
  睡眠障害                      眠れない
  恥ずかしがり                たびたび起こる頭痛
  ひっこみ思案                雷恐怖
  易刺激性
```

図1　小児期の問題行動や訴えの頻度（有病率）の推移
(阿部和彦：子どもの心と問題行動. 日本評論社, 1997 より)

診療のポイント

1 | 夜尿

(1) 発達的特徴

　子どもの夜尿は一般には「おねしょ」と呼ばれるが，医学的には遺尿症に相当する．子どもの排泄に関する問題は，幼児期早期の養育，しつけの重要なテーマであり，通常は2歳半～3歳頃にはおむつが取れるが，随意的に排尿をコントロールできるようになるのは4歳前後と言われている．したがって，4歳頃までの子どもでは昼夜を問わず「おもらし」をしてしまうことは，発達的に直ちに問題になることとは言えない．ただし，全般的な発達に遅れがある子どもの場合は，定型発達児よりも排泄の自立が遅れる可能性があることを考慮する必要がある．

遺尿は成長とともに減少し，5歳児で5〜10%，10歳児で3〜5%，15歳以上では約1%となる[3]．夜尿は女児よりも男児に多い傾向がある．

(2) 診断

　5歳を過ぎても尿もらしが続いている場合は遺尿症の可能性が考慮されることになる．このうち，夜間睡眠中にのみ起こるものが夜尿症である．一度も排尿調節ができていないものを一次性，いったん排尿調節ができていたものを二次性という．遺尿には尿の生成，膀胱容量，排尿調節などが関係しているが，あくまでも非器質性のものが遺尿症である．年長にまで持続する場合や日中の遺尿も認められるような場合は，器質的な要因についても考慮する必要がある．また，二次性の遺尿症では，生活環境のストレスへの曝露が関与していることがあり，災害や事件，虐待などのトラウマに続く退行行動として夜尿がみられることも知られている[4]．

　散発的に認められる夜尿は臨床的な関与の対象とならず，週数回以上の夜尿が続いていることが診断の条件となる．実際の臨床場面では，7〜8歳までの子どもの場合はほぼ毎日のように夜尿が認められるケースが多いが，年長児では頻度が低くても子どもの生活に深刻な支障が伴うために受診することがある．たとえば，宿泊を伴う地域の活動や学校行事に参加するときに，夜尿にどう対処するかが大きな問題になったりすることがある．このような場合，頻度が診断基準を満たさなかったとしても，子どもの不安のケアや夜尿への対処法などについて，臨床的に関わっていく必要がある．

(3) 対応

　治療方針を策定する際には，子どもの生活習慣，特に，睡眠や排泄などのパターン，生活上のストレス，親の養育スタイル，夜尿に対する親の対処と感情などを評価し，夜尿の発生と持続に関連する要因を検討する．たとえば，非常に不規則な生活は，抗利尿ホルモンの概日リズムに影響を及ぼして夜間の尿量を増やす可能性がある．夜尿をした子どもを厳しく叱ったり，罰を与えたりする養育スタイルや，その結果として親子関係の緊張が高まることは，子どもにとっての大きなストレスとなり，夜尿を持続させる要因になる可能性がある．

　夜尿に対する基本的な治療は，まずはこれらの要因をふまえて，養育者に対して適切なガイダンスを提供しながら経過観察をすることである．ガイダンスには，子どもの発達レベルに応じた生活習慣の指導や夜尿への対処法などが含まれる．また，養育者の不安や焦り，不満や怒りにも配慮してケアを行っていくことは，親子間の悪循環の軽減に役立つ．

　養育者へのガイダンスや生活指導だけで改善がみられない場合や，小学校高学年まで持続して日常生活への支障が強い場合には，行動療法や薬物療法が行われることがある．行動療法としては夜尿アラーム療法の有効性が報告されているが[5]，専用の装置が必要であり，実施できる医療機関は限られている．それに対して，薬物療法は比

較的一般的で，三環系抗うつ薬（イミプラミンなど），抗利尿ホルモン剤（デスモプレシン酢酸塩水和物，DDAVP），抗コリン薬（オキシブチニン塩酸塩，プロピベリン塩酸塩など）が使用される．いずれも副作用には十分注意して，漫然と投与しないように注意しなければならない．抗うつ薬やDDAVPは宿泊を伴う行事の際に短期的に使用することもある．

　子どもの夜尿症は自然寛解率が高いので，基本的には無理をせずに子どもの成長を見守る姿勢が大切である．

2｜緘黙

(1) 発達的特徴

　緘黙とは，言語機能や知的能力に遅れがないにもかかわらず，声を出して話すことができず，黙ったままでいる現象である．見知らぬ人や慣れない場面において緊張が強く，話すことができなくなることは，2～3歳の幼児では珍しくない．このような子どもの社会的な行動は，恥ずかしがり（shyness）や引っ込み思案（inhibition）などの内向的な気質傾向との関連があり，子どもの個性の一面でもある．それでも，親やきょうだいなど，限られた人とのコミュニケーションが可能であれば，一定の社会性は発達していくことはできる．しかし，幼稚園や保育所，学校などでの集団活動に参加するようになると，それらの場面での緘黙に対する養育者の心配が高まり，臨床的な問題として顕在化することになる．緘黙は，ある時点において「発症」するというよりも，子どもの社会的な活動が拡がるとともに，親や周囲の大人たちに「気づかれる」というのが実際のところであろう．

　緘黙が最も気づかれやすいのが，小学校に就学したときである．それまでの保育場面においては，緘黙があったとしても他児と一緒に行動ができている限りは必ずしも重大な問題として認識されないが，小学校の生活や授業で言語的コミュニケーションのウエイトが高くなることで，緘黙は実質的な問題となりやすい．ただし，1年生の間は，子どもたちの生活のあらゆる側面で個人差も大きいので，緘黙があったとしてもしばらくは見守るという方針で対応されることもある．2年生に進級しても学校で声を出すことがなかったり，登校が不安定になったりした場合に，初めて専門家に相談されることも多い．

(2) 診断

　「話さない」，「声を出さない」などの症状がみられる場合は，まずは全般的な知能の発達や言語障害などがないかを確認する必要がある．といっても，ビネー式にせよウェクスラー式にせよ，通常の知能検査は言語性の要素が含まれているので，話し言葉で答えることができない緘黙の子どもの正確なIQを知ることは難しい．話すことが難しい子どもたちには，初めての場面では身振りや描画などで自分の意思をはっきり示すことも苦手なことがあるので，そのような場合は全般的な動作，家庭や学校で

の様子などから発達レベルを評価せざるを得ない．

　明らかな発達の遅れや言語障害がなく，他の状況（一般的には家庭）では話すことができるにもかかわらず，特定の社会状況（たとえば，学校）では一貫して話すことができない場合は，選択性緘黙 の診断が当てはまる．過剰な不安が伴っていることもあり，分離不安障害や全般性不安障害などが併存する可能性も検討する必要がある[6]．また，対人場面で過剰に抑制が強く警戒的な場合は，反応性愛着障害の可能性があり，虐待などの重大な養育の問題がないかどうかに注意する必要がある．

(3) 対応

　緘黙そのものは積極的な治療の対象とする必要はなく，学校で話すことを無理に促す必要はない．特に，緘黙のままであっても，安定して登校し，友だち関係もある場合は，学校側に理解を求めながら経過を見ることで十分である．子どもの状態に対して親や教師が強い不安や将来への懸念を示す場合には，それらへの対応が必要となる．子どもに無理矢理話をさせようとするのではなく，家庭での親子のコミュニケーションを促進すること，登校を継続することで同年齢の子ども集団の中に身を置いて社会的体験をすることで，学校での発語の有無にかかわらず，子どものコミュニケーションと社会スキルの発達を保障する環境を確保することが大切である．

3 │ 吃音

(1) 発達的特徴

　吃音とは，頻繁な音や音節の反復・延長，音の中断や間投詞の挿入などによって，話し言葉の流暢さが障害された状態を示すものである．話し言葉をおおむね獲得する3〜4歳頃に生じることが多く，多くの場合は幼児期に始まるが，自然に回復することも多い[7]．就学前の子どもの軽い吃音のほとんどは数週間〜数か月間で消退する一過性の経過で終わることが多い．

　吃音が頻繁に現れ，小学生以後にも持続する場合には，話すことに苦闘したり，発音しづらい音を話さなければならないときに，顔や体に力が入って不自然なアクセントや間が生じたり，あるいは話すことを避けるような傾向も現れることがある．さらに年長になってくると，子ども自身が自らの吃音を意識するようになり，場面や状況によって吃音がひどくなったり，回避行動が強くなったりするようになることもある[6]．

(2) 診断

　吃音という現象を認識することは難しいことではないが，軽症のもので会話の流れ

　選択性緘黙：従来から「場面緘黙（症）」という用語が知られているが，精神医学診断分類では「選択性緘黙」が用いられる．意図的に声を出さないのではなく，話そうとしても声が出ないことが特徴．

が大きく途切れない場合は，ほとんど気づかれないようなこともある．もちろん，そのような場合は診断に相当しない．また，年少児の場合は，もともと話し言葉の発達過程の中で正常な非流暢性があることや，一過性に現れることもあるので，短期的なエピソードだけで診断することは慎重でなければならない．

吃音症は ICD-10 にも DSM-Ⅳ-TR にも記載されている「精神障害」であるが，実際に吃音だけを主訴として精神科を受診するケースは非常に少ない．今日では，音韻障害や構音障害などと同様に，言語訓練の場で対応される方が一般的であろう．精神科を受診するケースは，二次的な情緒障害が強かったり対人関係に著しい支障が生じていたりすることが多いので，併存する精神障害の診断とともに吃音との相互作用について詳しく評価することが重要である．

(3) 対応

吃音への対応の第一は，子どもの吃音に対する親の不安を緩和し，対処の方法を指導することである．吃音を注意したり，繰り返し正確に発声することを練習させたりすることは，子どもが吃音をより強く意識して緊張が高まり，かえって吃音がひどくなるので，止めるようにしなければならない．また，親が無意識的に子どもが吃音したときに嫌な表情や態度を示すことも，叱責するのと同様の影響を子どもに及ぼすので，子どもの吃音に注意を向けすぎないように気をつけるように指導する．吃音が出ていても，ゆったりとした気持ちで子どもが話を続けられるような態度で接することが重要である．

吃音そのものに対する専門的な治療は，言語聴覚士による流暢性の訓練や学校の言葉の教室での指導があるので，精神科臨床では二次的な情緒的問題や不適応への対応が主となる．非言語的アプローチによる心理療法やリラクゼーション法などを使いながら，コミュニケーションに対する不安や緊張を軽減し，自分のできる形で他者とコミュニケーションをしようとする意欲を高めることが治療的な支援の基本である．

4 | 虚言

(1) 発達的特徴

虚言，つまり嘘をつくことは，大人にも子どもにも認められるが，社会的文脈においては単に真実ではないことを発言するというだけでなく，何らかの作為や意図を持って虚偽の発言をする意味があり，社会規範に反する行為と認識されている[8]．虚言は一種の社会操作であるので，子どもの社会性の発達に応じて形や意味に変化が認められる．

4～5歳までの幼児は現実とファンタジーとの境界が曖昧で，そのために空想的な物語を作り上げて話すことは全く正常な活動であり，これらは虚言にはあたらない．少し年長になってくると自分の利益のために嘘をつくことが現れる．親から言われたことをしたくないときや，自己の行為の責任を回避したいときに，子どもは真実を隠

したり，真実とは違うことを言ったりして，なんとかその場を取り繕おうとする．このような虚言は，あくまでも今目前に迫っている叱責や罰から逃れることだけを求める防衛手段にすぎない．

思春期になると仲間関係がより重要になり，親に対して秘密を持つようになる．子どもたちは自分の行動を親に知られたくないときに意図的に嘘をつく．たとえば，異性の友だちと出かけるときに，親には同性の友だちと行くと偽ったりする．また，仲間を守るために嘘をつくこともある．責任感や社会規範が理解され身についていくとともに，子どもたちの虚言は大人のものと同様な性質を持ったものとなっていく．

(2) 診断

虚言は精神症状に含められる現象であるが，単独のエピソードだけで精神障害の診断が付けられるようなものではない．また，臨床的な関与が求められるような虚言は，反復し持続する様式でなければならない．

子どもの虚言と最も関連のある精神医学診断は素行障害（conduct disorder）である．しかし，素行障害の診断基準を満たすためには，その他の攻撃性や反社会的な行動も認められなければならない．虚言はけんかや暴行のような攻撃性とは質的には異なるが，詐欺や窃盗などに発展する可能性もあるので，子どもの行動様式を丁寧に評価する必要がある[9]．

子どもの虚言は必ずしも反社会的なものだけでなく，さまざまな精神障害に関連して認められることもある．たとえば，広汎性発達障害の子どもは，ファンタジーへの没頭や常同的な会話などのために，真実とは異なる内容の話をすることがあり，虚言と受け取られることもある．また，初期の統合失調症の状態で，幻覚・妄想に基づく言動が虚言と受け止められることもある．「嘘つきな子」と決めつけず，「嘘」の意味や背景について理解を深めることで，隠れた精神障害が気づかれることもある．

(3) 対応

子どもの虚言は大人の怒りや嫌悪などの否定的な感情を誘発しやすく，その結果厳しく叱責したり罰を与えたりするような対応を誘発しやすい．もちろん，虚言は好ましくない行為なので，そのことを子どもに理解させて行動を修正していく必要はあるが，闇雲に叱りつけるのではなく，子どもの発達レベルに応じて子どもが理解できる形で指導することが大切である．

大抵の大人たちは子どもの問題行動に直面したときに，「何でこんなことをしたのか」と首を傾げながらも子どもの行動の意味を考えようとするものである．たとえその行動が相手に怪我を負わせるようなけんかであったとしても，何か理由があったに違いないと考えるものである．しかし，こと虚言とか盗みといった社会規範に反することになると，どんな理由があったとしても「悪いことは悪い」と子どもを断罪し，その行動の背景を理解しようとしなくなりがちである．良くないことをはっきりと示すことは大切だが，子どもの行動の意味を考えようとする姿勢は，どんな行動に対して

も持ち続けることも忘れてはならないことである．

　ここで取り上げた習癖異常は，日常的にはしばしば遭遇する現象であり，親としてわが子が示すこれらの問題に悩んだ経験のある人も多いことかと思う．それでも，日常の診療でこれらの問題について相談されたときに，臨床家としての対応に戸惑うことも多いのではないだろうか．現実的には，これらの習癖は成長とともに自然に消退することも多いが，かといって単に「心配ない」とか「様子をみましょう」という対応だけでは，養育者の不安は解消されない．これらの子どもの行動について発達的な視点からガイダンスを行うことができれば，子育てに悩む養育者たちに臨床家としての役割を果たすことができることであろう．問題を解決することだけではなく，まずは気軽に相談に乗ることも大切である．

● 文献
1) 金生由紀子：習癖・チック・トゥレット障害．母子保健情報，55：1-5，2007
2) 阿部和彦：子どもの心と問題行動．日本評論社，1997
3) 髙橋三郎，大野 裕，染矢俊幸（訳）：DSM-Ⅳ-TR 精神疾患の診断・統計マニュアル新訂版．医学書院，2004
4) 長尾圭造：心理的外傷ストレス障害（PTSD）．飯田順三（編）：脳とこころのプライマリケア 4―子どもの発達と行動．pp 505-516，シナジー，2010
5) 河内明宏，津ヶ谷正行，相川 努，他：日本夜尿症学会―夜尿症診療のガイドライン．夜尿症研究 10：5-14，2005
6) 笠原麻里：ことばに関する問題―場面緘黙・吃音．こころの科学 130：56-61，2006
7) Kroll R, Beitchman JH：Stuttering. Sadock B J, Sadock VA, Ruiz P（eds）：Kaplan and Sadock's Comprehensive Textbook of Psychiatry, 9th ed. pp 3528-3534, Lippincott Williams & Wilkins, 2009
8) 小野善郎：行動に関する問題―虚言・盗み．こころの科学 130：62-67，2006
9) 小野善郎：児童・青年期の攻撃性・反社会的行動の発達的側面．齋藤万比古，本間博彰，小野善郎（編）：子どもの心の診療シリーズ 7―子どもの攻撃性と破壊的行動障害．pp 17-36，中山書店，2009

● Further reading
・阿部和彦：子どもの心と問題行動．日本評論社，1997
　幼児から思春期までの子どもにみられる問題行動や訴えを調査データに基づいて詳しく解説しており，発達的視点からの理解に有用．
・飯田順三（編）：習癖異常．こころの科学 130：13-85，2006
　子どもの習癖異常について全般的にわかりやすく解説されている．

（小野善郎）

第 8 章

乱暴な子どもをどう診るか

　「乱暴な子ども」というのは，おそらく家庭内暴力，反抗，非行といった問題行動を示す子どもととらえられるだろう．家庭内暴力（family violence）や非行（delinquency）という問題は切迫しており，緊急的な対応も迫られることもあるので治療者側の覚悟も必要になるだろう．家庭内暴力，非行は精神医学的な診断ではなく，あくまでも状態像である．

　家庭内暴力として海外で問題とされるものは，親の子どもへの虐待（child abuse）や夫婦間の暴力（domestic violence）であり，一方わが国では「子どもによる親への暴力」が深刻な社会問題として注目されてきた．小倉は1980年に「親に乱暴する子どもたち」という論文を書いた．その論文は当時の国際学会での発表をまとめたものであるが，日本に若者による家庭内暴力というものがあるということは外国の研究者には驚きを持って迎えられたと述べている[1]．子どもによる親への暴力により家族関係が変化し，子どもが自立への一歩を踏み出すことがみられ，その家庭内暴力の背景には"親からの子どもの自立"というテーマが精神病理として存在していることがいわれている．その一方で，川畑は思春期前の子どもにも家庭内暴力がみられるようになり，その背景には社会の時代的変容に伴う家族関係の変化や養育環境の変化と関連した現象があると思われるが，そこには"自立への闘い"という意味合いは薄れ，家族関係の不安定さや母子密着に対する警告が隠されていると指摘している[2]．児童・思春期では不登校（ひきこもり）と親和性の高い精神疾患，たとえばうつ病，不安障害（なかでも強迫性障害は家族を強迫症状に巻き込むことが多いといわれている）が家庭内暴力の背景疾患として挙げられるだろう．反抗，非行といった問題行動に関連する精神疾患は，注意欠如・多動性障害（ADHD），反抗挑戦性障害（ODD），素行障害（CD），自閉性障害やアスペルガー障害を含んだ広汎性発達障害（PDD）が挙げられるだろう．家庭内暴力の精神病理についての総説，ODD，CDの疾患概念に関する総説は数多く存在するが，本章では乱暴な子どもをどのように診立てていくかを中心に述べたいと思う．

乱暴な子どもの背景にあるもの

1 | 家庭内暴力，反抗挑戦性障害(ODD)，素行障害(CD)，非行の概念をめぐって

　乱暴な子どもは，さまざまな分野で対応されている．司法や児童福祉の分野では，"非行少年"の定義が用いられる．法律に違反する行為を行った子どもは"犯罪少年(14歳以上20歳未満)"あるいは"触法少年(14歳未満)"と分類されるが，学校の規則や家庭や社会の標準的な規範についても虞犯少年🔑として少年非行の中に含まれる．

　不登校(ひきこもり)の子どもの中には家庭内暴力を伴う例がある．このような例は，本人が受診に至らないことも多く，家族からの情報によって本人の精神医学的問題を考えながら対応する必要がある．齊藤らが作成した「ひきこもりの評価・支援に関するガイドライン」では，不登校(ひきこもり)の子どもの多軸評価を推奨している[3]．多軸評価は，第Ⅰ軸：背景精神障害の診断，第Ⅱ軸：発達障害の診断，第Ⅲ軸：パーソナリティ傾向の評価(子どもでは不登校のタイプ分類：①過剰適応型，②受動型，③受動攻撃型，④衝動型，⑤混合型)などからなる．多軸評価によって，不登校児の子どもの全体像をとらえることができるのである．家族への援助によっても深刻な暴力が持続する場合には，危機介入が必要になる．ガイドラインでは，ひきこもりの緊急時の対応についての考え方が記載されているので参考にされるとよい．

　ODDとCDは，ADHDとともに米国精神医学会によるDSM-Ⅳ-TRにおいて「注

表1　反抗挑戦性障害(ODD)の診断基準(DSM-Ⅳ-TR)

A. 少なくとも6ヶ月以上持続する拒絶的，反抗的，挑戦的な行動様式で，少なくとも4つ(またはそれ以上)が存在する．
　(1) しばしばかんしゃくを起こす．
　(2) しばしば大人と口論をする．
　(3) しばしば大人の要求や規則に従うことを反抗または拒否する．
　(4) しばしば故意に他人をいらだたせる．
　(5) しばしば自分の失敗，不作法な振る舞いを他人のせいにする．
　(6) しばしば神経過敏，または他人からイライラさせられやすい．
　(7) しばしば怒り，腹を立てる．
　(8) しばしば意地悪で執念深い．
　　注：その問題行動がその対象年齢及び発達水準の人に通常認められるよりも頻繁に起こる場合にのみ，基準が満たされたとみなすこと．
B. その行動上の障害は，社会的，学業的，または職業的機能に臨床的に著しい障害を引き起こしている．
C. その行動上の障害は，精神病性障害または気分障害の経過中にのみ起こるものではない．
D. 素行障害の基準を満たさず，またその者が18歳以上の場合，反社会性パーソナリティ障害の基準は満たさない．

〔髙橋三郎，大野　裕，染矢俊幸(訳)：DSM-Ⅳ-TR 精神疾患の診断・統計マニュアル新訂版．医学書院，2004より作成〕

🔑 **虞犯少年**：虞犯少年とは，家出や不良交遊など問題行動が顕在化し，犯罪や触法行為を行う虞(おそれ)が認められる少年である．

表2 素行障害(CD)の診断基準(DSM-IV-TR)

A. 他者の基本的人権または年齢相応の主要な社会的規範を侵害することが反復し持続する行動様式で，以下の基準の3つ(またはそれ以上)が過去に12ヶ月の間に存在し，基準の少なくとも1つは過去6ヶ月の間に存在していたことによって明らかとなる．

〈人や動物に対する攻撃性〉
(1) しばしば他人をいじめ，脅迫し，威嚇する．
(2) しばしば取っ組み合いの喧嘩を始める．
(3) 他人に重大な身体的危害を与えるような武器を使用したことがある(例：バット，煉瓦，割れた瓶，ナイフ，銃)．
(4) 人に対して残酷な身体的暴力を加えたことがある．
(5) 動物に対して残酷な身体的暴力を加えたことがある．
(6) 被害者の面前での盗みをしたことがある(例：人に襲いかかる強盗，ひったくり，強奪，武器を使っての強盗)．
(7) 性行為を強いたことがある．

〈所有物の破壊〉
(8) 重大な損害を与えるために故意に放火したことがある．
(9) 故意に他人の所有物を破壊したことがある(放火以外で)．

〈嘘をつくことや窃盗〉
(10) 他人の住居，建造物，または車に侵入したことがある．
(11) ものや好意を得たり，義務を逃れるためにしばしば嘘をつく(すなわち，他人をだます)．
(12) 被害者の面前ではなく，多少価値のある物品を盗んだことがある(例：万引き，ただし破壊や侵入のないもの：偽造)．

〈重大な規則違反〉
(13) 親の禁止にも関わらずしばしば夜遅く外出する行為が13歳以前から始まる．
(14) 親または親代わりの人の家に住み，一晩中，家を空けたことが少なくとも2回あった(または，長期にわたって家に帰らないことが1回)．
(15) しばしば学校を怠ける行為が13歳以前から始まる．

B. この行動の障害が臨床的に著しい社会的，学業的，または職業的機能の障害を引き起こしている．

C. その者が18歳以上の場合，反社会性パーソナリティ障害の基準を満たさない．

発症年齢に基づいて病型にコード番号をつけよ
  小児期発症型：10歳になるまでに素行障害に特徴的な基準の少なくとも1つが発症．
  青年期発症型：10歳になるまでに素行障害に特徴的な基準はまったく認められない．

重症度を特定せよ
  軽症 診断を下すのに必要な項目数以上の素行の問題はほとんどなく，および行為の問題が他人に比較的軽微な損害しか与えていない(例：嘘をつく，無断欠席，許しを得ずに夜も外出する)．

〔髙橋三郎，大野 裕，染矢俊幸(訳)：DSM-IV-TR 精神疾患の診断・統計マニュアル新訂版．医学書院，2004より一部改変〕

意欠如および破壊的行動障害(attention-deficit and disruptive behavior disorder：DBD)」という概念にまとめられており，関連深い疾患である(表1，2)[4]．ODDと診断される子どもの心性で留意すべきは，その攻撃的な怒りに満ちた反抗的な言動の内側に依存欲求とそれが承認されない悲しみが濃厚に混ざり込んでいるという点である．CDは単発の非行や重大犯罪と異なり，多様性と反復性を有した反社会的問題行動で規定された精神疾患である．このため，突然に攻撃的な反社会的問題行動を起こしたからといってCDという診断がなされるわけではない．DSMでは発症年齢によって，①小児期発症型，②青年期発症型の2つの病型が設けられており，小児期発症型は，青年期発症型と比較して成人になっても反社会的な行動が持続する危険性が

高く，予後が不良であること，小児期発症型が将来反社会性パーソナリティ障害[p]に発展しやすいことが記載されている．

　乱暴な子どもを診立てるうえで頭の片隅に入れておきたいのはサイコパス（psychopath）という概念であろう．Cleckley は「The Mask of Sanity（狂気の仮面）」を著し，この著書は米国におけるサイコパスあるいは反社会性パーソナリティ障害の研究に大きな影響を与えた[5]．Cleckley はサイコパスの特質として，①表面的な魅力とよい「知能」，②妄想や他の不合理な思考の欠如，③「神経質」や他の精神神経症的な症候の欠如，④信頼できないこと，⑤不誠実さと言行不一致，⑥良心の呵責や恥の感覚の欠如，⑦不適切な動機による反社会的行動，⑧低い判断能力と経験から学ぶことができないこと，⑨病的な自己中心性と愛する能力の欠如，⑩一時的な感情反応の乏しさ，⑪特徴的な洞察力の欠如，⑫一般的な人間関係における無責任さ，⑬飲酒時（ときには非飲酒時）の風変わりで歓迎されない行動，⑭自殺の遂行は稀，⑮性生活は，非人間的で貧しくてまとまりがない，⑯人生計画に従って生きられないを挙げている．最近ではサイコパスの概念は，情動の浅薄さ，他者への共感能力の欠如といった情動的対人関係的側面と非行，犯罪，攻撃性といった問題行動的側面の大きく 2 つにまとめられ，情動の欠如という病理を有する集団の独特な認知神経科学的障害についても理解することが可能になってきている[6]．おそらく乱暴な子どもの中には将来反社会性パーソナリティ障害に発展する者もいるだろう．そのような子どもには，子どもではあってもサイコパスの特質を認めることができるかもしれない．サイコパスでないパーソナリティ障害や犯罪者ならば，治療的な働きかけに反応しやすいと言われており，サイコパスの概念の有効性はここにある[7]．どうして眼の前の子どもが乱暴な問題行動を起こさなくてはならなかったのかを考え，その背景にある問題に共感すると同時に，子どもがどのような成人に成長していくのかを冷静にイメージをするような作業が必要になるのであろう．サイコパスを直感的に見抜く"サイコパス・センサー"ともいうべき臨床感覚は磨いておく必要があるだろう．

2 ｜ 乱暴な問題行動と情緒の問題の関係について

　齊藤らは，多くの ADHD の子どもが後期幼児期から学童期にかけて著しく反抗的になって ODD の診断が可能となり，その一部は後期学童期から思春期にかけての年代で CD と診断されるに至り，さらにそのごく一部が青年期の段階で反社会性パーソナリティ障害を示すに至るという反社会性が前景に立つ外在化障害の展開過程を想定し，DBD マーチと呼ぶことを提案した[8,9]．DBD マーチは，ADHD の子どもがこの展開を必ずたどるということを意味しているのでは全くなく，いかにその途中である

---

[p] 反社会性パーソナリティ障害：①社会的規範に適合しないこと，②人をだます傾向，③衝動性，将来の計画を立てられないこと，④攻撃性，⑤安全を考えない向こう見ずさ，⑥無責任であること，⑦良心の呵責の欠如といった傾向を認め，反社会的な問題行動を繰り返すパーソナリティ障害である．DSM の基準では，15 歳以前に発症した素行障害の証拠が必要であるとされている．

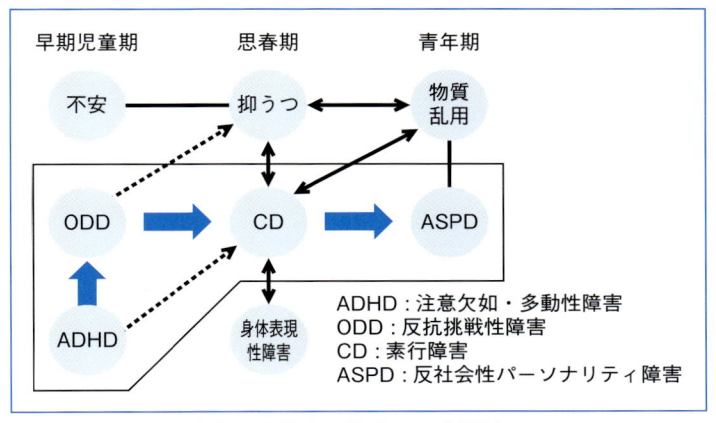

図1 破壊的行動障害と合併症の発達上の連続性
(Loeber R, Burke JD, Lahey BB, et al：Oppositional defiant conduct disorder：a review of the past 10 years, part Ⅰ．J Am Acad Child Adolesc Psychiatry 39：1468-1484, 2000 より一部改変)

　ODDの段階で適切に対処し，その先への展開を停止させるということに，支援者が注目すべきであるということを明確にするための概念である．Loeberらは，DBDマーチの進行に伴う情緒面の障害にも触れ，ODDの出現時期である早期児童期に不安が現れやすく，思春期には抑うつに変化していくこと，CDはこの抑うつおよび身体表現性障害に結びつきやすいこと，抑うつとCDの双方が物質乱用と結びつきやすいことなどを指摘している(図1)[10]．これらの考え方は，ODDやCDに不安や抑うつといった感情，そして不安障害やうつ病性障害が伴いやすいということだけでなく，不安障害やうつ病性障害などがODDやCDと診断されるような問題行動の主たる発現要因になっている場合もあることを示唆している．

　PDDの人が持っている非社会的特性が，反社会的問題行動を招いたと考えられる例が報告されるようになり，その一部は社会的注目を集めている．PDDでCDが併存している割合は1～3％という数字になり，PDDの人が違法行為を行った報告はあるもののPDDの人に違法行為が一般よりも多いという根拠はない[11]．知的障害を伴わない，いわゆる高機能PDD児では対人的相互交流(社会性)の障害のハンディキャップが目立ちにくいため，高機能PDD児は「ある程度の対人相互性を持ちつつも，健常児の認知・行動・感情にみられる相互性が理解できない」という状態で，健常児が織りなす複雑なやりとりの場面を体験する．言葉を字義通りに理解しやすいPDD児にとって，思春期という年代に至った健常児の隠語やほのめかしに満ちた仲間内のコミュニケーション，本音と建て前の使い分け，阿吽の呼吸で実行する小さなルール違反などは，謎にあふれた理解の外にある世界である．これらの状況は健常児には自然と察知できるものであるが，PDD児が状況に巻き込まれ当事者となったときには，不安や困惑状態，恐怖や抑うつ，あるいは反対に強い好奇心や過覚醒状態を惹起し，一種独特の混乱状態に陥ることがある．PDD児が同世代の仲間集団から孤立し不安や抑うつを強めていくと，ひきこもりや社会的問題行動へと発展していくこ

ともあり，問題の背景に高次対人状況が存在していないかを確認する必要がある[12]．また思春期を迎えた発達障害の子どもでは，「授業になっても教科書も開かない」といった大人の指示に従わない，前向きな取り組みを放棄するといった自虐的な反抗がみられ，「受動攻撃的反抗」と呼ばれる．

3 | 乱暴な子どもへの対応をめぐって

　乱暴な子どもへの治療は，子ども，子どもの周囲の環境に対する働きかけを，子どもとその親の実情に合わせて統合的に行うことが必要である．心理社会的な介入を十分に検討すると同時に，原疾患に対する薬物療法を含めた治療をしっかりと行う必要がある．CDに対する心理社会的治療を図2に示した[13]．乱暴な子どもの治療は，本人が受診に至らないことや，通院が継続しないことも多く，医療機関だけでは対応は難しいと考えられる．繰り返される重大な犯罪行為などでは医療機関が単独で治療にあたるよりも，他の医療機関によって従来"非行"として扱われてきた問題と同様に法的枠組みの中で，警察や児童相談所と協働して扱っていくべきなのかを慎重に判断していく必要がある．児童期，思春期の間を途切れることなく，地域の関係諸機関で連携をとりながら支援・援助できるシステムが必要になる[14]．家族の養育機能が低い場合には，養護施設への入所を検討しなければならない場合もある．また，小学校高学年から中学生の常習的な反社会的問題については，自立支援施設や矯正教育を利用することが望ましい場合もある．

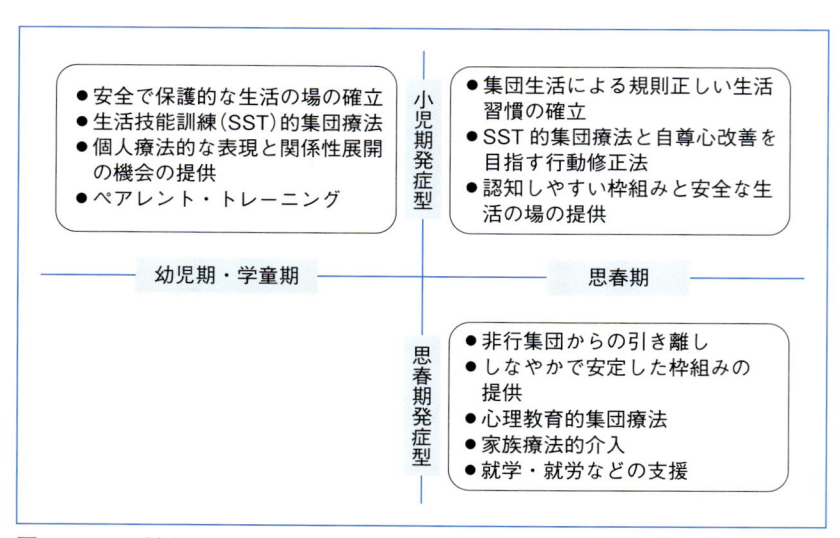

図2　CDに対する年代および下位分類による心理社会的治療
(齊藤万比古：行為障害概念の歴史的展望と精神療法．精神療法 34：265-274，2008 より一部改変)

小児期発症型・幼児期・学童期：
- 安全で保護的な生活の場の確立
- 生活技能訓練(SST)的集団療法
- 個人療法的な表現と関係性展開の機会の提供
- ペアレント・トレーニング

小児期発症型・思春期：
- 集団生活による規則正しい生活習慣の確立
- SST的集団療法と自尊心改善を目指す行動修正法
- 認知しやすい枠組みと安全な生活の場の提供

思春期発症型・思春期：
- 非行集団からの引き離し
- しなやかで安定した枠組みの提供
- 心理教育的集団療法
- 家族療法的介入
- 就学・就労などの支援

症例を通して「乱暴な子ども」の診立てと対応を考える

3つの症例を挙げ，診立てと対応について，さらにこれまで述べてきたことを補っていきたいと思う．

〈症例 1：初診時小学 3 年，男児 A，分離不安障害〉

　Aの母親は中学の頃からシングル・マザーになって子どもを育てたいと思っていたという．母親は流産の後，Aを妊娠した．男性と入籍するつもりはなく，シングル・マザーになろうと考えていて，母親はお腹の中にいたAに「父親はいないから」と話しかけていたという．妊娠中に流産しかけて入院した．母親は看護師に入籍を勧められ，その男性と入籍することにした．Aが生まれたとき，母親，父親，母方祖父母で暮らしていた．父親は定職につかないため，母親は飲食店で働き始め，Aは1歳から保育園に預けられた．祖父には愛人がいて家に寄りつかず，祖母は家政婦をしていた．母親は離婚を考え，Aが2歳頃に別居し，3歳時に離婚が成立した．母親は寂しくて泣いてしまい，Aに「2人で死のう」と語りかけることがたびたびあったという．Aの夜泣きはひどく，救急車を要請するほどだった．Aは2年間保育園に通い，母親から離れることを嫌がったが，次第に友達ができ，保育士からは「おとなびている」と言われた．Aは小学校に入学したが漢字の書き取りが苦手で，担任の教師に叱責されることが多かった．また祖父は飲食店で多額の借金を作り，その取り立てが厳しくなったため，小学1年時に祖父母は夜逃げをした．Aは小学1年の秋から不登校になり，母親は飲食店を辞めた．母親は児童相談所に相談し当院を勧められ，小学3年春に初診した．Aは分離不安障害と診断され，Aは2回だけの受診で来院しなくなったため入院を勧められた．Aは母親に「再婚をしたらいい」と話し，母親は交際相手との再婚を考え働くようになった．しかし母親の再婚話はなくなり，母親の体調不良やAが嫌がるために通院は不定期になった．Aは昼夜逆転の生活を送り，食事をとりすぎて嘔吐した．母親が仕事に行くと，「家に戻ってきてほしい」と電話をして，母親が戻ってこないと母親にあたり，次第に暴力をふるうようになった．次第に母親の抑うつ感は強くなり，精神科クリニックを受診した．小学4年春に主治医が転勤になり，筆者が主治医を引き継いだ．Aは来院しないため，筆者は母親面接を継続した．Aは自身が「遊んでいて転んだ」と話していた小学1年時の骨折はいじめによるものだったことを母親に打ち明けた．筆者は，Aの家庭訪問を継続していた教育委員会と連絡をとり，母親と教育委員会と合同面接を行い，筆者は母親に再度Aの入院を勧めた．母親はいったん入院に同意したものの，母親は結局入院を拒否し，筆者は母親面接を継続した．Aの母親に密着した生活は続き暴力もひどくなり，母親もついに入院に同意し，小学5年の秋に入院になった（医療保護入院）．Aは髪の毛が伸び

分離不安障害：母親などの愛着をもっている人から離れたときに，過剰な分離不安反応を起こし，さまざまな身体的，精神的な症状を起こすようになり，社会的にも障害を受けるような状態である．精神症状としては，執拗な甘え（子ども返り），夜尿，乱暴行為などがみられ，学童期以降の頻度は減少するものの，抑うつを伴い不登校の原因となることもある．

放題で，肥満体だった．筆者が入院を勧めると，Aは「どうせどうにもならない」という表情を浮かべ，「入院したくない」と言うのみだった．筆者がAの手を引っぱり病棟へ連れて行こうとすると，Aは抵抗したが，次第に息切れし，病棟まで歩けなかった．

　Aの家族の情緒的な交流はばらばらで，将来の生活設計といった見通しはなく，それぞれが自分の好きなことを勝手にしているようで，Aにはモデルになる大人の存在はなかった．Aの母親がシングル・マザーになりたいと思っていたのは，自分の両親（Aの祖父母）に頼ることができないと感じていたためで，母親の手元に置いて頼ることができる子どもがほしいということだったと思われる．抑うつ状態の母親はAに愚痴をこぼすことが多かったという．母親の愚痴の聞き役になったAは，母親の不安や抑うつの受け皿になり，母親がAから離れると母親は不安や抑うつのためどうにかなってしまうという不安をかきたてられて母子密着が強まり，Aの「どうにもならない」という無力感が強まり母親に暴力をふるうことが生じたと考えられた．母親はクリニックではうつ病と言われているが，筆者はおそらく依存性パーソナリティ障害の傾向があり，母親にAの入院を勧めたが，母親にとってはAから離れて1人取り残されるという不安が強まったため，母親はAの入院を拒否したと考えられた．Aは中学卒業まで児童精神科病棟で入院治療を行い，その後順調な高校生活を送っている．Aの治療では母親との面接も重要であり，Aが自立していくとAがそのまま離れていってしまい自分が1人になってしまうという母親の不安は軽減していき，Aと母親はお互いに適切な距離をとれるようになった．

　家庭内暴力に入院治療が必要になることは数多くの報告がある．家庭内暴力で入院が求められるときはその多くは親からの要請であり，子どもの意志に反するものである場合が多い．入院によって家族に何が起き，入院治療で何を提供すべきであり，実際に何を提供できるかなどについて見通しのない入院決定をすべきではないことは重要である[15]．治療者と親が面接を通して入院治療のイメージを作り上げていく作業は重要であり，親も腹をくくり，治療者も覚悟を決めるというプロセスが必要になると考えられる．入院治療では，精神療法や薬物療法などの治療技法，治療スタッフとの交流，ルールをはじめとする病棟生活の枠組み，仲間との交流，病院内学級での教育との再会などが，母親と共生関係に陥っていた子どもを思春期本来の道筋に立ち戻らせ，前進を再開することを援助する強力な支持となるのである．

〈症例2：初診時中学2年，男児B，ADHD（不注意優勢型），ODD〉
　Bは，一流大学を卒業した両親のもとに，39週，2,200gで生まれた．特に発達の遅れを指摘されたことはないが，幼稚園の3年間は母親から離れることを嫌がり，母親はBを無理矢理連れて行き，Bは嫌なことがあるとかんしゃくを起こしたという．小学校では，教師からは多動，忘れ物が多いことを指摘された．ルールを守れず

集団行動がとれずに，仲間から注意されると不機嫌になり，集団から孤立してしまうことが多かった．中学では柔道部に入部して入賞するなど活躍していた．一方で，学業成績はふるわず，宿題も提出せずに教師からは叱責されるようになり，部の練習も真面目に取り組まなくなり，部の顧問に"絞められる"ことが続いていた．部には素行の良くない仲間が数人いて，中学2年の2学期からつるむようになり，喫煙，無断外泊，学校も遅刻が目立つようになった．エリートの父親からも激しく叱責され，殴り合いをしたり，親をいらだたせるように行動はエスカレートし，登校もしなくなった．中学2年の冬に当院を初診し，筆者が担当することになった．初診時のBは体格がよく，金と銀で龍の描かれた黒いトレーナー姿で，診察室のソファに座るなり腕を組み治療者を下から睨みつけ，「困っていることは何1つない」と言い放った．母親はため息をつきながら，このままでは高校進学ができなくなることが心配なこと，Bは臆病で人の顔色をよく見て優しいところもあるが，失敗したり叱責されると情緒不安定になりやすいことを語った．筆者はふてくされたような表情を浮かべていたBに，（教師から叱責されることが続いて学校や柔道が面白くなくなって，素行の良くない仲間とつるむようになったのでしょう．自分でも何とかしたいと思っているけど，注意されるとますます悪ぶってしまうところもあるのでしょう．君の状態を"朱に交われば赤くなる"というのかもしれない）と伝えた．母親は「その通りです」と納得したが，Bは「何を言っているのかさっぱりわからない」と治療者と母親の顔を不思議そうに見た．治療者が「わからなかったら，少しは勉強しないといけないな」と言うと，Bは「その通り」と答えた．治療者は，学校は休んで早めに春休みをとって仲間から距離をとり，母方祖父母の家に行って祖父母の手伝いをすることを提案した．春休みが終わって受診したBは祖父母の手伝いを熱心に手伝ったことを報告し，もう少し仲間とは距離を置いておきたいと語った．その後Bは病院内学級に転校した．忘れ物や遅刻，喫煙といった行動は続いていたが，人を笑わせる明るいキャラクターは病院内学級の仲間から受け入れられたようだった．Bは中学の卒業式終了後に治療者に「教師や父親から怒られてばかりでほんとにだめになると思っていた．お前のおかげで高校に合格できて，やっと父親とも話すことができたよ」と男泣きをして卒業を報告した．

　BはADHDにODDを併存し，CDに展開しかけていた例である．ADHD児は思春期になると，仲間集団からひんしゅくを買って孤立したり，大人から叱責され続けるという事態に飲み込まれていく．そして不注意や軽率さなどの短所を埋めあわせるものとして，自分にはどのような能力に持っているのかという問題に直面することになる．筆者はADHDの診療においてADHD児が持っている良いところ（長所，特技，そしてそれをどのように活かせばいいのか）を見つけ出してあげることが大切だと感じるようになってきている．もう少し詳しく述べると，自尊心の低下ゆえに自分自身の良いところをみつけにくかったり，見通しを立てるといった意思決定が難しい

という特徴を持っている ADHD 患者の苦手さを援助するということに，治療者が意識的に関わっていく必要があるということである．また，思春期の ADHD では，男性患者に対しては同世代の仲間集団の提供，女性患者には前思春期から女性の治療者が関わることが必要で，特に母親に ADHD 傾向を認める場合には女性の治療者は「成人の女性のモデル」の提供になると感じている．

〈症例 3：初診時小学 6 年，男児 C，アスペルガー障害，CD〉

　C は幼少期から多動，衝動性が高く，兄とはけんかが絶えず，母親が「兄か C のどちらかが死ぬのではないか」と怖くなるほど激しかったという．腕力のある父親は，C と兄をねじ伏せて制止していたようだったが，次第に制止できなくなった．C は小学 6 年の夏に家からのお金の持ち出し，放浪，万引き，強いこだわりが問題になって当院を初診した．C はあっけらかんとした様子で，「ゲームをしたいから家に置いてあったお金を持っていくだけ．ゲームしたいときにゲームをして何が悪いの？」と語った．筆者は C をアスペルガー障害，CD と診断したが，C はしばらくして通院しなくなった．中学 2 年になった C は万引きで警察に逮捕されて再び通院するようになった．C の衝動統制は著しく不良で，学校では仲間から孤立していた．C は「悪いことをすると，どんどん面白くなって悪ぶっていってしまう」と語った．筆者は，C がいつキレて爆発するかわからないという怖さを感じた．C はゲーム店であからさまにゲームソフトを万引きし，追いかけてきた高校生を負傷させて警察に逮捕された．C は取り押さえられるまで，ゲームや漫画のキャラクターになりきって「○○拳」と叫びながら得意技を高校生に浴びせ続けていたという．C は警察に拘留後，少年鑑別所に収容され，家庭裁判所の審判の結果，医療少年院に入院した．退所後の C は親元から離れ，全寮制の高校に通学した．運動部に入部し周囲から認められるようになってきている一方で，部活の時間に遅れそうになり自転車を借りようと思い見知らぬ人の家に侵入して警察に通報されるという事件を起こした．C は「後から自転車は返そうと思っていた」と話した．学校は C を退学させずに，親，学校，保護司や関係機関が協議を行い，C の行動を見守る体制を整えてくれることになった．ところが，再び学校で些細なことから他の生徒に暴力をふるい，退学になって自宅に戻った．筆者は C との面接，そして親ガイダンスを行っている．C は予備校に通い受験を目指しているが，C は衝動のコントロールの悪さを悩むようになり，筆者との診察時に薬物療法をしっかり受けたいと話したり，認知行動療法（CBT）を受けたいと話し，自らクリニックを探して CBT を受けるようになった．家族の印象によると，CBT を受けるようになってからキレることは少なくなったという．

　C は前思春期になって初診し PDD と診断された例であり，医療だけではなく強い枠組みや特異的なプログラムを持った矯正機関での治療を必要とした．CD の治療では，どのような治療技法を選択すべきかではなく，どのような治療構造のもとで治療を行っていくかということが重要になってくる．さらに矯正機関での治療を終えた後

は，外来での治療を継続しているが，そうなると必要となるのは学校や地域との連携である．Cでは学校や保護司がCの生活の細かいところまで支援してくれることになったが，このような成人が多く見守る中で同世代の仲間との交流の仕方を学んでいくことは自尊心を高めることにつながると思われる．ところがCは退学することになり，さすがにCも自分自身で悩むようになり，自らCBTを受けるようになった．また攻撃的問題行動には，抗精神病薬，気分安定薬，プロプラノロール，クロニジンといった薬物療法，年少児を対象とした社会技能訓練(SST)，思春期の子どもを対象とした問題解決訓練，アンガーマネージメントトレーニングといったCBTが有効といわれている．多動といったADHD症状を認めるときにはメチルフェニデートを試してみることも必要になる．CはADHD(混合型)の診断基準も満たしており，メチルフェニデートを投与したがあまり効果はなく，ぜんそくの既往があったためにプロプラノロールは投与できなかった．Howlin[16]はPDDの違法行為への基本的対処として，①早期に(介入を)始めること，②一貫したルールを作ること，③社会性を伸ばす訓練をすることを挙げているが，いわゆる高機能PDDはハンデキャップの目立たなさのために診断や支援がなされないまま成長し，早期に介入を始めることは困難なことが多い．もう1つ重要なことは，PDDの人が反社会的問題を示したときに，単に事件と扱われないように奔走することに終始せず，事例によっては事件としての扱いを介入の契機とするという発想も必要ということである[12]．

　乱暴な子どもに対して，医療機関だけの対応では困難な場合が多い．医療機関だけではなく，保健機関(保健所，精神保健福祉センター)，福祉機関(児童相談所，福祉事務所，発達障害者支援センター)，教育機関(教育センター，学校)，警察などとの連携が必要であり，精神科医にはそのネットワークを立ち上げたり，ネットワークの中でのリーダーシップが求められる．

● 文献

1) 小倉 清：親に乱暴する子どもたち：小倉清著作集2―思春期の臨床，pp 157-173，岩崎学術出版社，2006
2) 川畑友二：家庭内暴力―不登校によって何を訴えようとしているのか．中根 晃，牛島定信，村瀬嘉代子(編)：詳解 子どもと思春期の精神医学．pp 154-161，金剛出版，2008
3) 齊藤万比古：ひきこもりの評価・支援に関するガイドライン，2010(http://www.ncgmkohnodai.go.jp/pdf/jidouseishin/22ncgm_hikikomori.pdf)
4) American Psychiatric Association : Diagnostic and Statistical Manual of Mental Disorders, 4th ed Text Revision : DSM-Ⅳ-TR. American Psychiatric Association, 2000〔高橋三郎，大野 裕，染矢俊幸(訳)：DSM-Ⅳ-TR 精神疾患の診断・統計マニュアル新訂版．医学書院，2004〕
5) Cleckley H : The Mask of Sanity 5th ed. CV Mosby, 1976
6) 福井裕輝，西中宏吏：パーソナリティ障害．齊藤万比古，本間博彰，小野義郎(編)：子どもの心の診療シリーズ7―子どもの攻撃性と破壊の行動障害．pp 82-99，中山書店，2009
7) 生地 新：反社会性人格障害．牛島定信，福島 章(編)：臨床精神医学講座7―人格障害．pp 77-85，中山書店，1998
8) 齊藤万比古，原田 謙：反抗挑戦性障害．精神科治療学 14：153-159，1999
9) 原田 謙，篠山大明：反抗挑戦性障害．齊藤万比古，本間博彰，小野義郎(編)：子どもの心の診療シリーズ7―子どもの攻撃性と破壊的行動障害．pp 38-53，中山書店，2009
10) Loeber R, Burk JD, Lahey BB, et al : Oppositional defiant and conduct disorder : a review of the

past 10 years, part Ⅰ. J Am Acad Child Adolesc Psychiatry 39：1468-1484, 2000
11）渡部京太：広汎性発達障害と素行障害．児童青年精神医学とその近接領域 52：114-127, 2011
12）十一元三：発達障害と反社会的行動—児童青年期に陥りやすい混乱としての非行．齊藤万比古，宮本信也，田中康雄（編）：子どもの心診療シリーズ 2—発達障害とその周辺の問題．pp 133-142, 中山書店, 2008
13）齊藤万比古：行為障害概念の歴史的展望と精神療法．精神療法 34：265-274, 2008
14）宇佐美正英：素行障害．清水將之（監），高宮静男，渡邉直樹（編）：内科医，小児科医，若手精神科医のための青春期精神医学．pp 71-78, 診断と治療社, 2010
15）齊藤万比古：家庭内暴力．不登校の児童・思春期精神医学．pp 183-197, 金剛出版, 2006
16）Howlin, P：Autism and Asperger Syndrome：Preparing for adulthood. 2nd ed. Routledge, 2004

● **Further reading**
- 本間博彰，小野善郎（責任編集），齊藤万比古（総編集）：子どもの心の診療シリーズ 7—子どもの攻撃性と破壊的行動障害．中山書店, 2009
  子どもの攻撃性と破壊の行動障害について幅広く記載されている．
- 下坂幸三（著），中村伸一，黒田章史（編）：「家庭内暴力」に対する応急の対応について．心理療法のひろがり．金剛出版, 2007
  常識的な「家庭内暴力」に対する応急の対応がきめ細かく書かれている．必読である．

（渡部京太）

第9章

ひきこもった子どもをどう診るか，どう援助するか

　「ひきこもる」という自動詞を，「心を閉ざす」というニュアンスで用いるなら，「ひきこもった子」と「ひきこもっていない子」を外見で見分けることは難しい．明るくふるまっていても，心を閉ざしている子はいるし，不登校児と呼ばれる子どもの中には，私たちよりオープン・ハートな子どももいる．

　「心を閉ざす」ことは，そうされた側には悲しく，ときにはいらだたしいことだが，本人は，そうすることでしか自分を護れないのかも知れない．誰もが，一時的・部分的には「心を閉ざした」経験をしているのに，いつしかそれを忘れている．

　…が，このようなことばかり書いていると，本シリーズの目的から外れてしまう．

　本章では，「ひきこもった子ども」を，不登校の子どものうち，「家族や教師の働きかけに対して期待した反応が得られず，屋内に閉じこもりがちな子ども」と読み替え[注1]，そのような子どもの理解と働きかけのそれぞれの出発点について，具体的な問診の例を挙げながら解説する．

● 理解の出発点

1│多角的に情報を集める準備をする

　ひきこもった子どもはなかなか外来に出向いてこないから，ふつう母親（両親）との

注1）：読者は，編集者らが「不登校の児童生徒」ではなく，「ひきこもった子ども」という用語で，項を立てていることを気にとめてほしい．臨床群として両者は重なるし，しばしば1人の子どもの2側面なわけだが，編集者らが後者を使うからには，そこに臨床的な哲学があるに違いない．

　1つは，もし「不登校」と呼ぶのなら，その責任主体は学校にあり，それに関わる専門性は教育にあるべきという倫理である．もちろんそれは，「不登校は精神障害ではない」，「精神科医は関与すべきでない」などといった事大主義的主張とは次元の違う姿勢であり，学校現場や教育への敬意を示す態度ともいえる．

　加えて，「不登校」という用語は，いくら「現象を述べているだけで，価値を計るものではない」と注釈しても，否定の接頭辞を持つ以上，「登校していることを上位にみる視点」を容認してしまうところである．これとて筆者も，「（学校は）行けるのなら行った方がいいよ」と発言することもあるし，学校生活で得られるものが大きいことを知っている．しかし私たちは，学校に行けない・行かない子どもたちやその家族もまた，登校児・者に負けない，かけがえのない体験をしていることを知っている．そして，彼らが本来なら味わうべきでなかった屈辱や劣等感を考えると，やすやすと「不登校」という言葉を用いられない．

面談が事例との接点になる[注2].

　母親のわが子についての悩みは，不登校以外にも種々あるはずだが，やはり学校に行かないことが目立つから，話題は「なぜ学校に行かないのか」，「どうすれば学校に行くか」に集中する．その結果，初期の面談では，「学校に行かなくなったのは理由 X があるから」で，その「X を解消すれば子どもは学校に行くはずだ」という因果論（実際にはここまでシンプルなことはないが）が続きやすい．

　母親の不安は当然だし，彼女の推論には肯けるところもあるから，診察医は「なるほど心配ですね」と共感し，「お母さんとしては X が原因と思うのですね」といくぶんかは同調して，面談を進めていくのが常道だろう．

　しかし，この手の犯人捜しを続けても，その子どもへの理解は深まらないから，やがては「無理せずそっと見守るか，無理してでも行かせるか」という，専門家として疑問符がつくような助言をすることになってしまう．

　これまで行われてきた関わりの成果も含め，いろいろな角度から情報を集めて子どもを立体的に理解しなければ，有効な介入は行えない．……といっても，いきなり「お父さんを呼んでください」，「昨年の担任と話をさせてください」とお願いするわけにもいかない．眼前の母親と信頼関係を築きながら，母親が子どもに関わる人々をどのように評価しているかを診立てておくことが将来役に立つだろう．

質問例1：家族や先生方の評価を聞く

　「お父さんはどう思っておられるでしょう？」，「おばあちゃんに来ていただけたら，お母さんが仕事に行っている間の様子が聞けますよね．来ていただける可能性がありますか？」，「昨年の担任の先生は家庭訪問をされていたようですが，どのようにおっしゃっておられましたか？」

質問例2：他の専門家の意見，キーパーソンとなりそうな関係者の存在を尋ねる

　「学校にはスクールカウンセラーの先生がおいでだと思いますが，相談なさったことはありますか？」，「学年主任の先生や養護教諭の先生など，学校にはいろいろな先生がおられると思いますが，お母さんが一番よく相談してこられたのはどの方でしょう？」

---

2 | 不登校をプロセスとして理解する

　さて，話を再び母親との面談に戻そう．出向いてきてくれない子どもをより深く理解するには，母親の記憶を刺激して，いろいろな時期の子どもの姿をありありと言葉にしてもらわなければならない．

　問診の進め方には多様な流儀があるが[注3]，筆者は「何事にもプロセスがあるだろ

注2）：本人が来院した場合には，①来るだけで大変だったろうとねぎらう，②体の病気をみつけたり，気持ちを理解するために診察するのであり，お説教のためではないことを説明する，③プライバシーを尊重し，診察結果を丁寧に説明するなど1人前の人間として扱うことが肝要である．

う」ということを意識しながら，質問を重ねていくことが多い．

　すなわち「最初にわが子の変調に気がついた」時期から少しさかのぼり，そこから徐々に時間を下って，「何が」，「どのように」起きたか，そして不登校が「どのように」発生し，「どんなふうに」転じていったか，などを思い出しながら語ってもらうというやり方である．

質問例1：不調でなかった時期のエピソードを尋ねる

　「小学校時代はずっと元気だったわけですよね．小学校卒業から中学校に上がるときには，何かエピソードがありましたか？」，「中2の秋から登校しにくくなったわけですが，1年生の間はどうだったですか？」，「1年から2年に進級する際，ご本人の様子で何か感じたことはありますか？」

質問例2：不調になった後のエピソードを尋ねる

　「最初，友達や学校からの働きかけに対して，どんな反応だったですか？」，「秋からこの春までの5か月間で，ご本人が一番つらそうだったのはいつ頃ですか？」，「最近の本人の毎日の生活はどうですか．最初の頃から変わってきていますか？」

　この方法のよさは，エピソードとエピソードのつながりが母親と医師の間で共有されることによって，本人の姿がリアルに浮かび上がり，その結果，後で述べる「不登校の背景因子」が，実感を持って母親に理解されるところにある．

　また，第2の当事者ともいえる母親が，本人に関するエピソードを，単なる一出来事としてではなく，プロセスととらえることができるようになれば，子どもへの関わり方を自己開発できるようになるだろう．

　そして治療者自身にも，それをプロセスと理解しておくことで，次項で述べる「不登校や引きこもりの適応的側面」を忘れることが少なくなる，という戒め効果もある．

3 | 適応的な側面を確認しておく

　さて，その子どもがどのように学校に行けなくなっていったか，そのプロセスはさまざまだろうが，少なくとも行けなくなった当時は，行かないことに「適応的側面」があったはずである．同じように，心理機制としてのひきこもりも，環境に対する「健全な反応」と理解すべき時期・部分があっただろう．

　図1に示すように，不登校を不適応と，ひきこもりを不健全な心理機制と決めつけるのではなく，そこに適応的な側面や健全な部分を見出しておくことが，後述する背景因子を理解する重要な手がかりとなる．逆に言えば背景因子が正しく理解されていれば，その子どもの不登校やひきこもりに適応的側面があることがよくわかるだ

注3）：児童精神科では，誕生から今日までの子どもの発達や生育史・問題歴などを細かく問う質問紙をおいているところが多いが，現在の問題歴については口頭で尋ねるほうが実りが多いように思う．

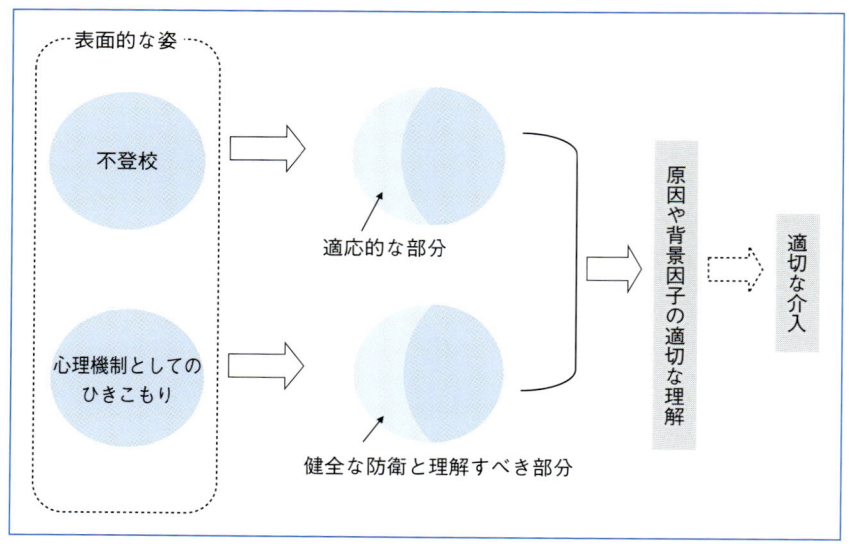

図1 不登校やひきこもりの理解の前提

ろう.

　私たちが関わりを持つ時点，つまり母親が来談したときには，不登校の適応的側面は減じているだろうし，その心理も不健全な機制が優勢になっているのかもしれないが，少なくとも，当初の適応的側面とその推移を理解しないで，現状だけの理解から介入するのは乱暴である.

　実際にそのように語るかはともかく，「なるほど（そう考えるとそのとき子どもさんは）そうせざるを得なかったんですね」，「そうやって（子どもさんは自分を）守ったんでしょうね」という理解が母親と共有できれば，自然と地道で丁寧な対応ができるようになるであろう.

4 | 原因の重層性への気づき

　少し考えればわかるように，登校している子どもの中にも，学校や学級に苦痛を感じていたり，心理的にひきこもっている子どもは少なくない.

　たとえば，親友と思っていたクラスメートに無視されたり，思い入れのある趣味をけなされれば，学校に嫌気が差してしまうだろう．両親間のトラブルで家庭に安心できる居場所がない子どもは，学校では元気でも，見る人が見れば不自然に映るかもしれない.

　それでもほとんどの子どもは，このようなエピソードをやり過ごして，長期の不登校やひきこもりに陥ることはない．それはなぜだろうか.

　おそらく，不登校が長引き，ひきこもってしまう子どもの場合，嫌な出来事や居場所のなさなどといった，わかりやすい要因に加えて，それを深刻化させる要因や，回復を妨げる要因が働いているのだろう.

理解の出発点　155

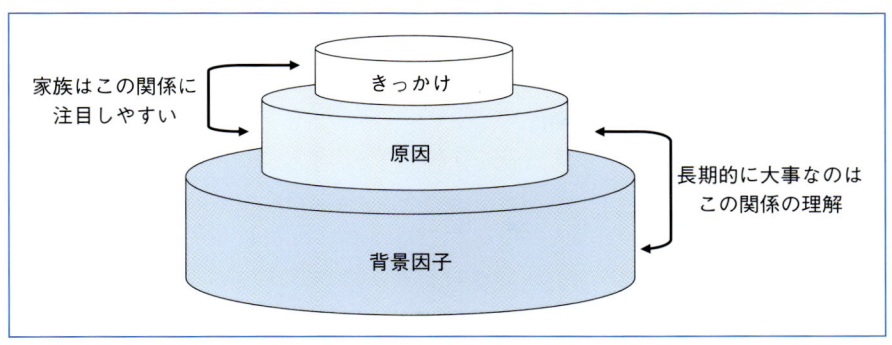

図2　きっかけと原因と背景因子

（家族はこの関係に注目しやすい／長期的に大事なのはこの関係の理解）

　図2では不登校が発生する重層構造として，「背景因子」，「原因」，「きっかけ」の3つを示した．家族や身近な人たちは，「きっかけ」と「原因」，またその関係に注目しがちであるが，支援者は「原因」を丁寧に検討し，本人の生育史や環境をふまえて「背景因子」を導き出すことが求められる．
　では，「進級してAという仲良しが別クラスになった」ことをきっかけに不登校になった小学校高学年の女児を例に，原因や背景因子について考えてみよう．
　この子どもの場合，不登校の原因は「新しいクラスメートになじめないこと」となりそうだが，それだけでよいだろうか．このエピソードについて母親に聞きたいことは山ほどあるが，そのうちのいくつかを例示しよう．

質問例1：Aとの関係を尋ねる
　「Aさんはどのような性格の方かご存じですか？　お嬢さんと同じようにおとなしいお子さんですか」，「Aさんとお嬢さんはどんな関係だったですか？　ひょっとして，Aさんがお嬢さんの世話役だったとか？」

質問例2：A以外のクラスメートとの関係を尋ねる
　「昨年度，Aさん以外の子と遊んだり話すことはできましたか？」，「Aさん以外の子から，お嬢さんはどのように見られていましたか？　ちょっかいをかけられたり，意地悪されたりすることはなかったですか？」

質問例3：家族と離れるときや人前に出るときの態度を尋ねる
　「修学旅行とか家を離れる学校行事は苦手でしたか？」，「運動会や学芸会はどうでしょう．練習から嫌がっていませんでしたか？」

質問例4：大人との人間関係を尋ねる
　「これまで学校の先生との関係はうまくいっていましたか？」，「苦手なタイプの先生がいましたか？　たとえば声が大きな先生が苦手だったというようなことはありますか？」，「先生に叱られたことをいつまでも気にしていたことはありましたか？」

　これらの質問を通じて，新しいクラスになじめないことの背景に，その子どもの生

来の刺激過敏性や対人相互交流の苦手さがありそうなら，何らかの発達障害を想定した質問や介入が必要になってくるだろう．

次に，成績低下をきっかけに不登校になった男子中学生の例を挙げてみよう．ここでは，先の事例と対比させる意味で，質問を家族関係に絞ってみる．

> **質問例1：成績を気にしていたのは誰かを尋ねてみる**
> 「お母さんは，いわゆる教育ママって感じで，結構うるさく言っていた方ですか？」，「ご両親よりも，おばあちゃんの方がうるさいんですね？」，「誰も勉強しろって言わないのに，本人が独力で頑張っておられたんですか？」
> **質問例2：本当に成績低下だけが原因か，他に原因がないか尋ねてみる**
> 「ご本人が成績にこだわっていたのは何か理由があるんですか？」，「ふつう，…というか一般的に成績の低下だけで，学校に行きにくくなるとは思いにくいんですよ．そのあたり何か心当たりはありませんか？」
> **質問例3：家庭の雰囲気について尋ねてみる**
> 「少しうかがいにくいことですが，今のお話からすると，お家ではお母さんも子どもさんも，いつもお父さんの顔色をうかがって過ごしていたように思うのですが」，「子どもさんが学校に行かなくなって，お父さんはどのように反応されましたか？」

この中学生は，家庭が常時緊迫しているために，学校へ過剰適応することで，なんとかメンタルヘルスを保っていたのかもしれない．とすると，この子どもの不登校の背景因子は，家庭に安全保障感が欠けているために，休養や健全な弛緩が得られないこと，と表せるかもしれない．

表1にしばしば発見される不登校やひきこもりの背景因子を挙げた．

子どもの不登校の背景に，実にさまざまな人間模様が浮かび上がってくるわけだが，原因と結果を取り違えないように気をつけなければいけない．たとえば「夫婦仲が悪いので子どもが不登校になった」という第3者の発言をしばしば耳にするが，「子どもが不登校になって夫婦仲が悪くなった」のかもしれない．

表1　代表的な背景因子

主として本人に起因する因子
・知的障害を含む発達の不均衡
・学習障害や広汎性発達障害などの発達障害
・内因性の精神科疾患の発症
・発見しにくい身体疾患
主として家族に起因する因子
・虐待も含む不十分な養育環境
・両親間など，家族同士の不和や暴力
・（祖父が強大で父が弱いなど）世代間のバランスの悪さ
・親やきょうだいの反社会的行動や精神科疾患

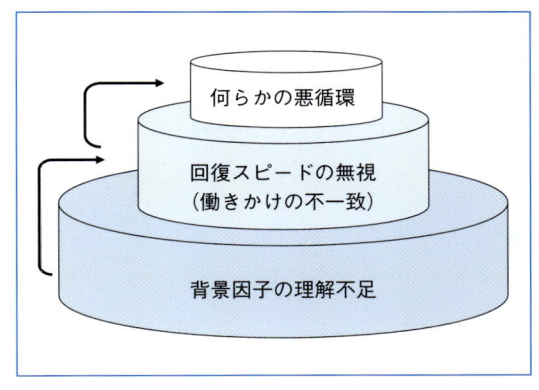

図3　回復を阻害する要因

働きかけの出発点

1｜回復を阻害する要因を見出す

　不登校そのものは続いてはいるが，初期には自室に閉じこもって布団をかぶっていた子どもが，数週間経つうちに堅苦しさがほぐれ，数か月後には家の中では母親とふつうに会話もするし，夜間など時間と場所さえ選べば家族と外出できるようになっていけば，まずまずの経過として，診察医も焦ることはない．

　しかし，一定の月日が経っても自室への閉じこもりに変化がなかったり，暴力的な行動が増えてくる場合には，不登校やひきこもりの回復を阻害する要因が働いているとみなければならない．

　図3では「回復を阻害する要因」として，「背景因子の無理解」と「回復スピードの無視」，「何らかの悪循環」の3つを示した．大抵，これらの要因は相互に関係し合っており，突き詰めれば背景因子の無理解というところにたどり着くだろう．

> **質問例1：背景因子の無理解について**
> 　「ご家族の中で，よくも悪くもご本人を一番刺激して，興奮させてしまうのはどなたでしょうか？」，「誰のどのような行動の後に，ご本人は機嫌が悪くなりますか？」，「今でもおじいちゃんは『清潔や不潔にこだわる』のは気持ちの問題で病気ではないと言い続けておられますか？」
>
> **質問例2：回復スピードの無視（働きかけの不一致）について**
> 　「私からすると，ご本人は少しずつよい方向に変化していると思うのですが，ご家族はどうでしょう？　今のままじゃダメだと思っておられる方もいるでしょうね」，「お母さんやお父さんとしては現状で構わないと思っているのに，学校の先生が『早く登校させてください』と急かすわけですね？」
>
> **質問例3：何らかの悪循環の存在について**
> 　「お話をうかがうと，ご家族の中でこのような（紙に書いて示す）悪循環が起きてい

るように思えるのですが，いかがでしょう？」，「お母さんがご本人の機嫌を気にして，ご本人の要求を呑めば呑むほど，お父さんのご機嫌が斜めになってしまうわけですね？」

2 | 代表的な悪循環

最もシンプルな悪循環は，図4に示すように，結果が原因を生んでいる場合である．たとえば「不登校が続くこと」で「本人の自己評価が下がり」，ますます「学校に行けなくなる」というのが，端的な例である．

そのほか，図5や図6に示すような悪循環が，しばしば観察される．

図6の悪循環は，本人の心理機制が含まれている悪循環なので，来談している家族の理解を得るには，手引きとなるような書籍を紹介したり，パソコンでプレゼンするなどの工夫が必要であろう．

説明例1：強迫の説明

「こだわればこだわるほど，余計に気になるってことがありますよね？　たとえば机の上をぴかぴかに磨き上げたら，髪の毛一本でも気になるでしょう？」

説明例2：母親巻き込みの説明

「お母さんを独占されると，お父さんも少しは腹が立ちますよね．それもあって，本人はすごくお父さんが怖くなっているわけです．だからお父さんを避けるのですが，避ければ避けるほどイメージが膨らんで，本当は恐ろしくもないお父さんが化け物みたいに感じられるのでしょう」

説明例3：孤立とその弊害の説明

「誰かが家に来ると叱られたり，自分が大事にしているものを損なわれると思うんじゃないかな．さっきのお父さんと同じで，他人がますます怖い存在，迫害する存在

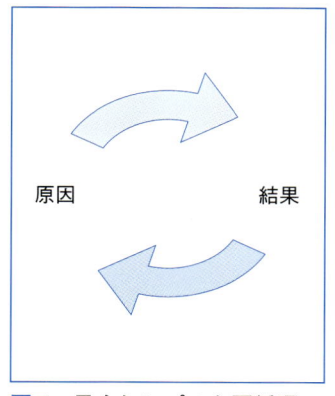

図4　最もシンプルな悪循環

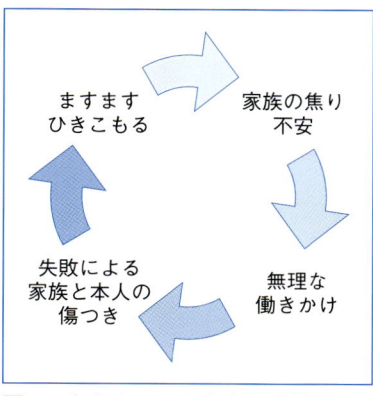

図5　家庭内での出来事の連鎖例

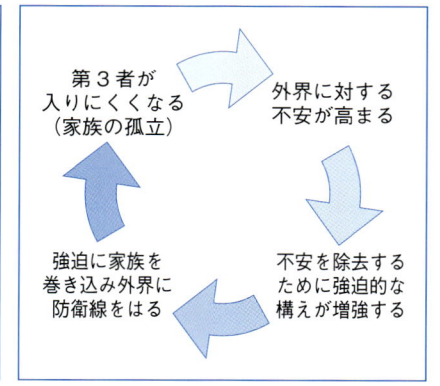

図6　不安と強迫と孤立の連鎖

> に思えてくるのでしょうね」，「結局，ご本人はお母さん以外の人には会えなくなってしまい，好きだった趣味の活動もできなくなっちゃってますよね」

こうした強迫や暴力から生じる巻き込みや孤立から悪循環が生まれている事例の場合は，母親との1対1の面談だけでは対処しきれない．

入院が可能な病院のスタッフや，訪問が可能な地域の保健師などを交えたケース会議を開催し，こうした子どもがいる家族を地域の中で孤立させないことが肝要である．

3 | 下手な働きかけが下手とはかぎらない

ここまで書いてきて，筆者はちょっと心配になってきた．「本書を読んで読者が頭でっかちになったらどうしよう」．

働きかけに失敗は付物である．筆者も失敗ばかりして学んできたし，誰かが失敗してくれたおかげで，わが身が傷まずに子どもが理解できるようになったこともあった．

たとえば，家庭訪問をしていた担任教師が「明日から来い」と強く誘いをかけたため，本人が部屋に籠城してしまったり，父親が「いい加減にしたらどうだ」と怒鳴った結果，壁に穴が開く，といったことがしばしば起きる．こういう現象が起きると，「（教師の，父親の）登校刺激が悪かったんだ」という解釈が行われる．その解釈は間違ってはいないかもしれないが，人間の自由度も奪っている．むしろ，どのように手を出してよいかわからず，皆が総すくみ状態になっているところに，こんな風に「悪役」を担ってくれて，ありがたいと思えないだろうか．

子どもが不登校になって困ることの1つに，周囲が子どもを腫れ物扱いし，ご機嫌とりをしてしまうことがある．子どもを「何かについて[注4]」これ以上傷つけてはならないが，かといって人は傷つかずに人生を送ることなどできない．子どもは誉められて育つというが，叱られていないと誉める効果も薄れよう．「怒り」を奪われれば，「もっとつまらないこと」で怒りたくもなるだろう．

筆者は，図5や図6で示される悪循環や孤立は何とかしたいけれど，結果として「登校できる」ことについてはあまりこだわっていない．だから誰かが「登校させよう」として（それが暴言や暴力を伴うなら論外であるが），ますます登校しにくくなっても，それはそれでよいと思っている．「そんなに目くじらを立てて」登校させなくとも，「まあ，登校してくれたら儲けもの」くらいの意識で事態を観察しないと，本質を見失ううえ，当事者の対立構造に巻き込まれたりするからだ．

注4)：それが「どのような点」なのかわかるのに，たちどころにわかる場合もあるし，10年近く時間がかかることもある．

本章を終えるにあたり，再び，冒頭の議論に戻ろう．

不登校の子どもの中にも，ひきこもって「いない」子どもがいる．

話しかければ答える．テレビを見て笑い，きょうだいから責められるとふてくされる．遅くまで寝ているが，親が帰宅すると昼ごはんを食べた跡があるなど，何かをしている．訪問してくる先生には（人を選ぶけれど）会うし，「勉強したい」などと期待させるようなことを言う．

親や教師から見ると不思議である．どこもおかしくない．むしろ明るいくらいだ．これだったら，学校に行けそうなものだ．

ところがそうではない．

少し無理をして登校させる．その日だけ，あるいは数日は登校する．しかし，やはり行けなくなる．何かが陰り，暗くはないが，もう明るくない．

こうした子どもの明るさとはどういう明るさだろう．

家庭では点るが，登校すると消える電球の明るさだろうか．昼には見えない月や星の明るさか．静かな夕闇を得て浮かぶ蛍の明かりか．

1人ひとりニュアンスは違うが，学校に「行けなく」なり，やがて「行かなく」なって，初めて明かりが灯る子どもがいることを，精神科医はもちろん，大人たちは知っていなければならない．

このことは学校が悪いとか，最近の若者は弱いとか，家庭の教育力が低下しているなどの善悪論や道徳とは関係のない，単純な現象だと筆者は思っている．

つまり，何かができない人は必ずいて，それにこだわっている間は，その他のことは見えにくいということである．その他のことが見えないと，その他のことをなすことも難しい．結局，そのことも，その他のことも，どちらもできないのである．

●参考文献
・小林正幸：不登校児の理解と援助―問題解決の予防とコツ．金剛出版，2003
・齋藤万比古：不登校の児童・思春期精神医学．金剛出版，2003

（塚本千秋）

第10章 摂食障害の診方

　一般精神科医にとって摂食障害は「治療の難しい疾患」というイメージがあると思われる．確かに精神科病院で治療を受ける摂食障害例は，さまざまな行動の問題を伴う例が多いだろうから，苦手意識を持つのも無理はない．だが，総合病院の外来では軽い摂食障害は非常に多く，いまや摂食障害は若い女性にとっては，統合失調症やうつ病などに次ぐ精神科の「common disease」と言ってもよい．そういう意味で，すべての精神科医が摂食障害に対応できる必要がある．そして，軽症例では保存的な通院治療でも軽快や治癒に至る例も多く，受診せぬまま自然治癒に至る例もかなり多いのではないかと思われる．そういう意味で摂食障害は，強力な介入を要する重症例から，自然治癒を誘導できる軽症例まで幅が広いことが大きな特徴である．

● ミネソタ実験

　第2次世界大戦中に米国ミネソタ大学において飢餓実験が行われた．実験の被験者となれば兵役が免除されるという条件に100名以上の男性が集まり，身体的にも精神的にも高水準で健康だとされた36名が被験者として選ばれた．まず3か月間，通常の食事を摂る観察期間を設け，次に食事の摂取カロリーを約半量にする生活が6か月間行われた．そして，3か月かけて通常の食事に戻していくリハビリテーション期間が置かれ，最後に食事量制限を解除して3か月の観察が行われた．36名中32名が最後まで実験に参加できた．

　摂取カロリーが約半量とされた6か月間で半飢餓状態に置かれた被験者たちは，平均して25%の体重減少を認め，基礎代謝の低下に伴う徐脈や低体温などの，飢餓への反応として当然の身体的な変化だけでなく，精神的にも大きな影響を受けた．まず，食事に対する関心が異常に高まった．台所用品を買い集めるようになる者も数名現れた．さらには，古本，不必要な中古の衣類，骨董品，その他，がらくたなど，食物と無関係な物品にも買いだめの対象は拡大した．このような物を備蓄する傾向は，餌を奪われたネズミにもみられるといわれている．食事への興味は実験後も続いた．食習慣については，さらに顕著な変化がみられた．食事に2時間も費やしたり，食べ物と遊ぶ態度がみられた．塩や香辛料，珈琲やガムなどの嗜好品の使用量が極端に増えた．さらには，ベッドでの隠れ食いや，盗食，ついには残飯の生ゴミをあさろうと

する者も現れた．

　食事制限が解かれると，多くの者が過食に陥った．中には1日8,000 kcal以上も食べてしまう者も数名現れた．大量に食べても彼らは空腹を訴えた．過食嘔吐を繰り返す者もいた．重度の焦燥，不安，うつ，注意集中困難，社会生活や対人関係からの引きこもり，異性への興味の喪失などがみられ，気分高揚と落ち込みが交代する者もいた．イライラして怒りを爆発させることや，逆に無気力，無感動も当り前のこととなった．食べ物とは関係のない物を万引きする者も現れた．さらには，自殺念慮や自殺企図に及ぶ者，精神科に入院する者などが現れた．正しく兵役免除に匹敵するほどの苦難に被験者たちは出会ったと言える．

　このように，このミネソタ実験は多くの示唆を私たちに与えてくれる．摂食障害に特有の精神病理だとみなされる食行動異常や精神症状，問題行動のほとんどがみられている．健常人も飢餓状態に置かれると摂食障害と同じ思考や行動上の問題が起こりうることをミネソタ実験は教えてくれる．ミネソタ実験は摂食障害を考える際の原点だと筆者は考えている．

● 身体の悲鳴

　摂食障害の身体症状にはさまざまなものがあるが，そのほぼすべては飢餓状態そのものの症状であるか，飢餓に陥ったことに対する当然の「正常な」反応であるか，拒食や体重を減らそうと本人が行う行動の結果であるか，そのどれかである．飢餓状態に対して身体は言わば「省エネ運転」を始める．エネルギー消費を司っている甲状腺ホルモンの分泌を抑える．体温を下げ，心拍数を下げ，血圧を下げ，造血を抑え，体温を保持するため多毛（産毛の密生）となったりする．飢餓が進むと，心電図異常や心不全，貧血や出血傾向，肝機能障害，腎機能障害，脳萎縮なども起こる．そして最後には死に至りうる．食べて吐くとか下剤を乱用して低体重を維持しようとすれば，低カリウム血症などの電解質異常が起こり，これが致死的な不整脈の原因にもなりうる．骨のカルシウム分は徐々に低下して老人と同様の骨粗鬆症が起こり，これは摂食障害から回復しても長期に後遺症として残ると言われている．

　これらの症状や検査データを前にした筆者には，病気の症状というよりも，身体の「悲鳴」が聞こえてくる．表現は悪いかもしれないが，頭という御主人様に虐待されている奴隷としての「身体」の悲鳴が聞こえてくる．御主人様に文句を言ったり反抗したりは一切せず，ひたすら耐え，御主人様の命令に従い続ける身体が見えてくる．そして，どんなに虐待を受け続けても，死ぬまいとする涙ぐましい努力，それでも生き続けようとする生命力が見えてくる．

　身体の悲鳴は，身体だけでなく言葉を通じても聞こえてくる．「食べないくせに，料理だけは強く興味を持って本を読んで色々と作る」，「考えたくないのに，食べ物のことばかり考えてしまう．したいことに集中できない．食べ物のことばかり考えるのでイライラする」などと本人や家族が訴える言葉は，筆者には悲鳴に聞こえる．症状

でも何でもなく，生物として当然の悲鳴である．

しかし，頭による弾圧に身体が屈した状態はそう長くは続かない．いずれは，「眠れる身体」が目を醒ますときがやって来る．

自然経過

摂食障害は神経性食思不振症(anorexia nervosa：AN)と神経性大食症(bulimia nervosa：BN)に分けられ，それぞれに特徴があるが，両者を別物のように扱うことは筆者はしておらず，1つの経過の中で理解するようにしている(図1)．

まず発症は，多くの例でストレスに対する受動的な反応としてではなく，何らかの困難に対しての積極的な対処行動として始まる．思春期の男子が何らかの困難に対して，屈強な肉体に憧れて筋トレを始める心性に似て，思春期の女子は「やせる」，「ダイエットしてみる」という行動で事態を乗り切ろうとする．多少でも減量に成功すれば，それは患者にとって大きな自信や励みとなる．「勉強やスポーツ以上に，やっただけの結果が出て嬉しい」，「自分は何の取り柄もない人間だったけど，やせて初めて自信が持てた」と語る患者は少なくない．それ故，もともと自分への自己肯定感が乏しかった例ほど，減量の魅力から離れることは困難になる．

本人の思惑通りに体重が減りつつある時期は，本人にとって最もよい時期である．家族が何を言おうが，それは耳に入らない．以前からの自己不全感や自信のなさを払拭してくれることを「治そう」などと考えもしない．だが，体重が下がれば下がるほど，それに満足するどころか，やせや食事へのとらわれや，頑固さやイライラ感などが一層強くなっていく．そして体重が身体的な限界に近づくと，生体の本能としての摂食衝動が発動の準備を始める．それはわけもなくイライラしたり，食べると止まらなくなりそうな感覚として現れる．そして遂にある時点で堰を切ったように食べ始め

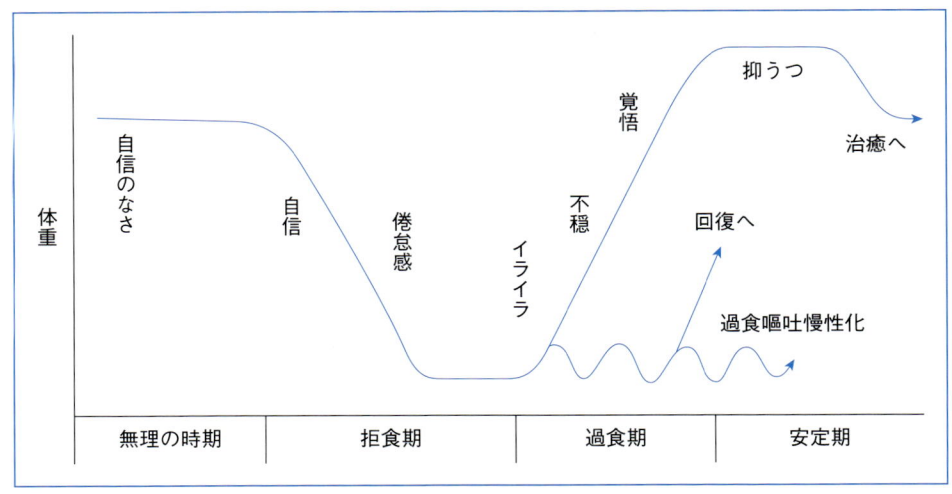

図1　摂食障害の経過
〔精神保健福祉士養成講座編集委員会(編)：精神保健福祉士養成講座 1—精神医学．中央法規出版，2007より〕

る，すなわち過食の状態に入る例が多い．しかし，この時点での過食は生理的なものともいえ，身体からの声に耳を貸し，体重増加を仕方ないものとして何とか受け入れられると，元の体重を超えてしばらくした時点で，過食は収まる．そして，体重が増えるに従い，やせや食事へのとらわれはむしろ軽減していく．

身体の悲鳴への傾聴と体への権限委譲，つまり体重増加への覚悟が不十分だと，元の体重をかなり超えないと過食が収まらない場合もある．しかし，過食が収まり，やせを必要としない人生が回り始めれば，やや時間をかけて元の体重に戻っていく．

だが，体重増加が受け入れられず，嘔吐などで低い体重を維持しようとすると，過食嘔吐が慢性化するパターンに陥りやすい．過食嘔吐の時期が続いた後でも，体重増加を受け入れられると，この回復過程に入りうる．治療早期でこの治癒過程の過食期に入り，数か月の経過で軽快し治癒していく症例が多い一方，慢性的な過食嘔吐を数年以上続けている例もときにみられる．慢性例では，過食嘔吐が本人の唯一のストレス解消法となっていて，これを手離せなくなってしまっている例も多い．このように摂食障害の経過はそのどの時点においても慢性化しうる．そして，どの時点の慢性化からも回復軌道に戻りうる．

● 治療導入

摂食障害は症状の軽重にかかわらず基本的には上記の経過をたどると筆者は考えている．したがって，治療指針は上記の経過を軽い症状で経過させ回復に導くことである．だが実際には最初の治療導入からして苦慮することが多い．命の危険が迫っているのに本人の病識や治療意欲が乏しく，治療や入院を拒否するすることが少なくないからである．「体重が減って，体が危ない状態になっている．このままでは命も危険になってくる」という説明でも，ある程度の理解が得られる事例もあるが，病識が乏しい例では疾患についてのかなり厳しい説明も必要となる．

1 | 疾患の説明

患者と家族に摂食障害について説明する．典型的な経過を説明したうえで，慢性例や重症例についても説明する．やせの効用についても説明する．やせが本人にいかに自信を与えるか，やせがいかに多くの心理的な苦しさを消してくれるか，なども説明する．本人が心理的問題を自覚していない場合でも，治療の途中で身体的な問題に代わって心理的な事柄が悩みの中心になっていくであろうことも伝える．病識が乏しい場合には，「今はやせてるだけだ，と思うかも知れないけれど，この状態が続くと命が危険であるだけでなく，体重と食べることだけに囚われた人生になってしまいます．実際，『体重と食べること以外，学校も仕事も，友達も家族も，そんなものもうどうでもよくなった』と言って，冷蔵庫の前で人生を過ごす人もいます．人生を棒に振ることになりかねません」などと話すこともある．

2 | 現在の状態の説明

　この疾患の怖さを知ってもらったうえで，経過の中での現在の患者の位置を説明する．身体的危機状況も説明する．徐脈については自分で脈を触れてもらい，母親の脈と比べてもらうのもよい．胸部X線上の滴状心は実際にX線写真を見せる．特に脳萎縮はCTやMRIを見せて説明する．身体的危機については無頓着な患者が多いが，脳萎縮の説明は耳を傾けてくれる．「あなたの脳は萎縮の程度からすると，80歳くらいでしょうか．やせによる脳萎縮は物忘れのような症状は出にくいのですが，思考に柔軟性がなくなり，考えの視野が狭くなり，頑固になり，イライラする，楽しいことが考えられなくなる，余計に体重に囚われる，といった形になります」などと説明する．ただこれらの説明は，患者が強いショックを受け逆に治療の妨げになる場合もあるので，患者によって程度を加減する必要がある．

3 | 治療の同意

　上記のような説明を行い，治療を説得する．この説明と納得がその後の治療の行方を左右する．「命が危ないという説明はあちこちで聞き飽きた」，「先生は私をいじめる」などと反応する者も多い．「この病気が治るとは，食や体重に囚われた生活から自由になり，勉強でも，部活でも，遊びでも，自分の好きなことができるようになることです」とか，「他の患者さんも『やせている方が元気．今のままがいい．体重が増えるなんて絶対イヤ』とみんな言うんだけど，『じゃあ，今のあなたは幸せですか．今の自分が好きですか』と尋ねると，そうですって言う人はいません．でも治療を受けて，この病気が本当に治った人は，『今，好きなことに熱中していて，私，幸せです』とか『自分で自分を好きだと思えるようになりました』とか言われたりします．私もあなたにそうなって欲しい」などと話したりする．強硬に治療を拒否する例でも，どこかで「治りたい」と思っていることに留意する．説得がすぐに功を奏さなくとも，「今の状態をとても幸せなよい状態だとはあなたも思っていないでしょう．あなたの中にも『治りたい』という気持ちがあると思います．それは私は応援します」，「あなたは『大丈夫』と言うけれど，あなたの体は『助けてくれ』と言っています．体は悲鳴を上げています．医者である私にはその悲鳴が聞こえます．あなたにも体の悲鳴が少しずつ聞こえるようになってくると思います」などと告げることもよく行う．

Refeeding 症候群

　天正9年(1581年)，秀吉は鳥取城を包囲し兵糧攻めにした．城兵と農民合わせて4千余名が篭城したが，3か月後には餓死者が続出し，ついには城内は死人の肉を奪い合って食べる飢餓地獄に陥った．これを見かねた城主の吉川経家が降伏して切腹することで戦いは終わった．しかし，解放された者たちに秀吉軍が食事を与えたところ，

体が弱った状態で急に食べたために多数が頓死した．頓死者数は過半数に上ったともいわれている．第2次世界大戦においても，捕虜などの飢餓状態にあった者が解放され，直ちに十分な食事が与えられたところ，心不全など急速に全身状態が悪化する者が多数現れ，死亡する者もしばしばみられた．

この現象は，その後に多くの動物実験で研究され，また高カロリー輸液が普及した際にも死亡例が報告される中で，低リン酸血症を主とした病態と認識され，refeeding症候群と呼ばれるに至っている．昔から，絶食や断食の後の復食は急にたくさん食べないようにとよく言われるのは，このrefeeding症候群が起こる可能性があるからである．

近年では飢餓状態の患者に対するカロリー投与は慎重になされるようになったため，治療による重篤なrefeeding症候群の報告は稀となった．しかし，外来通院中や入院中であっても，拒食から過食に転じた場合などは起こりうる．身体的症状だけでなく，せん妄のような精神症状も起こりうる．refeeding症候群は，単にリン酸欠乏だけでなく，カルシウムやマグネシウムの欠乏，ビタミンB群をはじめとしたビタミン欠乏，急激な糖代謝という代謝上の問題，急激な細胞外液の増加などの体液組成の問題など，幅広い病態と考えられている．

refeeding症候群の予防と治療は，摂取カロリーを制限し，リン酸を補給することである．高カロリー輸液によるウェルニッケ脳症や代謝性アシドーシスも報告されているので，ビタミンB群，特にB_1も十分に投与すべきである．マグネシウムの潜在的欠乏にも留意する．リン補給源としてはミルクが優れており，1,000 mLにリン1 gを含む．筆者はリン1.5 mg/dL以下なら非経口投与の適応と考え，補正用リン酸二カリウムを点滴に加えて使用するようにしている．下痢がなければ，酸化マグネシウム内服の形でよいのでマグネシウムも補充する．

● 身体を通した精神療法的治療

先に触れた回復過程としての過食期は，いわば本能によるものであるから，この過食そのものを止めようとすることは，人間の本能や生理機能と戦うことになる．refeeding症候群や急性胃拡張などの合併症を避けながら，体重が増えつつあれば多少嘔吐をしてもよいから，この本能に従う必要がある．多少は抵抗してもよいが結局は勝ち目のない「負け戦（いくさ）」であることを本人に説明し，納得してもらう．筆者は「ウルトラマンと戦う怪獣みたいなもの．最後は負ける．それが治る道」などと説明している．数年間にわたって抵抗する戦争を続けたとしても，勝利はなく，残されるのは荒廃した国土（生活）だけである．とことん戦っての玉砕よりも，名誉の撤退を勧める．国民（人生）の将来を考え「耐え難きを耐え，忍び難きを忍び」，無条件降伏を覚悟してもらう．戦争の勝ち負けよりも戦後復興の利を取ってもらう．摂食障害を「やせようとする頭」と「食べようとする体」との戦いと考えたとき，患者は頭の完全勝利を求める．しかし頭の完全勝利は何を意味するか？　それは「死」を意味する．

精神科に限らず,「頑固で難治な症状」とは実は,生物としての,人間としての正常なメカニズムである場合であることが少なくない.病気を治そうとして,病理ではなく生理,つまり正常なメカニズムと戦ってしまっていないか,私たちは常に注意する必要がある.

　「眠っていた君の体がやっと目を覚ましたんだと思う」,「体というものは,弾圧すればひどく反抗して暴れることもあるが,こちらが譲歩して任せれば,こんなに頼りになる味方はない」と説明することもある.「今は自分の体を違和感ある困った暴れ者と感じるかもしれないが,やがてあなたの一部としてあなたを支え助けてくれるもの」と説明することもある.「頭で体を支配しコントロールし続けるのはこれまで散々行い,もう疲れ果てたのではないですか」と労をねぎらうこともある.

　ただ,過食期は患者に強い不安を惹起するので,患者が変化を受け入れられるかどうかは,身体変化に応じた精神療法的な支持が十分になされるかどうかにかかっている.必要に応じて薬物の助けも借りる.抗不安薬や抗うつ薬だけでなく,必要に応じて抗精神病薬や気分安定薬も使う.

　以上述べたように,身体に任せた自然な経過を受け入れれば摂食障害は治っていく,と筆者は考えている.治っていこうとする身体の自然な過程の邪魔をしなければ,自然に良くなっていくと言ってよい.しかし実際にはこれが簡単ではない.

　この身体の声をなかなか認めたり許したりできないのは,本人には本人なりの,理想,こだわり,信念などがあるからである.これを笑うことは簡単だが,私たちも本人たちの立場に陥ったら同じようになるだろう.一見健康そうに暮らしている私たちも,いったん飢餓の状態に入ったら,抜け出すことは容易ではないことはミネソタ実験が示しているのだから.

　やせによる充実感,万能感はそれを味わうとそこからの離脱は容易ではなく,これは覚せい剤や麻薬による薬物依存にすら似ている.薬物依存とまで言わなくても,何かで成功して大金持ちになった人が,再び貧乏で単調な生活に戻るときのような不安や寂しさがある.その寂しさへの配慮が治療者には必要である.

　拒食と過食の過程を通じて,私たち治療者が行うべき重要な役割の1つは,身体の代弁者であり続けることである.特にやせた状態での過食衝動は,病気でも病理でもなく,「治りたい」,「これから治り始めるけどよろしいか?」という身体からの声である.「体は治りたい,と言い始めているけど,治り始めても大丈夫?」と患者にはっきり問うこともある.その時点になって,「治りたいけど,治るのは怖い.治りたくない」とか「治るからもう少し待って」と述べる人も少なくない.「治る覚悟を決めるためにもう少し猶予が欲しい」のであればしばらく待ってもよい.だが周囲がこれを理解せず,「治りたくないなんて,わけがわからない.何を言っているのか?」と考えてしまい,本人の気持を支えることができないと,本人は「治りたいし,治そうとしているのに治らない」という元の認知に戻ってしまう.「治りたくない」とか「自分のペースで治るから,もう少し待って欲しい」とはっきり言うようになった人は,むしろその後の経過は良好な形になりやすい.

以上述べて来たような視点や覚悟が持てたなら，進路は身体が示してくれる．筆者は特別なことをしているつもりはない．筆者は身体の意見を聞き，身体が示す進路や方針を理解し，それを本人に伝える．「次はこういう方針で治っていきたいと体は言っているけどいい？」と．代弁者であり，伝令と言ってもよい．方針や進路は身体が教えてくれる．本人に身体の声がわかり始めたら，筆者は必要でなくなる．「体はあなたの主治医であるとともに，今後もずっとあなたの人生の味方です．普段は文句も言わず，ひたすらあなたに従うけど，ここぞというとき，怖いけど頼りになる存在として姿を現します」と話し，途中から本人と家族に回復過程を任せることもある．本人が自分の身体を信頼できるようになるに従い，仲人である筆者の役割は小さくなっていく．

行動療法

　やせが強い時期は，体重や摂取カロリーの増加に応じて行動制限を緩和して行くような，行動療法的な治療を行なうことがよく行なわれており，何となく「食べましょう」というような対応に比べるとかなり有効である．ただ，行動療法的な枠決めばかりを前面に押し出した治療を続けると，患者と治療者側とのバトルのような治療になってしまいやすく，治療が進まないことになりやすいので注意が必要である．行動療法的治療であっても，それが上手な治療者は，枠決め的対応と並行して，患者に対して適切な心理的支持を行い，「体重だけ増やされて傷ついた」と患者が感じないような精神療法的対応をちゃんと行っている．

治療後半の精神療法

　治療の初期には，「やせてもいないし病気でもない」とか「過食さえ治してくれればよい」と言うことも多く，いわゆる精神療法的な話にはなりにくい．何らかの心理的問題として本人が悩むようになれば，かなりの前進といえる．特に過食期には不安が強いため，支持的な対応が欠かせない．「どうすれば，やせにすがりつかなくても生きて行けるか」が話題になれば，治療は後半戦となる．やせが治るだけで，ほぼ治癒して行く例も多い一方，やせがほぼ治ってからが本当の治療となる例も少なくない．本人だけでなく，家族面接や家族へのサポートが不可欠である．ただ，家族への関わりは，家族を悪者にすることがないように注意せねばならない．
　治療が後半戦に入ると，「治ることへの不安」が治療における重要な話題の1つになる．患者からは言い出しにくく，この不安を意識しないままだと治療が途中からこじれることが少なくないので，治療者から「みんな感じることなんだけど」と話題を振ると良い．その不安は当然のことだからと支持し，当面は大事にするよう伝える．この不安を大事にすることで，病気によって多くのものから守られて来たことも患者は理解するようになる．「治りたくない．体重が増えて，体が心配なくなったら，もう

治った，もう来なくてよいって，先生は言うんでしょ？」という患者の言葉を何度も聞いたことがある．「体重が増えて身体的な危機が去った時期は，自分を守ってくれるものがなくなってしまう時期であり，精神的には一番しんどい時期です．治療においても最も重要な時期です．この時期こそ，十分な治療が必要な時期です」と説明する必要がある．

　摂食障害の回復過程は，頭が支配しコントロールする対象でしかなかった「身体」が，「自己に統合されてゆく過程」だといえる．それは「視床下部が大脳皮質による不当な干渉から自由になる過程」ともいえるし，「頭が身体と再会する過程」ともいえる．そしてその再会ないし統合の過程の後半は，精神的にとても苦しく心許ない時期となる．本人だけでなく，たとえばそれまで何ともなかった家族間の関係がギクシャクし始めたりする．時間をかけてさまざまな変化を乗り越えていかねばらないケースも少なくない．それにじっくりと付き合うのがわれわれ治療者の役目であろう．「苦しいときに来るのが病院です．あなたが安心できるまで，ここに来たらよい．私は相談に乗る」と筆者は言い続けるようにしている．

● 参考文献
- 西園マーハ文(編)：摂食障害の治療：―専門医のための精神科臨床リュミエール 28．中山書店，2010
- 堀田眞理：内科医にできる摂食障害の診断と治療．三輪書店，2001
- 切池信夫：摂食障害第 2 版―食べない，食べられない，食べたら止まらない．医学書院，2009
- 村上伸治：実戦心理療法．日本評論社，2007

● Further reading
- 水島広子：摂食障害の不安に向き合う．岩崎学術出版，2010
摂食障害の本質を不安に対する対処行動ととらえ，患者の不安を理解し，「安心を提供する」ことの重要性を訴えている．この不安への手当てなしに患者を追い詰めるような治療は，決して奏功しないことを治療者は肝に銘じるべきである．

（村上伸治）

第11章

自傷行為の理解と対応

今日，リストカットをはじめとする自傷行為は，学校保健における主要な問題の1つとなっている．筆者らの調査では，中学生・高校生の約1割が少なくとも1回以上，刃物で故意に自らの身体を切った経験があり[1]，また，中学・高校に勤務する養護教諭の大半に自傷する生徒に対応に苦慮した経験があることがわかっている[2]．

自傷行為とは，自殺以外の意図から，非致死性の予測のもとに，故意に自らに非致死的な身体損傷を加える行為である．たとえば，「つらい気持ちを紛らわせたい」あるいは「誰かにつらさに気づいてほしい」といった意図から，「このくらいならば命に関わることはないだろう」と予測して，前腕の皮膚表面を刃物で切る．こういった行動が典型的な自傷行為といえる．

その意味では，自傷行為は自殺とは異なるものである．自殺が，「耐えがたい，逃れられない，果てしなく続く苦痛」から解放されるための唯一の「脱出口」としての意味を持つのに対して，自傷行為には，怒りや恥辱感といった強烈な感情によってもたらされた混乱を鎮め，意識状態を再統合する機能，言いかえれば，「正気への再入場口」ともいうべき意義がある[3]．ときに「リストカットなんかじゃ死なない」という言葉を耳にするが，確かにこの言葉はあながち間違いとはいえない．なにしろ，自傷行為の目的は，「死ぬこと」ではないわけだからである．しかし，注意しなければならないのは，だからといって，「リストカットする奴は死なない」とは言えない，ということである．

さて，本章では，青年期患者の自傷行為をどのように理解し，どのように対応したらよいのかについて，筆者なりの考えを述べさせていただく．

● 自傷行為の理解

1 | 自殺とは違う

自傷行為をする際の理由として最も多いのは，怒り，恥辱感，孤立感，不安・緊張などといったつらい感情を和らげるためである．実際，自傷行為を繰り返す患者はしばしば次のように語る．「イライラを抑えるために切る」，「切って血を見るとホッとする」，「心の痛みを抑えるために切っている」．あるいは，「死ぬためにではなく，生

きるために切っている」などである[4].

どうやら自傷行為には，「心の痛み」に対する「鎮痛薬」としての効果があるようである．実際，自傷行為におよぶ瞬間，β-エンドルフィンやエンケファリンといった脳内モルヒネ様物質が大量に分泌されている，という報告もあるほどである[5].

2 | アピール的な自傷行為は言われているほど多くない

自傷行為の中には，「誰かに気づいてほしい」，「自分に関心を持ってほしい」といったアピール的な意図から行われるものもある．しかし，多くの援助者が考えているほど多くはない．アピール的な自傷行為を繰り返す患者の多くは，そもそもは周囲に隠れてつらい感情に対照するために自傷行為を繰り返すようになり，途中から2次的にアピール的要素が付加された，という場合がほとんどである．

3 | 自殺の危険因子である

自殺とは違うという説明と矛盾するようだが，自傷行為は自殺と密接に関連している．確かに自殺の意図からリストカットする患者は少ないが，そんな彼らの多くが「死にたい」と考えた経験を持っており，その半数くらいは自傷行為に用いているのとは別の方法で自殺企図を行った経験がある．

事実，英国の研究者が行ったメタ分析[6]からは，10代のときに1回でも自傷行為を行ったことがある人は，10年以内に自殺既遂で死亡するリスクが数百倍に高くなる，ということがわかっている．このことは，自傷行為が中長期的には重要な自殺の危険因子であることを示している．大切なのは，自傷行為とは，「死にたいくらいつらい状況を生き延びるために」行われるものである，ということである．たとえ自傷行為によって一時的に楽な気持ちになったとしても，「つらい状況」が何も変わらなければ，やはり自殺のリスクは高いままなのである．

4 | エスカレートしながら死をたぐり寄せる

すでに述べたように，自傷行為とは「身体に痛み」を加えて「心の痛み」を一時的に緩和する試みであるが，こうした対処を繰り返すうちに，自傷行為が持つ「心の痛み」に対する「鎮痛効果」は，あたかも麻薬の効果に耐性が生じるように減弱していく．つまり，次第により強い「身体の痛み」でないと「心の痛み」を抑えられなくなり，自傷はエスカレートしていくわけである．ついには，いくら切っても「心の痛み」が治まらず，「切ってもつらいが，切らなきゃなおつらい」という事態，自分でコントロールできていた自傷行為に逆にコントロールされる事態に陥る[7].

この段階の患者で特徴的なのは，次の3つの現象である．1つ目は，自分の自傷創を写真に撮ってインターネット上に公表したり，自らを「リストカッター」などと称し

たり，自傷によって出た血液で絵を描くといったグロテスクな遊びをする，という現象である．2つ目は，治療効果が減衰した自傷行為で苦痛に対処しようと躍起になるあまり，洋服などで隠れない場所に重篤な傷を負わせてしまう，という現象である．そして最後に，「消えてしまいたい」，「死にたい」というさまざまな程度の自殺念慮が頭をよぎり始め，普段自殺に用いているのとは別の方法で自殺企図に及ぶことがある，ということである[7]．

要するに，自傷行為そのものは自殺とはいえないが，将来の自殺と連続的な関係にある自殺関連行動と理解すべきなのである．

自傷行為のアセスメント

1 | アセスメントのポイント

自傷行為を繰り返す患者の重症度は，必ずしも自傷による身体損傷の重症度とは相関しない．以下の5つのポイントを中心に重症度を評価する必要がある．

(1) 援助希求

自傷後に，そのことを誰かに伝えたり，傷の手当てをしない者は，より深刻な「心の痛み」を抱えており，それが自傷行為の目的でないものの，自殺念慮を抱いている者が多いと言われている．したがって，自傷行為のことを人に話さない，傷の手当てをしない，診察時に傷を見せないといった態度は，精神状態の悪さを反映している．

言いかえれば，自傷行為とは，単に自分の皮膚を切ることだけではなく，自傷後に消毒などの処置も受けないことを含めた行動なのである．したがって，自傷の告白や処置を求めての受診は，「切ってしまったが，それでも自分を大事にしたい気持ちがあった」ことを意味し，称賛に値するものというべきである．

(2) コントロール

傷の深さ以上に，乱雑さや汚さの方が重要である．また，自らを殴る，噛む，壁に頭をぶつけるといった，刃物などの道具を使わない自傷行為，あるいは，服で隠れない身体部位への自傷行為は，きわめて切迫した精神的苦痛の存在を示唆する．強烈な苦痛に圧倒されるあまり，自傷のコントロールを困難にさせ，隠すいとまもなく，原始的な方法で自分を傷つけてしまうわけである．

(3) 行動のエスカレート

複数の身体部位を傷つける（左前腕以外に，右前腕，さらには上腕，太腿，腹部など），あるいは，複数の方法を用いる（「切る」に加えて，「つねる」，「髪の毛を抜く」，「火のついたタバコを押しつける」，「壁を殴る，頭を壁に叩きつける」など）のは，「心の痛み」に対する自傷の治療行為が減衰していることを意味する．少しずつ「消えた

い」，「いなくなりたい」という気持ちが強まっているはずである．

(4) 解離症状（痛覚と記憶）

　自傷行為をする際に「痛みを感じない」という患者ほど，皮肉にも「心の痛み」は強烈であると理解すべきである．これは，解離することで，耐え難い「心の痛み」から意識を遠ざけようとする機制である．さらに，行為の際の記憶がない場合には，より深刻な解離症状の存在を示唆する．「身体の痛み」で強引に「心の痛み」を押し殺して「蓋」をしているうちに，「蓋」の下にある「鍋の中」に，抑えつけられた激しい感情が溢れんばかりに蓄積すると，次第に解離症状が進行・悪化していく．

　ときには一過性に解離性同一性障害 [♪]（多重人格障害）のような症状が出現する症例も存在する．特に，到底統合失調症のようには見えない患者が幻聴を訴えている場合には，こうした診断の可能性も考慮したほうがよいであろう．このような患者では，幻聴は「交代人格」の声を「幻聴」として体験している．いずれにしても，解離状態での衝動的な自殺行動が危惧され，専門医への紹介が必要である．

(5) 自己虐待の多様性

　自傷患者の自殺行動と密接に関連するのは，自傷による身体損傷の程度よりも，むしろ間接的で緩徐な自己破壊的行動が併存しているかどうかである．たとえば，拒食・過食・自己誘発嘔吐といった食行動異常，あるいはアルコールや市販薬などの乱用の既往の存在は，近い将来における重篤な自殺行動のリスクを示唆する．この場合も専門医への紹介が必要である．

2 自殺行動が危惧されるその他の状況・要因

　もしも診察室の中で，「まだ切りたい」，「切り足らない」と憔悴しきった状態が観察された場合には，自傷の治療効果は相当に減衰し，患者自身は強烈な焦燥感に圧倒されていると理解すべきである．明確な自殺念慮が確認できなくとも，自殺念慮者としての対応が求められる．具体的には，キーパーソンと連絡をとって理解と協力を得るとともに，精神科に紹介すべきである．一方，「切っちゃいました」と比較的ケロッとした状態であれば，「心の痛み」に対する治療効果が多少とも残されており，緊急性は低いといえる．十分な信頼関係を構築できれば，通院治療で対応可能であろう．

　なお，自殺の意図から自傷行為に及んでいる場合には，その身体損傷がどんなに非致死的で軽症であったとしても，自殺企図ととらえるべきである．自殺の意図によるリストカットはごく近い将来の再企図の予測因子である[4]．また，性的虐待の既往を

♪ **解離性同一性障害**：心理的ストレスに反応して，一時的に意識活動が不連続となり，周囲から見ると一応まとまりのある行動をとっているように感じられるが，本人はそのことを覚えていない現象を「解離」と呼ぶ．解離性同一性障害は，この健忘を残す行動が普段の人格とは異なる，まとまりを持った別の人格のように見える状態を呈し，その状態に一定の再現性・持続性があるものである．

持つ女性の自傷患者も自殺企図のリスクが高いことを頭に入れておく必要がある．

3 | 過量服薬は危険

　自傷患者の多くが向精神薬や市販薬の過量服薬に及ぶ．過量服薬は手段・方法としてはその致死性は必ずしも高くないが，その依存性，エスカレートする勢いの強さや意識状態への影響という点で，リストカットよりもはるかに危険である[7]．以下にその理由を列挙する．

(1) 強力すぎる「鎮痛効果」

　過量服薬にも，リストカットと同様，「心の痛み」に対する「鎮痛効果」がある．患者は，リストカットによる痛みではもはや苦痛を軽減できなくなり，激しい憔悴と混乱，絶望の中で身動きがとれなくなると，過量服薬に及ぶ傾向がある．過量服薬による強烈な意識変容は，あたかもパソコンの「強制終了」のようにつらい感情を抑え込み，再起動後(昏睡からの覚醒後)にはつらさを解消してくれる．

(2) 周囲を巻き込む力が強い

　しかも，過量服薬は周囲に隠しにくいために，自傷行為以上に家族などの周囲の重要他者を巻き込みやすい，という特徴がある．皮肉なことに，「OD（overdose，過量服薬）騒動」を通じて，崩壊した重要他者との絆が一時的に回復することさえある．そうした副次的効果は強力な報酬となってこの行動を強化し，過量服薬の反復性・依存性を高めていくのである．

(3) 意図が曖昧

　確かに過量服薬には，苦痛の一時的解消という点で自傷行為と共通した機能があるが，自傷行為よりもはるかに自殺企図に近い行動ととらえるべきだと思われる．というのも，過量服薬患者が自殺の意図を否定したとしても，詳しく問診してみると，「このまま目が覚めなければいいと思った」と語る者は意外に多いからである．表1を見て頂きたい．これは，故意に自分を傷つけて救急医療機関に受診した患者のうち，手段としてリストカットのような自己切傷を用いた者と過量服薬を用いた者とで，その行為の意図を比較したものである[8]．表からも明らかなように，過量服薬患者では，自己切傷患者よりも，「死にたかった」という意図を告白する者が明らかに多いのがわかるであろう．

(4) 非致死性の予測が困難

　過量服薬は，致死性の予測が困難な行為である点にも注意する必要がある．過量服薬がもたらす結果は，服用した薬剤の種類，アルコール併用の有無，服用時の体調によって影響されるからである．連日，過量服薬を繰り返している場合には，肝機能は

表1 自己切傷者と過量服薬者によって選択された自傷の動機の比較

行為の説明のために選択された動機	自己切傷者 %(n/N)	過量服薬者 %(n/N)	χ^2	P
つらい感情から解放されたかった	73.3 (140/191)	72.6 (53/73)	0.01	0.91
自分自身を罰したかった	45.0 (85/189)	38.5 (25/65)	0.8	0.36
死にたかった	40.2 (74/184)	66.7 (50/75)	14.9	<0.0001
自分がどれくらい絶望しているか示したかった	37.6 (71/189)	43.9 (29/66)	0.8	0.40
自分が本当に愛されているのかどうかを知りたかった	27.8 (52/188)	41.2 (28/66)	4.1	0.04
周囲の注意を引きたかった	21.7 (39/180)	28.8 (19/66)	1.4	0.24
驚かせたかった	18.6 (35/188)	24.6 (16/65)	1.1	0.30
仕返しをしたかった	12.5 (23/184)	17.2 (11/64)	0.9	0.35

[Hawton K, Rodham K, Evans E:By Their Own Young Hand:Deliberate Self-harm and Suicidal Ideas in Adolescents. Jessica Kingsley 2006〔松本俊彦,河西千秋(監訳):自傷と自殺―思春期における予防と介入の手引き.金剛出版,2008〕より]

低下し,薬物代謝が遅くなり,深刻な意識障害を呈する可能性もある.つまり,過量服薬は,意図や非致死性の予測という点で,リストカットのような身体表面を直接的に傷つける自傷行為とは異なる性質を持っており,通常の自傷行為よりも自殺に近い行動と理解する必要がある.

自傷行為への対応

1│援助希求行動を評価する

まず,「よく言えたね」,「よく来たね」などと,自傷行為の告白や受診,あるいは,傷の手当てといった援助希求行動を評価してほしい[4].自傷行為を繰り返す者は誰でも,困難に遭遇しても誰にも援助を求めない傾向が顕著である[8].また,少なくない自傷患者が,さまざまな虐待やいじめなどの被害体験,あるいは保護者からの価値観の押しつけなどで,長年にわたって「ありのままの自分」を否定・無視されてきた歴史があるだけでなく,誰かに助けを求めた結果,「おまえが悪い」,「頑張れ」,「やられたらやり返せ」と非難され,援助希求に失望した経験を持っている.

2 | 「自傷は駄目」は駄目

　冷静な態度で自傷行為に関して詳しく問診をしてほしい．その際，患者が罪悪感や恥辱感を覚えないような配慮が必要である．

　「自傷は駄目」と決めつけるような態度は避けてほしい[4]．また，「自傷してはいけません」と頭ごなしに指示したり，「もうしないと約束してください」と指切りを迫ったりもすべきではない．また，患者と「自傷は是か非か」といった不毛な議論もしてならない（そんなのは，誰にも答えられないことである．はっきりしているのは，「幸せのあまり自傷する人よりは，はるかに多くの人がつらい感情ゆえに自傷をしている」ということだけである）．

3 | 「引き金」を同定し，小さな良い変化を見逃さない

　次に，自傷に大いに関心を持って，患者とともに自傷衝動の引き金となった状況を分析し（同時に，「絶対に自傷しない」状況も），その知見を参考にして，回避すべき状況を同定し，自傷衝動に代わる置換スキルを一緒に考えるべきである．もちろん，しばらくのあいだ自傷は続くであろうが，必ずそうした「失敗」には小さな進歩（最終的に自傷をしたにせよ，何らかの別の対処を試みたり，自分で傷の消毒をしたり，家族に自傷のことを告白できたり…）が含まれている．それを見逃すことなく絶えず支持・強化し，患者がさらに大きな変化へと挑戦するのを粘り強く励ますべきである．

4 | 患者と綱引きしない

　患者と治療の主導権をめぐって綱引きすべきではない．患者の中には，自傷を手放すことに抵抗する者もいる．中には，「自分はちゃんと自傷をコントロールできている」と，依存症患者さながらの否認を示す者もいる．しかし，意地悪な態度をとったり，呆れたり，怒ったりすべきではない．「つらい状況を生きる」ためにより強く自傷行為に依存している者は，急には自傷行為を手放せないものである．それどころか，「自傷を止めたら自分をコントロールできなくなって，発狂してしまうのではないか？」という強い不安を抱いているものである．

5 | 共感しながら懸念を示す

　たとえ，患者がなかなか自傷行為を手放す気持ちにならないとしても，焦る必要はない．大切なのは，共感しながら懸念を示すことである．すなわち，まずは自傷の持つ肯定的側面—たとえば，「自分なりに心の痛みに耐えようとしているんだね」，「生きるために今は必要なんだね」—を評価し共感を示したうえで，自傷効果の減衰と自殺念慮の出現に関する懸念を伝えることである．たとえば，「あなたは違うかもしれ

ないですが，一般には，自傷を繰り返していると，だんだん同じ痛みでは心の痛みを抑えられなくなってきて，自傷がエスカレートしたり，『消えたい』とか『死にたい』とか考えたりするようになる．あなたがそうなることがとても心配」．不思議なことに，こうした関わりだけでも自傷の頻度が減少することがある[4]．

6 | 問題を同定し，環境を調整する

　患者が現在抱えている困難(自傷行為の原因となっている苦痛)を同定し，その中で介入や調整ができそうなものを探す努力をしてほしい．

　自傷患者は，過去の被害体験の有無にかかわらず，必ず現在において何らかの困難を抱えている．確かに自傷は，被虐待歴や過去のいじめ体験と密接に関連しているが，そうした体験のある人が全員，自傷行為をするかといえば，必ずしもそうとは限らない．自傷行為に及ぶ者は誰でも，家族，恋人，友人といった重要他者との間に何か葛藤を抱えているはずである．患者のそうした困難を同定し，修正可能なものがあれば介入し，環境を調整することは有効である．

7 | 置換スキルを提案する

　「自傷行為をやめなさい」という代わりに，自傷衝動を抑えるのに役立つ，他の健康的な対処方法(置換スキル)を提案し，それを練習したり，実践することを励ます必要がある[9]．以下に，置換スキルの例を列挙しておく．

- 冷たい氷を強く握りしめる
- 手首に輪ゴムをはめて皮膚を弾く
- 腕を赤い水性フェルトペンで塗りつぶす
- 呼吸を整えながら腕立て伏せや腹筋運動をする
- 大声で叫ぶ，家族とカラオケに行く(ただし，絶対に飲酒しないこと！)
- ノートに思いの丈を書いてみる
- ゆっくりと数を数えながら10分以上深呼吸をし続ける
- 気持ちが穏やかになる音楽を聴く
- 料理をする
- 信頼できる人と話す(教師，カウンセラー，医師，家族，親戚，友人などのなかから，自傷を叱責せずに，上記の対処スキルの実施に関する助言をしてくれる相手をできるだけ多くリストアップし，ローテーション表を作成する)

　置換スキルをさせる際には，援助者の「自傷をやめさせようとしている」という強い意図は前面に出さない方がよい．あくまでも，「新しいスキルを学んでほしい」という態度で臨むべきである．したがって，自傷行為をしなかったことを褒めるときよりも，置換スキルの練習をしたり，たとえ結果的に自傷してしまったとしても，置換スキルにチャレンジした場合に，より強く褒めるのがコツである．

8 | 医原性の悪化を避ける

　自傷行為を繰り返す患者に，安易にベンゾジアゼピン系の抗不安薬などの睡眠導入剤を処方すべきではない．酩酊感をもたらしたり，意識水準を低下させる薬剤は自傷行為を誘発させることがある．同じ理由から飲酒も控えるように指導すべきである．特にアルコールに酩酊すると，痛覚が鈍麻し，意図せず致死的な自傷をもたらす危険がある．

　また，自傷患者は人間不信が強く，「ヒトは裏切るが，モノは裏切らない」と思い込んでいるふしがある．それ故，援助者との関係性を深めずに，治療薬という「モノ」に固執する患者は少なくない．実際，自傷患者の中には，精神科医の不適切な治療の結果，向精神薬依存を呈したり，「つらい感情」に対処するために過量服薬を繰り返すようになった者は相当数存在する，という印象がある．

　自傷行為を繰り返す青年が切っているのは「皮膚」だけではない．実は彼らはしばしば，皮膚を切るとともに，「つらい出来事の記憶」や「つらい感情の記憶」も意識の中で切り離し，「なかったこと」にしている．このため，治療開始当初は，自傷行為の背景にある「心の痛み」について，なかなかうまく話すことができない．しかし，正直な告白や援助希求を評価され，失敗に含まれる小さな変化をみつめてフィードバックし，置換スキルへの挑戦を励まされたりするなかで，少しずつ変化するのは間違いない．自傷行為からの回復は，まさに「3歩進んで2歩下がる」といった感じで，ゆっくりと紆余曲折しながら進むのが通例である．

　自傷行為を繰り返す青年と関わる際に忘れないでほしいことが1つある．それは，自傷治療のゴールは決して「自傷しなくなること」ではない，ということである．むしろ大切なのは，援助のプロセスを通じて援助希求能力を伸ばすこと，すなわち，「世の中には信頼できる人もいて，つらいときには助けを求めていい」と知ってもらうことである[4]．

　そのような知恵こそが，将来における自殺予防に役立つ．自傷行為を繰り返す青年の自殺リスクが高いのは，決して自分の身体を傷つけているからではない．つらい状況に遭遇したときに，誰かに相談したり，助けを求めたりせずに，自分1人で解決しようとするからなのである．

●文献

1) Matsumoto T, Imamura F : Self-injury in Japanese junior and senior high-school students : Prevalence and association with substance use. Psychiatry Clin Neurosci 62 : 123-125, 2008
2) 松本俊彦，今村扶美，勝又陽太郎：児童・生徒の自傷行為に対応する養護教諭が抱える困難について―養護教諭研修会におけるアンケート調査から．精神医学 51：791-799, 2009
3) Favazza AR : Bodies under Siege : Self-mutilation and Body Modification in Culture and Psychiatry, 2nd ed. Johns Hopkins University Press, 1996〔松本俊彦（監訳）：自傷の文化精神医学―包囲された身体．金剛出版，2009〕
4) 松本俊彦：自傷行為の理解と援助―「故意に自分の健康を害する」若者たち．日本評論社，2009

5) Coid J, Allolio B, Rees LH : Raised plasma metenkephalin in patients who habitually mutilate themselves. Lancet 3 ; 2 : 545-546, 1983
6) Owens D, Horrocks J, House A : Fatal and non-fatal repetition of self-harm. Systematic review. Br J Psychiatry 181 : 193-199, 2002
7) 松本俊彦：アディクションとしての自傷行為―「故意に自分の健康を害する」行動の精神病理．星和書店，2011
8) Hawton K, Rodham K, Evans E : By Their Own Young Hand : Deliberate Self-harm and Suicidal Ideas in Adolescents. Jessica Kingsley 2006〔松本俊彦，河西千秋（監訳）：自傷と自殺―思春期における予防と介入の手引き．金剛出版，2008〕
9) Walsh BW : Treating self-injury. Guilford Press, 2005〔松本俊彦，他（訳）：自傷行為治療ガイド．金剛出版，2007〕

（松本俊彦）

第4部

子どもの周囲へのアプローチ

第 1 章

療育の基本的視点

　療育という言葉は，わが国の肢体不自由児の父と呼ばれている高木憲次の造語であり，医療と育成を意味していた．現在の用語に置き換えれば，障害のある子(以下，障害児)に対する総合的(医学的，心理的，社会的)ハビリテーション(habilitation)ということになろう．その一方で精神科や知的障害児福祉の世界では，治療を目的とした教育(Heilpädagogik, 治療教育学)の意味で用いられてもいた．現在は，障害児への発達支援の意味で用いられることが多い．本章でも，同様の意味で使用することとする．

　精神科で対象となる主な発達の障害は，知的障害，自閉症(自閉症スペクトラム障害)，注意欠如・多動性障害(ADHD)，学習障害などである．これらの障害のうち以前から療育の対象であったのは，知的障害と知的障害を伴う自閉症であった．1990年代半ばから発達障害(発達障害者支援法による)が注目されるようになり，高機能自閉症(アスペルガー症候群を含む)，ADHD，学習障害など，知的障害を伴わない発達障害が次第に一般精神科臨床の現場でも課題となってきている．これら発達障害を中心に述べてみたい．

● 療育観の変化

　療育とは，発達の支援である．従来は，発達訓練と呼ばれていたであろうか．訓練が支援に変わったのは大きな変化である．訓練は，専門家主体で発達の遅れを促進したり歪み・偏りを治療・矯正し，正常(いわゆる健常)に近づけることを目標にしており，同化と分離・隔離の思想と深く結びついていた．これに対して，支援は障害のある子が主体であり，その機能特性や発達過程に即した援助であり，その子らしく育つことを目標にしている．思想的には統合(inclusion)と共生との結びつきが強い．このような療育におけるパラダイムシフトは1970年代から80年代にかけて起こり，2つの要因が大きく関与している．

　第1は，障害研究と実践(医療も含む)の進歩，ことに，発達心理学と発達精神医学の進歩が，障害児を劣った存在・偏った存在という偏見から解放したように思う．た

　ハビリテーション：新たな機能と能力を獲得すること．これに対し，リハビリテーションは喪失した機能と能力を回復すること．したがって，発達障害療育はハビリテーションである．

とえば，多くの自閉症のある子（以下，自閉症児）に認められる比較的得意な機械的記憶力と苦手な意味理解力の間にみられる解離は，生来的な本質的属性の1つである．これを障害と呼ぶのは，多数派である健常児を基準（norm）に判断したものである．もしも自閉症児が多数派の社会であれば，いわゆる健常児はその基準に照らせば逸脱することになり，障害があると判断されるに違いない．したがって，障害と呼ばれる状態は，障害（disorder）というより単なる違い（difference），定型発達（発達的多数派）と非定型（発達的少数派）の違いに過ぎない．また，幼児期早期からつぶさに観察し，自然経過を追ってみれば，症状と呼ばれる多くの特徴的行動が発達の過程で一時的に出現する行動であり，無理に消去・矯正する必要がないことがわかる．発達の過程も定型発達と少し異なり，それを知っていれば子どもの発達の現状がわかるとともに，次のステップやそれに至る期間も予測できることも次第に明らかになってきた．このような知見と認識の深まりが，発達訓練から，子どもの機能特性と発達過程に沿った発達支援（育ちの支援）という療育観・方法論への転換につながったように思われる．

　第2は，福祉思想・政策の変化である．歴史的に振り返れば，わが国で障害者福祉政策に統合と共生の理念が導入され始めたのは，1981年の国際障害者年（スローガンは「完全参加と平等」であった）の頃からである．しかし，わが国の障害関連法令は，基本的人権である自由権に立脚しておらず，居住や移動の自由が侵害されてきた．ノーマライゼーションに向けての歩みは遅々たるものであり，なお山あり谷である．しかし，この度の障害者基本法の改正（2011年）において，初めて消極的ながら自由権が明文化された（第3条第2項「全て障害者は，可能な限り，どこで誰と生活するかについての選択の機会が確保され，地域社会において他の人々と共生することを妨げられないこと」）．本格的な地域福祉化に向けて大きな一歩となることが期待される．

　子どもの領域では，養護事例などを除いて，幸いなことに大多数の子どもたちが家庭で育つようになっているが，同法改正において初めて行政が療育の義務を負うことが明記された（第17条「国及び地方公共団体は，障害者である子どもが可能な限りその身近な場所において療育その他これに関連する支援を受けられるよう必要な施策を講じなければならない」）．また，すでに施行されている障害者自立支援法（2005年）において福祉サービスの利用制度が措置から契約制度に移行したことにより，療育においても支援を決める主体は本人・保護者になった．どのような発達支援を行うのかについて，専門家が一方的に指導・実施することができず，本人・保護者の意向に添って行うことが求められるようになった．政策的にも，療育がいわゆる健常児をモデルにそれに近づけることから，子どもの主体性を尊重し育ちや自己実現を支援する方向に構造的転換が行われているのである．

　このような変化に伴い，障害観も転換期にあるように思われる．障害と呼ばれる状態は多様な人間の存在様式の1つであり，治療・訓練される遅滞者や欠陥者ではないとの考えが登場してきた．たとえば，聞こえの不自由な人の世界においては，聞こえる者が正常で聞こえない者は欠陥者であるとする健聴者と聴覚障害者の表現は用いら

れなくなり，単に異なった機能的属性の違いを意味する「聴者と聾者」に転換されている．このような障害者観の転換は人としての価値の平等性を勘案すれば当然の帰結である．筆者も，生来性の障害と呼ばれる状態は，障害よりも発達的マイノリティーが適当な呼称と考えている[1]．

現在，第一線で活躍している臨床医は，「療育とは治療を目的とした発達の訓練である」との教育を受け医師となった世代である．時代の変化をふまえ，本人・家族主体の療育（発達支援＝育ちの支援）に取り組みたいものだ．

● 療育の目的と方法

療育の目的は，治療・訓練し私たちの社会に順応させることではなく，子どもたちのユニークな育ちを支え，自己実現を図ることである．自閉症児であれば，健やかに自閉症のままで成長するのが，無理がなく幸せであろう．そのためには，それぞれの発達的マイノリティーとしての機能特性・発達過程・発達段階をふまえた継続的支援が基本的方法論となる．

たとえば，自閉症児の友人関係の発達は，定型発達児とは少し異なる．定型発達児では，幼児期後期になると少しずつ仲良しができるようになる．しかしながら，自閉症児では高機能児であっても仲良しができるのは小学生の高学年になってからであることが多い．それまでは，「仲良しはいる？」と質問すると，「いない」と答えたり，「お母さん，健ちゃん（弟）」と答える．「お友達は，欲しい？」には，「いらない」が普通の答えである．こんな時期に，教師はよく，仲良しがいなくて寂しいに違いないと心配し，仲良し作りに懸命になる．社会生活訓練（SST）と称してグループ活動が組織されることある．子どもからすれば必要性はなく，ありがた迷惑である．しかし，高学年になり，「友達はいる？」と訊ねると，「まだいない」，と欲しい気持ちを訴えるようになる．そうなると，友達作りを，本人，親，教師とともに考えることが必要になる．支援は，「何をしてあげるか」も重要であるが，「何をしないか」を考えることも同様に重要であることを強調しておきたい．

小学生のADHD児の親からよく受ける質問に「宿題をしません，どうしたらよいでしょう？」がある．よく観察していると，早くても中学生にならないと，ADHD児は自分で宿題はしないことがわかる．それまでは，親に叱られながら渋々するのが一般的である．本人に叱られながらすることについて尋ねると，「しかたがない」，「残念だが，必要だ」と答える．自分1人では無理なことをよく自覚しているのである．そばで医師とのやり取りを聞いている母親も，苦笑しながらも納得する．

自律（autonomy）が本質的に苦手なADHD児は，小学生時代には宿題が1人でできないのは普通（ADHDとしては正常）なのである．したがって，1人ですることを求めるよりは，小学校卒業までは，親が付いて宿題をやり遂げるのが，本人の特性と発達段階に沿った適切な支援ということになる．このような見方と支援が，子どもにとって無理がなく幸せであろう．

地域療育システム

障害のある子どもが家族の中で地域社会の一員として健やかに育つには，適切な療育専門性とともに支援サービスの整備が必須であり，それらが1つのシステムとして機能する必要がある．社会で支えるシステムがなければ，平等に発達する権利が保障されないからである．また，関係する機関の多いこの領域にあっては，それぞれの機関が相互補完的に連携しなければ，長期にわたる多様な子どもと家族のニーズに対応した総合的で継続性・一貫性のある支援はなしえない．社会的システムの整備が重要な由縁である．

わが国では1980年代から地域療育システムの整備が始まり，90年代になって本格化した．しかし，この時代のシステム（筆者は「80年代モデル」と称している）は，重度障害幼児を対象とした医療モデルの色彩が強く，90年代後半から出現した発達障害のニーズには対応できないものであった．また，障害の発見は従来に増して早くなり，自閉症は，高機能自閉症も含めて，1～2歳代で発見と支援ができるようになってきている．このような状況を受けて，発達障害者支援法の制定（2004年）に至り，行政は発達障害を含めた地域療育システムの整備に向かっている．

発達障害児の早期支援を進めるために必須の基幹的機能[2]は，障害の発見，母子通園（子育て支援の形態をとった保育モデルの発達支援グループ），診断・各種療法（言語，作業，心理），統合保育，学校教育である．発達障害に知的障害が合併している場合や極めて多動で適応が困難な子どもでは，これに加えてしばらく通園療育施設（知的障害児通園施設や児童デイサービス事業所）での子どもだけの単独通園も必要になる．地域療育システムの多くは，市町村単位で整備されているが，小規模な自治体ではすべての基幹機能を整えることは現実的ではなく，周辺自治体の公的または民間のサービス機関を活用しているところもある．

地域療育システムには，地域の多くの機関が関与する．保健センター，医療機関，通園療育施設，保育園・幼稚園，地域の学校，特別支援学校，児童相談所，市町村の関係所管課などである．これらの機関が連携して支援にあたるために，連携組織が作られていることも多い．人材育成も大きな課題の1つであり，関係者への研修や保育・教育機関への巡回相談なども行われるようになってきている．

このような動向にも関心を示し，システムを上手に活用すると地域の関係機関や関係者との連携が深まり，地域で支え合うネットワークが広がっていくことであろう．

療育と家族

現在の障害者福祉は，地域福祉が基本でありノーマライゼーション社会の実現を目指している．障害児も他の子どもと同様に，家族の下で愛情に包まれ健やかに育ち，

「80年代モデル」：1980年代前中期に構想されたわが国で最初の地域療育モデル．主たる対象は幼児期後期の重度の心身障害であり，療育方法論としては医療・訓練モデルであった．

地域社会の一員として成長し，人生を全うできることを目標としている．障害児の家庭療育は，子どもの特性と発達段階をふまえた子育てといえる．関係者の役割は，その子育ての支援であり，親を専門家のような訓練士（共同治療者）にすることではない．育児の主体はいうまでもなく，親である．保護者が子どもの特性を理解し，安心と希望を感じながら子育てができるよう支援をすることが，子どもへの発達支援とともに療育の重要な役割である．

障害児の存在によって家族はさまざまな試練に直面する．親は，子どもが思うように育たないと，疲労困憊し孤独感も募る，希望を失いかける．家族の間に混乱が生じ，影響を受けるのは，親だけではない．兄弟姉妹や祖父母も同様である．

障害児の親や兄弟姉妹の問題と支援については，従来からよく研究もされてきた．最近，重要さを増しているのは祖父母である．障害児の子育てにおいて，祖父母は，精神的な援助者，子育ておよび経済的な援助者として重要な存在であり，隠れたキーパーソンといえる．死亡した母親に代わり障害のある孫を育てる祖父母，就労している母親に代わり孫を育てる祖父母，離婚して子どもを引き取った息子（父親）に代わり孫を育てる祖父母も増加している．祖父母も，疲労しさまざまな悩みを抱えているが，親世代と異なり寡黙である．公的な福祉サービスを利用することについても，遠慮があるのがこの世代である．

家族全員への配慮も怠らず，障害児との暮らしを通じて，お互いが育ち合い，家族の絆が深まるよう支援したい．

● 障害説明

医師の最も重要な役割の1つに障害の説明がある[3]．一般的には診断告知と呼ばれるが，何だか死刑宣告のようで恐ろしく，筆者は遠慮したい言葉である．説明の主たる対象は，親，祖父母，そして本人である．このうち，本人については第2部第1章「子どもが自尊感情をもって生きることを支援する」（⇒44頁）で取り上げられているので，割愛する．

説明の目的は，宣告ではなく，子育てに有益な情報の提供であり，情報が共感的に共有されることが肝要である．そのためには，説明する内容とならび説明の方法（どのように説明するか）も重要である．わかりやすい肯定的な日常語による説明を心がけたい．つらい現実に直面する保護者への心理的配慮も大切である．

説明を行うときのキーワードは，納得とほのかな希望である．説明によって，子どもの現実を受け入れ，ほのかな希望を抱いてスタートが切れるよう配慮したい．説明すべき情報は，7項目（子どもの特徴的行動，診断名，原因，障害程度と発達の見通し，治療・療育の原則，当面の具体的課題と関わり方，社会的支援）について順次説明する．説明する内容が多くなるので，できればあらかじめ作成した説明書に基づき説明するか要点を紙に書いて説明するとよい．

診断説明後の再診は2か月後が適当である．再診時に説明に納得できたかどうかを

確認することは，親が子どもの障害をどのように理解したかを確認するためのみならず，自分の説明が適切であったかを評価するためにも重要である．初診時は母親だけが受診し，診断結果を聞いて再診時に父親や祖父母もやって来ることも多い．その場合，改めて説明を求められることもあるが，祖父母への説明は親よりもさらに平明かつ肯定的な言葉で行い，家族揃って子育てがスタートできるように配慮する．

初診で診断が確定できないこともある．そんな場合には，その理由を説明し，いつ頃確定できるか伝えておくと納得される．専門外の領域で，自分では診断や説明に不安なこともあるかもしれない．その場合には，疑いの根拠となる特徴的行動を説明し，発達障害の専門医療機関を紹介する．

地域社会資源の活用

子どもの発達支援と家族支援は，個人の力，1つの機関でなしうるものではない．多くの機関が相互補完的に連携し，総合的で継続的・一貫性のある支援を行い初めて達成できるものである．関わる機関は，保健・医療・福祉・教育に加え，成人期になると就労支援関係機関の役割も重要となる．発達障害者支援センター，障害児等支援事業を行っている施設，各自治体のそれぞれの領域の所管課などから社会資源に関する情報を集め，子どもの障害・発達段階・家族のニーズなどに応じて，地域の社会資源を効果的に活用したい．

社会資源は，子どもや家族との相性が重要である．療育機関については，できれば一度は見学し，施設の特徴を把握しておきたい．施設のパンフレットなどを示し，説明すると親切である．

一般に，障害が重度であれば，幼児期から障害関係の施設を利用し，自助グループ（親の会など）にも加わり，それらを通じてさまざまな福祉情報を入手したり，福祉サービスを利用していることが多い．これに対し，知的障害のない発達障害児では，通常教育を受けている場合が多く，障害福祉関連の情報に接していないのが普通である．自助グループにも加わらず孤立していることも多い．中学校や高等学校卒業，また大学卒業を前にして，本人はもとより教師も保護者も途方に暮れてしまうこともしばしばである．この年代の発達障害児に必要な社会資源は，統合失調症，選択性緘黙，社交不安障害，引きこもりなどの青年向けの資源と同様なものが多い．本人の同意を得て，本人の希望や状態に適した教育機関や就労支援機関を紹介するとよい．

自閉症やADHDなど子育ての困難性の高い発達障害では，児童虐待のリスクが高まることも知られている．その可能性がある場合には，児童相談所や市町村の担当課への通報も怠らないようにしたい．

障害児の診療に関わる一般精神科医は，地域にあっては数少ない精神保健・医療の専門家である．特別支援教育連携協議会や就学指導委員会などの委員，通園施設の嘱託医や校医として関係機関・療育システムと関わることも多い．関係者は，精神科医

の障害者観，福祉観，治療・療育観に大きく影響を受ける．影響力の大きさを自覚したい．学校や福祉関係者への講演を依頼されることもある．実施にあたっては，現場のニーズに即した講演を行いたい．関係機関を支援する際に求められる重要な専門性の1つは，難しい内容をわかりやすく説明する技術である．絶えず新たな知見を学ぶと同時に，その研鑽にも努めたい．

●文献
1) 髙橋 脩：アスペルガー症候群・高機能自閉症―思春期以降における問題行動と対応精神科治療学 19：1077-1083, 2004
2) 髙橋 脩：早期発見と支援―現状・課題・今後のあり方．市川宏伸（監），内山登紀夫，他（編）：発達障害者支援の現状と未来図―早期発見・早期療育から就労・地域生活支援まで．pp 19-40, 中央法規，2010
3) 髙橋 脩：診断と説明(診断告知)．日野原重明，宮岡 等（監），飯田順三（編）：脳とこころのプライマリケア4―子どもの発達と行動．pp 95-104, シナジー，2010

●Further reading
・ベンクト・ニィリエ（著），河東田博，橋本由紀子，杉田隠子（訳・編）：ノーマライゼーションの原理―普遍化と社会変革を求めて．現代書館，1998
現在の障害者福祉思想・政策の基本理念の1つはノーマライゼーションである．ノーマライゼーションの原理に基づき療育をいかに展開するかを考える場合の必読の書．

（髙橋　脩）

第2章 子どもの生活を考える

本章は，日頃から子どもの精神科外来あるいは相談室といったところで出会う子どもの状況をできる限り「日々の生活」に結びつけながら述べる．

● 子どもの「生活」に思いを馳せる

　子どもの精神科医となって仕事をしてずいぶん時間が過ぎてきた．学術的な知見は提出できそうもないが，たくさんの子どもたちと出会う中で，内面を探るという面接から，生活状況を想像する面接へと移行してきた．生活場面を思い浮かべると「たいへんなことだ」，「それは腹が立つね」といった感情が自然に湧いてきて言葉になる．しかもその思いは，重なるとき，あるいは子どもが重なったふりをしてくれるときもあれば，「いや腹が立ったわけでなく，ばかな奴だと，正直思いました」と子どもが訂正してくれる場合もある．なるほど，と筆者は思い，きみの言葉が，思いが聞けて，うれしいと伝えることができる．

　まぁいつも楽しいわけではないが，そんな場面をいくつか示す．

1 | 眠りたくない

　学校に登校後，眠たくてしかたがない小学校4年生のA子ちゃん．とうとう保健室のベッドで毎日仮眠を取るようになった．担任は悩みがあるのだろうかと頭をひねる．1年前に両親が離婚し，現在は父親と2人で暮らしている．離婚後転居し，この学校に転校してきた．3年生までの学習態度には特変なしということで，不登校傾向もない．半年もすると友だちも数名でき，休み時間には大声で笑う姿も目につくようになった．4年生の秋頃から遅刻し始め，とがめると俯くようになった．授業中も元気がなくぐったりしている．どうしたのかと担任が尋ねても，「別に」と活気がない．授業中にぼーっとしたり眠たくてしかたがないといいう仕草を見せ始めたので，保健室で休ませるようにしたという．保健室の先生は「もう完璧に熟睡って感じですね」と微笑んでいる．特に情緒的な課題が見受けられないという．

　スクールカウンセラーや担任と学年主任で検討し「うつ状態の可能性もある」ということで，筆者の相談室にやってきた．午前中はぼーっとしていることが多いというの

で，午後に来てもらった．相談室に入ってきたA子ちゃんに気分や眠気を尋ねたところ，「ともかく眠たい」と言う．毎晩何時に寝るのか尋ねると「う〜ん，いろいろ」と答える．隣にいる父親が「私が仕事が遅いので，結果的に寝る時間が遅くなるのです」と話される．聞くと父親の帰宅は早くても21時，遅いときは0時近くなるという．残業っていうか，夕方以降が稼ぎ時なので，と父親は照れ笑いした．タクシーの運転手だった．

　A子ちゃんは，親が離婚してから父親との夕食を大切にしていた．どんなに遅くても，寝ないで待っているという．父親は当初は叱ったり諭したりしたが，A子の寂しい気持ちと理解して，何も言わずに一緒に夕食をとるようにしてきたという．「1人で食べる夕食って，ほんとに嫌だよね」と筆者がA子ちゃんに言うと，ぱっとした表情で父親を横目に見てにっこりとした．筆者は，段々でよいから定時に帰るように父親へ伝え，最低でも22時までには帰ってきてもらいたいとお願いした．学校には，現時点では特に精神疾患が疑える所見はなかったが，しばらくは午前中の眠気は続くだろう，できれば短時間の仮眠を保障してもらい，午後から徐々に学習に集中してもらうようにお願いした．

　A子ちゃんには，父親思いの小学4年生という診立てがついた．

　周囲からの情報からは，両親の離婚の原因の1つが母からのネグレクトであったという．母親は食事の準備だけではなく，毎日の生活でA子ちゃんのそばにいることが少ない様子だったという．父親思いに見えるA子ちゃんの家で1人待つ思いの背景に，見捨てられるのではないか，という思いが隠れている可能性も否定できない．もちろんそんなことは，A子ちゃんは簡単には話さないだろう．「大丈夫．お父さんはちゃんと帰ってくるよ」という言葉は実はあまり有効ではなくて，過去の不安を煽るだけとなる．

　担任や保健室にいる養護教諭は「夕べ，お父さんは何時に帰ってきたの．遅かったのね．お父さん疲れていない？　今度いつ休めるのかな．そうかその日はA子ちゃんもゆっくり休めたらよいね」と夜更かしをとがめずに声を変えて欲しい．

2 | 誰もわかっちゃいない

　中学2年生の男児，B君．これまで対応していた医師の診断はADHDと素行障害で，特にテレビゲームへの没頭とそれを中止させようとする親との間での暴力が課題であった．

　幼児期から他人との折りあいが悪く，孤立しやすいB君は「誰も俺のことを真剣に心配していない」と話す．「でもテレビゲームばかりして夜更かしして遅刻じゃ，親は叱って当たり前だと思うよ」と筆者が言葉を返すと一瞬睨み「お前もか」というあきれた表情をする．

　携帯小説家か俳優になりたいというB君とは，小説やドラマの話では盛り上がる．中学2年生にしてはやや幼いくらい無防備な語り方をする．自室にいることが多いと

いうが，家には認知症の祖父がいて，B君はこの祖父の面倒をよくみるという．元気な頃に，よくお小遣いをくれたことや活版印刷の仕事をしていたので，その頃の話を好んでしていたという．認知症になってからは動作も鈍くなり，会話もままならぬようになり，B君なりに心配している．

学校は，結局2年生の2学期から全く行かなくなった．「担任が，俺の気持ちをわかってくれない」のが理由だという．でもB君のほうから伝えないと，担任もB君が何を思っているか，わかるはずないよ，と伝えると，「それがわかるのが教師のはずだ」といって頑として譲らない．結局しばらくこの担任とは会えない事態となり，特別支援教室での学習に移行した．もとから学力には大きな問題がないため支援教室での学習では物足りなくなり，かといってもとの教室にも戻れずに，自室で引きこもるようになった．家族は認知症の祖父の介護で忙しく，その介護をめぐり両親が口論したり，母親が過労で倒れたりした．

B君は，3年生になって自発的に相談に来るようになり，どうしたら担任と和解できるか，これからの進路について相談するようになった．和解に関しては，思ったほど担任は遺恨を抱えていないことがわかり，B君はほっとするが，進路についてはなかなか決められないでいた．

母親の機転でつながっていた男性の家庭教師が「進路なんて，そんな簡単に決められるものではない」と伝え，B君は「今までどうする，どうするって言われてばかりの中で，あの先生だけは違う，大物だ」と評価し以後，この家庭教師を心の師と仰ぐようになる．家庭教師も，慕うB君の学習支援から人生相談と幅広く受け付け，休日は一緒に外出するようになっていった．

3月，B君は希望の高校に合格する．家庭教師も4月から新天地で仕事に就くことになった．3月末に，家庭教師とB君は2人だけでささやかなお祝いとお別れ会をしたという．高校に進んでからは，B君はこれまでのブランクを取り戻すかのように勉強し，かなり上位に食い込み，大学を希望するようになっていった．今でもときどき家庭教師と連絡を取り合っているという．

粗暴で衝動的な言動は全く鳴りを潜め，今は冷静に周囲を見渡しては過去の自分がいかに幼かったかと述懐している．母親は「中学時代を知らない人がみたら，何も驚かないかもしれませんが，私は，あの頃，一緒に死ぬしかないと思ったこともありました」と振り返る．「だから，今がよくても，きっとまたつまずくと思いますよ．でも，この子は多分それを乗り越えていくと思います」と晴れやかに語り相談室を出て行った．

3 これ，食べて…

児童相談所で医学診断を担当していたときの話である．

小学6年生の女児，C子ちゃんが一時保護されていた．近所のスーパーから納豆とりんごを抱えるほど万引きしたためである．筆者はさりげなく紙袋に入る程度のもの

をびくびくしながら失敬するのを万引きだと理解していたので，その状況は万引きというより，確信犯的窃盗だと思った．

実際に診察すると，C子ちゃんは当初黙して語らずという姿勢を貫いた．筆者は単純に万引きの動機を知りたかった．納豆とりんごをどうするのか知りたかった．どうしようと思ったのか，売ろうとした，捨てようとした，いや誰かにあげようとした，ぶつぶつと行き先を自問自答していたら，C子ちゃんが「お母さんと妹たちが食べた」と確かにそう語った．きみはどうしたのかと筆者が問うと「盗みはいけないことだから」と俯いた．「きみは食べなかったんだ」と言うと「2階で隠れていた」とC子ちゃんは語る．

病気がちで仕事に行けない母親と3人の幼い妹の5人家族，父親は借金を作って行方不明だという．6年生のC子ちゃんは，ある意味しっかりと一家の大黒柱を演じていた．そして，自らを断食ということで処罰していた．2階の押し入れにC子ちゃんは籠もっていたという．小さな古い家の2階の押し入れで，C子ちゃんは自分を責め続ける．下では母と妹たちが，納豆をおかずに食事をしている．

確かに盗みですが，この家族全体の経済的支援を考えないと問題は解決しませんね，と筆者は心理判定員に伝えた．やらねばならないのは，この子の処遇ではなくこの家族全体の保護である．

4 友達になりましょう

高校1年生のD君が家族とともに相談室を訪れた．木訥とした真面目な青年といった印象である．同伴した両親も，きちんとした方である．

問題は，D君が同級生の女子生徒の家までつけていったことだという．駅から出る通学バスでD君たちは登校する．バスの乗り方にも順列があり，3年生が一番よい時間帯のバスに乗るため，1年生のD君たちはけっこう朝早くのバスか遅刻ぎりぎりのバスに乗り込む．そのバスは結局1年生専用バスのようになる．

偶然隣に座った女子生徒にD君は「僕はDといいます．あなたのお名前を教えてください」と尋ねたという．いきなりで女子生徒は驚き，黙っていたら「教えてください」と何度か続けて尋ねられたという．結局女子生徒は席を移り，D君の質問を遮った．クラスは別なので，学校で出会うことは少なく，ときどき廊下で見かけても，D君から名前を尋ねられることはない．女子生徒はその後バスに乗るときには，気をつけるようになったという．

1学期の終わり頃に，家に帰る途中後ろからD君がついてくるのをこの女子生徒は感づき，「どうしてついてくるの」と叫んだが，D君は「こっちを歩きたいから」とだけでとぼとぼ歩いている．女子生徒が玄関から家に入った後にドアホーンが鳴った．ドアの外にD君が立っていた．「山田さんっていのうですね」とD君はほっとしたように話をしてまた出て行ったという．このことが女子生徒の家でも学校でも問題となり，ストーカー行為ということで，D君はしばらくの間停学処分になった．

両親は，ともに福祉関係の仕事に就いており，多分D君は自閉症の傾向を持っているだろうと思っていたという．しかし，だからといって誰が何をしてくれるわけではないからと，これまで医療福祉系への相談はしてこなかったという．「福祉の仕事をしていながら，わが子に何か障害があるかもと思うと，突然不安になりました．今の仕事をしている資格が私にはないのではないか，こんな差別感を持つ者が支援などおこがましい」とずっと思ってきました，と母親は肩を落とし，ずっと俯いていた父親が，「この子は自閉症だろうと，私たちで勝手にそう思って育ててきました．健診で言葉が遅いと言われ，両親が仕事をしているので寂しいんじゃないのですかと言われ，それ以降どこに相談に行っても私たちが悪いということになるのだろうと．だったら別に相談に行かなくてもよいかなと．仕事柄なんとなくうちの子が周囲の子どもと違うのがわかると，余計相談してもと思ってしまい，今回のことも何がどうしてか，正直全くわからないんです」と語った．

　D君は「女子生徒の後をつけたこと」がいけないということで，相談に来たと理解していた．筆者はD君に後をつけた理由を尋ねた．「だって，名前を教えてくれなかったから，家の表札を見ればわかると思った」と全く悪びれる様子もなくD君は語った．名前を知りたかったのかと尋ねたら，「だってバスで返事してくれなかったから」と彼は答えた．ではなぜバスで名前を尋ねたのかを聞いてみた．するとD君は，「だってお友達の名前は知りたいでしょ」，「隣に座った人には自己紹介して友だちになりましょうって，佐々木先生が教えてくれた」と話した．母親が「佐々木先生って小学1年の」と聞くと，「そう，担任の佐々木明子先生」とD君は話した．

　「そうかD君は，隣に座った学生，同級生とは自己紹介して友達になろうって教えてもらっていたんだね．それが彼女は教えてくれなかった．それは，びっくりしたよね」と筆者が伝えると「いえ，びっくりではなく，どうして，でした」と修正した．「そうか，何故，ということで，まず正しく彼女の名前を知りたいと思ったわけだ」と合点していると，D君も大きく頷いた．両親は，「先生に聞くとか，友達に聞くとか」と口をはさむが，D君は「自分の耳で確かめたかった」と答えた．

　これも後日教えてもらったが，D君は中学までは徒歩で通学していたという．つまりこれまで，学校空間外で隣に座る同級生と遭遇する機会がなかったわけである．

5 ｜ イライラしちゃう

　わが子の発達障害を心配して若いご両親が相談室に来られた．

　最近，夜泣きやパニックのような興奮が収まらないという．父親は優しそうな人で，母親が紙に書いてきた相談内容を1つひとつ点検し相談される間，2歳の男の子，Eちゃんをずっと抱っこしてあやし続けている．結婚後しばらく共働きで生活していたが，妊娠したときに母は仕事を辞め，出産後は夫の実家で同居しはじめた．それまでマイペースで仕事や家事，育児を行ってきたが，姑の手前，毎日気を張って立ち振る舞いをするようになった．

もともと言葉が遅く，その割に行動がすばしっこく，危険な遊びが多く，常時落ち着きのないEちゃんに母親は気が気でなく，叱ることが増えてきた．それを見た姑が「子どもなんてこんなものよ，これでも落ち着いてくるほう，あなたの旦那に比べたらEちゃんはしっかりしているほう」と言われ，どこに同意してよいのか迷いながらも，それじゃ私がイライラするのは私の責任，私が母親失格なのかもと自分を責めるようになっていったという．間にはさまった父親は母親を支えたいが，姑が言うことも合点がいき，つい母親に「もっと上手に対応したら」と言って，終わらない口論へと進んでいくことになった．そのうち，母親はEちゃんに発達障害があるのではないかと疑い，医療機関を数件回るようになった．母親の訴える育てにくさはADHDかもしれないねと言われたり，自閉傾向があるのでは，あるいは母親がうつ的状態なのではと言われたりしたという．

筆者の相談室での相談内容は意外にもEちゃんのことよりも，母親と姑との折りあいと，父親の支えの矛先であった．面接で徐々に母親は自分が子ども時代に，母よりもおばあちゃん子であったことを思い出し，母親は「今になって，私の母はそのことで寂しかったのではないかと思ったりしてしまうんです」と語った．確かに今後詳しく検査をしていくとEちゃんには何かしらの特性が明らかになり，今後はその特性を理解したうえでの対策を一緒に検討することになるのだろう．しかしその前に，母親が母親になって得た，「自分の母への罪悪感と子ども時代の自分への怒り」が，今の姑に向かい，Eちゃんへの影響を及ぼしている可能性があるかもしれない．

母親は，ひとしきり過去の経緯や自らの生い立ちを語ると，「すこし姑に頼ってみようかなと思います．Eへどう向き合うかの前に，私が母親になっていく準備を，姑から教えてもらおうかと思います」と，語り帰って行った．この母親の実母がかなり以前に亡くなっていたことを知ったのは，何回目かの相談のときであった．

6 また会えたね

子ども時代にみていて，すでに治療関係が終了していた方から連絡が来た．

15年ぶりに再会したFさんは幸せな結婚生活を送っていたが，急に体調を崩したという．明らかにうつ状態の症状下にあった．過去を悲観し，自分を責め，未来に何の明るさもみつけられないと呆然としていた．Fさんは幼児期からの虐待生活から逃れ，紆余曲折の果てに生活を組み立て直した．しかし，再び日常がFさんの過去を掘り起こし，心身を痛めつけることになったようだ．

G君は，ADHDと素行障害で高校時代に筆者が担当していた．結局高校を中退し，その後しばらく音信不通となっていた．先日10年ぶりに連絡があり，再会した．高校中退後しばらく低迷したが，あるきっかけから英国に行き，大学で心理学を学んでいるという．G君は，「僕の診断，昔聞いたんですが，忘れてしまって」と明るく語り，再び英国へ戻っていった．「大学に戻ってから担当の教授に話したら，授業を受けやすくする支援制度があるというので，正式の診断書を書いてください」と連絡が

入った．「実は今も授業中ぼーっとしてしまうんです」とメールに書いてあった．

子どもを生活の視点から見直す

　　ここに描写したのは，筆者が実際に関わってきた方を基礎に，複数の方々の事情を重ねて創作したものである．

　　伝えたいのは，子どものありようは操作的診断基準に該当するか否か以上に，どのような状況で出生し，これまでをいかに生きてきたか，そして今をどう生きているかを抜きには決して判断できるものではないということである．そして，治療の終結はその人の人生の課題の終結と同義ではない．つまずきの石や穴は忘れた頃に出現する．しかし忘れた頃に，今を必死に生きている姿と出会えることもある．

　　子どもを生活の視点から見直すということは，子どもを中心に，あるいは相談者を真ん中においた主体的な状況を作り出すことにある．筆者が臨床テーマに置いている「発達障害」は，人が生きていく過程におけるつまずきととらえている．その生きていく過程に何かしらのつまずき，不都合さが生じたときに「障害」となる，いやそう判断される．それは，機能の差違であり，生活様式の差違であり，姿形の差違であり，価値観の差違が生み出すものであるが，誰かとの何かの関係により，「苦痛（生きづらさ）」となる．つまり個々のありよう，存在が，共生社会での容認範囲にどう位置づけられているかということから，障害の有無が判定されるのだ．

　　これは，あくまでも判定側の視点である．

　　子どもの生活の視点からいえば，たとえばA子ちゃんにとっては，どんなに遅くとも父親と食卓を囲むことが最優先されるのだ．A子ちゃんにとって翌日の起床時間の設定こそが障壁なのだ．いろいろと折りあいをつけて生きていくことが苦手なB君にとって，家庭教師は唯一「今のままの自分でもよい」と他者が評価してくれたかけがえのない存在だった．だからB君は，家庭教師と別れるときに泣かなかったという．「どこにいても会えるから」とB君は筆者に語った．C子ちゃんは，間違った行為ではあるが，母や妹たちの役には立ってきたのだ．おそらく押し入れで1人懺悔しているときが真の心の安らぎを得るときだったのかもしれないし，誰からも発見されやすいC子ちゃんの盗みには，明らかに誰かに見つけて止めて欲しいという他者への祈りのような期待があったと感じる．D君の生真面目さもさることながら，その両親の生真面目さ，あるいはEちゃんの母親への気づきから，子どもの生活には2世代，3世代を超えた課題が横たわっていることを改めて学ぶ．

　　そしてそれでも，個々に子どもたちは，自分の人生を，痛み多い人生を苦しみながら，笑いながら，そして密かに悲しみに暮れながらも生き続ける．

　　生活で考えるということは，こうした人生の歩みを考えることを意味する．

　　最後に支援者としての視点を簡単に述べておかねばならない．それは，その子の暮らしぶり，生活の中身を想像し，日常生活の質の向上への工夫，あるいは一瞬でも静

謐なひとときを,いかに提供するかということに心を込めることと言えばよいだろうか.

● **Further reading**
- 村田豊久:子どものこころの不思議.慶應義塾大学出版会,2009
  児童精神科医の原点とも言える著者の子どもへのまなざしを優しく述べた一書.臨床の神髄に触れることができる.
- 青木省三:時代が締め出すこころ—精神科外来から見えること.岩波書店,2011
  昨今の精神科臨床を席巻する発達障害を中心にして,改めて1人ひとりの心に近づく大切さを説いた本.
- 村瀬嘉代子:子どもの家族への統合的心理療法.金剛出版,2001
  心理療法家に求められる精緻さと柔軟さ,厳しさと優しさ,厳密さと鷹揚さをと説きながら,心理療法の核心に触れることができる本.
- 田中康雄:支援から共生へ道—発達障害の臨床から日常の連携へ.慶應義塾大学出版会,2009
  本編と重なるが,精神科医が患者家族の日々の生活について考え続けた本.

(田中康雄)

第 3 章

児童相談所との連携

児童相談所とは

　児童相談所は，児童福祉法（児福法）によって都道府県と政令指定都市に設置が義務づけられており，2010 年 4 月現在で，全国に 204 か所設置されている．児童相談所運営指針（児福法に基づく）によれば，児童相談所の業務として，①市町村援助機能（市町村の児童家庭相談への対応に，専門性や機能を活用して援助を行う），②相談機能（子どもに関する相談に対して，専門的な角度から援助指針を定め，一貫した援助を行う），③一時保護機能（子どもを家庭から離して一時保護を行う），④措置機能（保護者への指導，子どもを児童福祉施設や医療機関に入所させ里親に委託を行う）が挙げられている．対象年齢は児福法によって 18 歳未満と定められている．

　1947 年制定以来，児福法の精神に基づいて，第 2 次世界大戦後の浮浪児の保護，非行への対応，障害児への援助，不登校児への支援などと，その時代における子どもの主たる問題に対象を変遷させて，児童相談所では現在，児童虐待への対応にほとんどの労力を費やすようになっている．

　児童相談所ができることを具体的に述べる．基本的に子どものあらゆる相談に応じる．一時保護（原則 2 か月以内）は危険の回避だけではなく，さまざまな親のレスパイトのため，（環境を変えたときの）子どもの行動観察のためなどにも利用できる．必要ならば親の同意のもと，児童福祉施設や里親への措置を行う．そのようにしていったん分離した親子の関係を修復して家族再統合を目指すのも児童相談所の役割である．在宅で支援する場合には，家庭訪問，継続面接，心理通所，養育支援家庭訪問員やヘルパーの派遣，レクリエーション機会の設定，関係機関の活用の調整などを行う．子どもにとって必要ならば，精神障害者の通院援助や家の片づけやお料理など何でもすることもある．

　全国的にはまだ少ない試みであるが，横浜市や神奈川県などの児童相談所では，一時保護所に自立支援部門と銘打って，一時保護所から高校やアルバイトに通って自立を促し，児童福祉施設で不適応を生じた子どものレスパイトをさせ，施設を後方支援することも始めている．

レスパイト：養育困難な状況下にある親に対して一時的に子どもを預かり，養育意欲を回復させるために与える休息の機会．

こういった業務を遂行するために，児童相談所にはさまざまな職種の職員が配置されている（法的に配置が定められているのは所長と児童福祉司のみで，自治体によって大きな較差が認められる）．児童福祉司，児童心理司，一時保護所の保育士や看護師（保健師）などはほとんどの児童相談所に配属されている．その他自治体によっては（児童）精神科医などの医師や保健師，保護中の児童の教育のための教員，家庭訪問員なども配置されている．最近は困難事例が増し，嘱託弁護士に法律相談をしながら処遇を進めていくことも多くなっている．

一方で，児童福祉司の不足などの理由からか，自治体によっては所長や児童福祉司の専門性が十分確保できていない現実もある．約3割強は一般行政職員が「所長」あるいは「児童福祉司」として配属されている．児童心理司ですら1割が一般行政職員によって埋められている．児童相談所は高い専門性を求められていながら，専門職員が十分配置されていない自治体もあり，その業務内容や体制や専門性には大きな差があると言わざるをえない．

● 児童相談所への通告

児童相談所には子どもに関するあらゆる相談が舞い込むといっても過言ではない．電話をかけてくる，相談に来所するなどが一般的な相談への導入のあり方ではあるが，ここでは児童虐待事例に対する通告からの介入の始まり方について述べる．

児童虐待防止等に関する法律において「児童虐待を受けたと思われる児童を発見した者は（中略）福祉事務所若しくは児童相談所に通告しなければならない」と規定されている．医療機関ではとりわけ虐待の発見の機会が多いと考えられる．虐待を疑い，あるいは発見した場合は速やかな通告が義務である．電話での通告で構わないが，虐待を疑った根拠や虐待である可能性の高低などを添えて通告されたい．

守秘義務やプライバシーの侵害を杞憂する場合も当然あると思われるが，法的には通告義務のほうが優位で，児童相談所や福祉事務所は，通告者を開示する必要はない．基幹病院では虐待対策委員会などが設置されて，院長名あるいは委員会名で通告することができるが，個人医院など，通告したことが明らかにされることが憚られるときには，その旨を通告先に伝えれば，児童相談所は「近隣の通報」などとして介入を開始する．

また，虐待を発見するためには，まず虐待を疑うことが大切である．児童虐待の対応件数は年々増加して，2010年現在全国で4万件を超えていて，発見されていないものを含めるとその3倍になるともいわれている．決して珍しいことではない．あざや外傷，頭部外傷や頭蓋内出血，火傷や治療の不十分な皮膚疾患，るいそうや発育障害，性病，眼底出血などについては，医師または医療従事者は，鑑別対象として必ず虐待を考えるべきである．外傷などの保護者の説明が合理的であるか，ときにより人により説明が動揺しないか，親子の様子に不自然さはないかなど，常に気をつけておくべきである．医療機関から通告を要する場合は，生命の危険を伴うことも多く，子

どもの安全を確保するためには速やかな通告が重要であると言える．

　性的虐待においても疑い段階での通告で構わない．性的被害の訴えは，稀に虚言のこともあるが，虚言の背景にはさまざまな環境の劣悪さや，自己表現の拙劣さなどが存在していることも多く，さらに，直近の被害はないにしても，幼児期など過去に被害を受けている場合も含まれることがあり，支援や治療を要することもありうる．性的虐待，性被害に対しては，最近は聞き取り面接の手法も構造化して，司法面接などの手法を取り入れて子どもに対する心理的負担が最小限になるよう工夫している児童相談所も増えてきているので，ある程度児童相談所に任せるのが良いと思われる．

通告後の連携

　児童相談所は，虐待の通報を受けると，基本的に48時間以内に子どもの安全を確認しなければならない．そこまでの必要性や緊急性がないと判断されたり，状況によって安全確認ができない場合などでも，子どもが通っている保育園や学校，地区の民生委員や主任児童委員などから家庭の状況を聞き取るなどの調査を行う．当然通告先に担当者が改めて訪問あるいは電話をして，さらに詳細な情報を得るよう努める．

　この際に通告機関と児童相談所とがすぐにカンファレンスを持つことが理想的である．児童相談所が調べた情報と，医療機関で把握した家庭状況や親子の様子などを持ち寄って，事例への理解を深め，共有する．次に虐待の根拠を誰がどのように伝えるか，伝えた後の家族の反応にどのように対応するか，一時保護が必要な場合には児童相談所や乳児院へ保護するのか医療機関に入院などの形で保護をするのかなど，役割分担や対応について話し合う．

　虐待者には教育機関でいわれる「モンスターペアレント」のような家族も珍しくはないし，突然児童相談所の職員がやって来て「虐待をしているとの通報がありました」と伝えて，一層虐待がエスカレートすることもある．精神障害に罹患していると，状態が悪化して危険が増すこともある．そのため虐待通告を虐待者に伝える際には細心の配慮を必要とする．関係機関が十分議論して対応することが大切である．

　治療の継続が必要な場合には，医療機関に「一時保護委託」をする場合がある．これをしておくと，家族の面会や退院について，医療機関だけではなく児童相談所の判断で決めることができる．面会に来て虐待をする親もいるし，不必要な薬を飲ませてしまう親もいる．そういった危険のある家族に対して面会などを制限する際に，医療機関が矢面に立つ必要を避けることができる．

　入院治療の必要性がなくなっても，家庭に帰すことができない事例も数多くある．乳児揺さぶられっ子症候群🔑(shaken baby syndrome：SBS)や性的虐待，著しい身体的虐待など，家庭に帰すには危険が大きく，かといって保護先が決められないような

🔑 **乳児揺さぶられっ子症候群**：赤ん坊を激しく揺さぶることによる一種の虐待．強く揺さぶるため，赤ん坊の脳が頭蓋骨にぶつかり，脳に損傷を引き起こし，ときに重度の障害や死を招くこともある．乳児の硬膜下血腫，網膜出血に，骨折や外傷のあるときにはこれを疑う．

場合には，児童相談所の立場からは「社会的入院」をお願いする場合もある．

● 一時保護について

　児福法では，児童相談所は一時保護所を設置しなくてはならないと定められているが，全国204か所の児童相談所のうち，一時保護所を設置しているのは124か所（2010年4月現在）にすぎない．また，一時保護所に保護できるのは2歳以上（18歳未満）の子どもであり，2歳未満の子どもは「乳児院」やときに里親に措置または一時保護する．

　児童福祉施設や里親などに子どもを預けるときには，基本的に親の同意が必要である（親の同意が得られずに，児童相談所が施設入所の必要性があると判断されるときは，児福法によって，その判断を家庭裁判所に委ねることがある）．一方，一時保護は親の同意がなくても「児童相談所長の判断で（職権保護）」行うことができる．家族が明らかな虐待を認めず引き取り要求が強い場合や，生命などの危険が大きいときなどはやむを得ず職権保護する場合もある．

　ただし，職権を行使して強制的に保護した場合には，その後家族と敵対関係に陥ることがあり，その後の支援を拒否されてしまう場合がある．児福法での措置を前提として保護し，また家裁の判断を得るに十分な虐待反復の証拠が揃っている場合は別であるが，再び家庭に戻したときに十分な介入ができないときには，子どもを一層危険な状態に陥らせてしまう．

　さらに，子どもは親だけに守られているわけではない．学校や地域の人々，友達なども大切である．家の臭いやペット，自分の持ち物や慣れ親しんだ布団などによっても心の安定を得ている．一時保護された子どもたちはこれらをいったん根こそぎ奪われることになる．また，保護所では外出や登校が基本的にはできない．家族の奪還などから守るためであり，外出時の事故などの危険から子どもを守るためである．いわば籠の中の鳥の状態になってしまう．それ故一時保護についてはできるだけ慎重に進めるようにしている．

　これらの事情から，一時保護は最終手段でもあると言える．そのため，通告した医療機関から「児童相談所は何もしない」，「動きが遅すぎる」などの批判をときに受けてしまう．何故保護に踏み切らないのかなど，児童相談所に事情を問い合わせてもらうことが大切である．情報の共有がここでも必要である．

　また，一時保護所は残念ながら治療的な機能を十分持っているとはいえない．もちろん服薬が必要で，病院に通っている子どもは珍しくないから，服薬管理やある程度の心理的支援や身体管理はできるが，精神障害故に著しく不安定な状態にある子どもや，暴力が激しい子どもなどに対しては対応が困難なこともある．すべての子どもが利用できるわけではない．

　子どもたちのその後の処遇は，さまざまな職員や会議での議論を経て決定される．施設措置をするにあたって親の同意を得られない場合は，（有識者による）児童福祉審

議会に諮ったうえで，家庭裁判所の判断を仰ぐ．子どもや家族の福祉や人生に多大な影響を与える事柄なので，担当児童福祉司だけの判断に委ねるのではないシステムが工夫されている．

医療との連携

全国の児童相談所で常勤医師が配属されているのは30か所未満で，50人程しかいない．さらに，診療所登録をして，投薬まで行っているのは，東京都，和歌山県など10か所にも満たない状況である．おのずと地域の医療機関の協力が必要になる．ここでは診療科ごとの連携のあり方について述べる．

1 | 小児科との連携

医療機関からの虐待通報は小児科からのものが最も多い．前述したように，虐待者や家族の状況が把握されるまで，退院を引き延ばしてもらうなどの協力もお願いすることがある．さらに，虐待が発見されると，まず全身骨のX線，栄養状態，その他血液検査などを行う．来院に至った外傷以外に陳旧性の骨折などがみつかることは珍しくない．SBSでは血液凝固系の精査も必要になる．また，退院後(家庭復帰後)の子どもの様子や親子の様子をモニタリングしてもらうことも重要な役割である．

医療の進歩から超未熟児や髄膜炎などの救命率が上がった一方で，重症心身障害児になる事例も増えている．重心施設への入所措置や家庭での支援も児童相談所の役割である．医療機関からの連絡を受けて施設(全国的にかなり不足しているが)を探し，家庭での支援のプログラムを作成する．

2 | 産婦人科との連携

主に性的虐待の事例において緊密な連携が必要になる．性的虐待が発見されると，基本的に全例婦人科検診が必要である．処女膜の損傷，性病罹患の有無などを診察してもらう．事実関係の聴取は，何度も行われるとそのこと自体が子どもにとっては虐待の再現になって心的なダメージを与えることになるので，この件については児童相談所と話し合ったうえで方針を決定されたい．

3 | (児童)精神科との連携

(児童)精神科と連携する機会も頻繁である．虐待を受けた子どもは，精神的影響を受けて，反応性愛着障害，うつ，発達障害，素行(行為)障害などと関連すると言われている．家庭ですごしている子どもはもちろん，児童福祉施設入所後にさまざまな問題を引き起こす子どもも珍しくない．ほとんどの児童相談所では，投薬などの医療行

為ができないので，精神科診療所や病院に頼らざるをえない．

　虐待する親の3~5割に精神障害を認めるといわれる．また，精神障害の安定した治療が確保できると，家庭に子どもを返せる可能性が高くなる．そのため，親に対する精神科医療の必要性を見極めて，精神科通院の動機づけをすることが，児童相談所の常勤医師にとって大きな仕事であるといえる．また，子どもの精神障害についても同様である．

　その後は投薬を医療機関にお願いして，心理治療は児童相談所で行うなどの連携も可能である．入院が必要な場合には，退院先の確保を児童相談所に課されることがある．施設で手に負えなくなり，家庭は引取先として機能しない場合など，退院先の確保に困ることがあるからである．事前に話し合いを持ち，目途をつけておくことが必要である．

4 | その他の診療科との連携

　すべての診療科との連携が必要であるが，頻度の高いものを挙げておく．皮膚科ではアトピー性皮膚炎治療を十分行わないネグレクトの事例や，熱湯やライターによる火傷といった虐待事例の通告が時々ある．モニタリングの機関として活用させてもらうこともある．眼科では，SBSの際の眼底検査は必須であるし，眼窩付近を殴られて視力低下に陥る事例もあり，精査をお願いすることがある．外科や整形外科では，外傷や骨折の診断や治療で少なからずお世話になることがあり，SBSでは当然脳外科との連携が欠かせない．

　虐待の診断においては，死亡事例に限らず，法医学の所見に頼る場合もある．虐待は家庭という密室で行われるため，虐待との判断が困難である場合もあり，CTやX線の所見から判断を仰ぐことがある．

　虐待の判断や家裁が施設措置を判断する際には，医療機関の診断書や意見書が大きな役割を果たす．医学的な事実(所見)のみの簡便な診断書でも十分であるが，可能であれば「虐待による外傷である可能性が高い」，「~の状態は，単なる落下だけでは説明し難い」などと踏み込んだ記述があると一層大きな意味を持つ．

その他(横浜市の事情を中心に)

　横浜市では，社会的入院にも対応してもらうために，横浜市医師会の協力で，民間病院小児科に借り上げベッドを2床確保している．地域の基幹病院の協力も十分あるが，季節によってはいずれの病院も満床になり，入院できない場合があるためである．

　性的虐待の診察のために各児童相談所(4か所)は，大学病院や総合病院の産婦人科の協力を得る体制も作った．児童相談所の医師が性的虐待についての講義を行って理解を深めていただき，必要な検査項目もマニュアル化している．待合室を別にする，

診断書を作成するなどの配慮もしてもらっている．

　精神科では，神奈川県立病院機構の児童精神科の医師や職員との連絡会を，年2回定期的に開いている．精神科医療と福祉に共通する問題の討議を行い，入院・通院している個々の事例について主治医と児童相談所の担当児童福祉司が情報交換している．

　18～20歳までの年齢層に対する公的な援助機関の薄さも問題である．児童相談所の援助対象から外れて，一時保護が法的には不可能になる．本来は市区町村の担当に移るが，養育あるいは援助する家族や親族がなく，あるいは関係が悪くても，生活保護を単独で受けて市区町村の援助を得ることは現実的にはかなり困難である．住居を探すにも経済的問題や保証人の問題でなかなか確保できない．横浜市では，15～30歳すぎの主にひきこもりの事例を対象とした青少年相談センターとの連携を強めて，18歳をすぎた未成年者の援助が途切れないよう努めてはいるが，それでも十分ではなく，現状では医療に頼る場合もある．今後の重要な課題と考える．

　児童相談所は「子どもを取り上げるところ」ではない．児童相談所が目指しているのはやはり家庭で子どもが安全に健康的に安心してすごせるために，その家庭と子どもを支援することである．それ故，通報は「支援への入り口」と考えてほしい．

　児童虐待への対応を中心とした児童相談所の業務は，医療機関との連携が欠かせない．子どもの安全と成長を担うもの同士として，強力かつ対等な連携を目指していただきたいと思う．

● Further reading
- 金井　剛：福祉現場で役立つ子どもと親の精神科．明石書店，2009
  児童虐待の背景や児童相談所の役割，虐待者や被虐待児童への対応の仕方などを論じた一般の人にも理解できる内容の書．
- トニー・ケーン(編)，小林美智子(監)：エビデンスに基づく子ども虐待の発生予防と防止介入．明石書店，2011
  WHO傷害と暴力の予防部門のメンバーが中心となり，子どもへの暴力の予防とその対処に取り組む専門家にとって必要な方法論と情報を提供するための専門書．
- 日本子ども家庭総合研究所(編)：こども虐待対応の手引き．有斐閣，2009
  児童相談所や市区町村の子ども・家庭担当の専門家のための虐待対応に関するマニュアル．具体的対応の方法に加え，法律的根拠なども詳しく述べられている．

〈金井　剛〉

第 4 章

教師とどのように連携するか

　情緒や行動の問題を抱えている義務教育年代の子どもの治療・支援において，彼らが社会生活を営んでいる学校の教師との連携が重要な柱の1つであることに，異論を唱える臨床医はまずいないであろう．たとえ不登校で自宅に引きこもり，その段階では教師が直接関わることが少ない場合であっても，子どもの診立てや関わり方のガイダンス，不登校前の学校での様子の情報提供，子どもや家族へのアプローチのタイミングの確認など，連携の重要性が決して減じるものではない．このように，その重要性を認識している一方で，学校や教師との連携が「言うは易く，行うは難し」というのも多くの臨床医が実感していることであろう．

　いずれにしても，ケースによっては教師との連携の成否が治療そのものの成否の鍵を握ることもあり，学校および教師との連携は，臨床医が必ず身につけなければならないスキルの1つである．本章では，教師との連携について，筆者がこれまで心掛けてきたことや実践してきたことについて述べてみたいと思う．

● 連携のための下ごしらえ—学校のシステム，教師という職業を理解する

　教師とスムーズに連携するためには，まず連携の相手側，すなわち学校のシステムや教師という職業の特徴を熟知するところから始まることになる．以下，筆者が知っておくべきと考えている主な事柄について述べる．

(1) 社会人1年生でも30〜40人の子どもを担任する．

　私たちが国家試験に合格し医師になりたてのときの業務と比較してみよう．私たち医師の多くは，まず上級医師の診察に陪席したり，上級医師の指導のもとで点滴などの初歩的な技術を学ぶことなどから始まり，担当患者を持つのはかなり時間が経った後で，しかも上級医師とのペアで担当するのが常識であろう．また，ケースカンファレンスなどで自分の臨床行為を提示し，上級医師から診立てや治療について指導を受けるのが日常である．

　さて，教師はどうであろうか．4月1日に学校に就職し，1週間も経たないうちに30〜40人の子どもの担任として教壇に立つのである．しかも，複数担任制をとっている学校はほとんどないため，新人の教師の授業や子どもとの関わりを一緒に見て指

導する教師がつくことは不可能である（私立の小中学校や幼稚園などでは副担任と称してベテランの教師がクラスに配置されていることもある）．この状況で，1人ひとりの子どもを理解しながら適切に対応するというのが，いかに困難なことかは明らかである．ベテランの教師であっても，30～40人の子ども全員の特徴や課題を短期間で把握するのはなかなか難しい仕事であろう．筆者は，1人の教師が把握できて適切に対処できる子どもの数はせいぜい20人程度ではないかと思うし，ある経験年数までは，副担任などの指導者がつくシステムでなければ，「常識的で力量のある」教師を育てることはかなり困難ではないかと考えている．もちろん，これまで数多くの素晴らしい教師と出会ってきたが，彼らの力量の大部分は，いわゆる個人の資質と自学などの精進に依るところが大きく，研修システムが寄与する部分はかなり小さいのではないかと考えている．したがって，教師が，特に経験の浅い教師が子どもの理解や対応について不十分であったとしても，それは学校や教師個人の課題というよりも現在の教師の育成システムの課題であり，そのシステムの中で教師たちも苦労していることを理解しておく必要がある．

(2) 教師は子どもの情緒や行動の問題について系統的に学んできているわけではない

　教師にとって情緒や行動の問題はいわば「専門外」の領域である．その一方で，私たち臨床医が情緒や行動の問題を持つ子どもと出会うことが圧倒的に多く，その時代の健康度の高い子どもたちと交流する機会は極めて限られているのに対し，教師は健康度の高い子どもも含めて幅広い子どもたちと日常的に交流しているというアドバンテージがある．

　また私たち臨床医は，外来という非日常的な場面でしか患者と交流する機会がほとんどないのに比べて，教師はその子どもの日常生活を観察しているというのも大きく異なる点である．

　したがって，連携の際には，こうした臨床医と教師の子どもとの交流の質と量の違いを念頭におき，教師の情報をうまく組み込むことで，子どもの理解や治療・支援の幅が広がることを認識しておく必要がある．

(3) 子どもの生い立ちや家族の状況について，家族から情報が得にくい

　私たち臨床医は，初診時にその子の生育歴や家族歴，現在の家族の状況などについて聞き取ることは常識である．しかし教師たちは，保護者と面談しても，立ち入った家庭の状況などは話題にしにくいものである．したがって，私たちであれば当然知っておかなければならないことを教師が把握しないでいたとしても，それは職種の違いによるものであることを理解しなければならない．また，これとは逆に，他の教師や保護者からの情報提供により，家族が私たちに秘密にしている情報を持っていることがある．

(4) 学校内の精神保健や特別支援教育の体制について学校間のばらつきがある

　現在のところ，精神保健や特別支援教育の体制について，学校間でかなりばらつきがあるといわざるをえない．それはスクールカウンセラーの配置の有無や学級担任制・教科担任制という，小中学校間の違いにとどまらず，個々の学校間のばらつきも大きい．そこにはもちろん管理職や各担任教師，特別支援コーディネーター，養護教諭，スクールカウンセラーの力量だけではなく，情緒や行動の問題を持つ子どもの多さといった地域や子ども側の要因も影響を及ぼしてはいる．しかし，筆者の印象では，校長をはじめとした管理職の意識というのがかなりのウエイトを占めているように思える．いずれにしても学校と連携する際には，画一的な方法では困難なことが多いため，その学校の，「今の」体制や力量，子どもたちの状況を認識したうえで柔軟に対応する必要がある．

(5) 教科担任制となる中学校では，教師間の連携が困難な場合がある

　このことについては多くの解説を必要としないであろう．中学校では，1人の生徒に経験も力量も異なる10人程の教師が，教科担任として日常的に関わることになる．したがって，多くの教科を1人の学級担任が担当する小学校と比べて，医療側の診立てや支援のアドバイスが浸透しにくく，しばしば学校との連携に難渋する．

　その1例として広汎性発達障害の子どもを挙げてみよう．彼らの多くは，コミュニケーションや対人関係の問題に加え，知的能力や興味のばらつきを抱えていることが多い．得意で興味のある教科はやたら熱心に取り組むが，苦手な教科は授業には消極的な態度をとりがちである．小学校では1人の担任が得意な教科も苦手な教科も担当するため，「これがこの子の特徴なんだな」と理解しやすいが，中学校ではそれぞれ別の教師が担当しているため，広汎性発達障害の理解が不十分な教師の中には，担任や特別支援教育のコーディネーターがその子の特徴を説明しても「ただの怠け」ととらえる場合もあり，学校内で一貫した対応がなかなかとれないこともある．

(6) 最近では，小学校も1年間でクラス替え・担任交代の学校が増えている

　筆者らが小学生の頃は，2年間はクラス替えがなく，場合によると担任も持ち上がることがあったように記憶しているが，近年は1学年ごとにクラス替えを行う小学校が，少なくとも筆者の住む地域では増加している．その主な理由として，「毎年新しい人間関係を経験する中で多くの同級生と交流し社会性を育てる」ということをよく耳にする．筆者が気になるのは，1年ごとであれ2年ごとであれ，どちらにもメリット・デメリットがあるはずなのに，1年ごとのクラス替えの方が優れていると考え，そのデメリットをいかに少なくするかという視点があまり感じられないことである．

　1年ごとのクラス替えや担任交代のメリットは，確かに「多くの級友や教師と交流する」ことにあるだろう．また相性のよくない子ども同士や，場合によっては担任と，1年で距離をおけるということもあるかもしれない．しかし，対人関係が苦手だったり環境の変化に弱い子どもにとっては，1年ごとに級友が変わり，改めて新しい人間

関係を築くことが大きなストレスになることがある．また，担任の指導が適切であったことにより学校生活に適応していた子どもが，担任交代によって対応の方針がガラッと変わったことをきっかけに問題行動が頻発することも少なくない．もちろんこれは単に1年ごとの交代という要因だけではなく，教育の均質性や引き継ぎ体制など，他の学校システムの要因も影響している．いずれにしても，1年ごとのクラス替え・担任交代の恩恵はより健康度の高い子どもが受け，不安や対人緊張が強い子どもや広汎性発達障害など環境の変化が苦手な子どもには，デメリットが大きい可能性がある．

したがって，私たちはこうした小学校の現状を理解し，学年の変わり目に子どもたちが不安定にならないよう，引き継ぎや連続性のある対応の重要性などを，学校側に伝えていかなければならない．

連携の要点

ここでは実際に教師と連携をしていくための，臨床医としての基本的な心構えや姿勢，具体的な方法などについて述べる．

(1) 学校と連携することについて保護者の了解を得る

初診後に，子どもの学校での様子を知りたいなど，私たちの方が学校と連絡を取りたい場合には，保護者の了解を得ておく．学校との関係がうまくいっておらず，保護者が学校との連携に消極的，もしくは拒絶的な場合にはひとまず連携は見送り，事態の改善や保護者の意識の変化を促してから連携していくことになる．

また，学校側から子どもの診立てや対応についてアドバイスを求められたときには，保護者の了解を得ているかどうかを確認し，得ていない場合にはまず保護者の了解を得てほしいことを認識してもらう必要がある．

このように，医療と教育の連携について保護者の了解を得るのは単に個人情報保護の問題にとどまらず，こうした手続き自体が保護者と学校の連携を促すという側面も持っているからである．もちろん児童虐待が疑われる場合にはこの限りではない．

(2) 教師を立てる，教師の苦労を汲む

さて，症例を介して教師と面談したり，電話で話したり，文書でやり取りする段になったときに，筆者が心掛けていることがある．それは，教師を立てる，教師の苦労を汲むことを基本的な態度とすることである．

前述したように，教師は健常児を含めて数多くの子どもと交流してきており，症例の学校生活状況も把握している（はずである）．その経験に基づく見解に対しては尊重して拝聴しておくのが無難である．また，学校での子どもの様子を記録にまとめて情報提供してくれる教師に対しては「学校の様子がよくわかってとても助かりました」と，感謝の言葉を添える．

また，子どもに適切に対応しようという熱意はあるのだが，情緒や行動の問題に関しては「専門外」なので，自傷，パニック，攻撃的行動など，さまざまな情緒や行動の問題にどう対処していいかわからず，途方に暮れている教師もいる．こうした場合には，1人で30人以上受け持つ中で1人ひとりの子どもへも対応しなければならない苦労を汲みながら，少しでも役に立つアドバイスを送ることになる．

もちろん教師の中には，「受診につなげたんだから後は病院で治してください」など医療に丸投げといった態度を示す教師や，問題の原因を子どもや親の養育にあると決めつけ，「自分たちは悪くない」と言わんばかりに環境調整のテーブルに着こうとしない教師，保護者を介して聞いた医療側の方針に異論を唱える教師，受診を勧めておきながら全く連絡をしてこない教師など，「連携しにくそうな」教師が少なくないことも事実である．こうしたケースほど，子どもの症状や問題行動に学校側の要因が深く関与していることも少なくないため，臨床医はさまざまな工夫をしながら教師を治療チームの一員に組み込むことに労力を割く必要がある．

(3) 臨床医の態度と連携時間の確保

一方，普段交流している教師たちからざっくばらんに意見を聞くと，「○○先生は，電話しても忙しいと言って断られる」，「時間をとってもらっても迷惑そう」，「病名や専門用語で説明されるのでわかりにくい」，「子どもや親の言うことばかり信じて自分たちの意見は聞いてもらえない」といった声を聞くことがある．臨床医側が気をつけなければならない態度である．

確かに，臨床活動の中に教師との面談などを組み込むことは容易なことではない．開業している臨床医にとっては，教師との面談は診療報酬の請求ができないので，いわば「ただ働き」という側面もある．しかし，子どもの臨床においては教師との連携は欠くことのできない治療の要素であるから，さまざまな工夫をして連携していく姿勢が求められる．

たとえば，筆者は，最近臨床以外の雑用も多く，教師との面談の時間を設定することが困難になってきていることもあり，電話やケースの外来診察の時間をうまく利用するようにしている．保護者の了解を得たうえで，教師には何時でもいいのでお電話くださいと伝えておき，仮に診療中などで話せない場合には教師側が話せる時間帯を聞いておき，その時間に電話することにしている．また，面談は保護者の了解を前提として，外来受診の日に来てもらい診察の時間内で行うことにしている．もちろん子ども本人が拒否した場合は行わない．外来診察の範囲内で行うことで，時間の構造化がしやすい，後述するように家族と教師の連携の橋渡しができるなどのメリットがある．もちろん一般の診療より時間がかかり，外来診療を圧迫することになるのだが，それでも別の時間帯を設定するよりは負担感が少ない．当然のことながら，児童虐待が疑われるケースは別の構造で行うことになる．

(4) 本人の診立てや対処法などを，専門用語を使わず，具体的に説明する

　これまで述べてきたように，教師にとってこの領域はいわば専門外なので，本人の診立てや対処法について日常的な用語を用いて説明しなければならない．筆者は，臨床医同士でもなるべく専門用語のみで議論するのではなく，日常語に変換するよう心掛けている．そうすることで，専門家同士でもより理解が深まると考えているからである．こうしたことを習慣化しておくと，教師や保護者の説明のスキルアップにも役立つのではないだろうか．

　また，子どもへの対応などについては，「子どもの特性を理解して対応しましょう」とか「授業を構造化しましょう」といった抽象的な内容ではなく，より具体的で実践的なことを伝えていく必要がある．たとえば，発達障害児の支援の場合には，診断や心理検査の結果をもとに，子どもの特徴や，学校での支援の具体的な方法についてレポートを作成するなどの支援を行うとよい．

(5) 保護者との交流のコツをアドバイスする

　私たち臨床医の多くは，成人の患者の臨床経験がベースにあるため，それぞれの保護者の性格や行動特性の把握についてはある程度習熟しているはずである．また，保護者自身の広汎性発達障害などの発達障害の可能性や，愛着の問題，人格の偏りなどに気づくこともある．したがって，親面接はこうしたアセスメントに基づいて，保護者への言葉のかけ方，支援の方向性などを検討していくことになる．

　一方教師は，こうした親を評価する具体的な方法に習熟しているわけではない．したがって，私たちの方からその保護者の特徴や対応のコツなどをわかりやすく説明していくと，教師に喜ばれることが多い．

(6) 学校と家庭の橋渡しをする

　ケースによって，学校と保護者が子どもへの対応をめぐって意見が食い違ったり，対立することを臨床ではしばしば経験する．その中には，いじめをめぐる見解の相違など対立が深刻で私たちが介入しにくいこともあるが，臨床医が適切に介入することで，教師と保護者の関係が改善し，子どもを支援するチームとして機能するようになることも少なくない．

　筆者は，介入によって保護者と教師の関係がある程度改善すると判断した場合には，主治医，保護者，教師による合同面接を提案することにしている．そこで，両者に子どもの診立てや支援の方法を改めて伝えたり，保護者・学校双方の相手への期待などについて相手に納得しやすいように表現を修正したり，両者の話し合いの司会・調整役を務めることによって，保護者と教師の関係性が改善していくことが少なくない．また，ケースによってはその場に本人も参加させて，本人の考えを聞いたり，今後の目標を確認することもある．

(7) ケース会議を開催する

　学校での対応が担任1人ではなかなか困難なケースの場合には，管理職や，学年主任，養護教諭，特別支援教育コーディネーターなど，複数のスタッフとケース会議を開催するとよい．

　それは学校における子どもへの支援体制が強化されるだけではなく，その学校の支援体制を把握することにもなるし，もし担任が自分1人で抱え込んで行き詰っている場合には，担任を支援することにもつながる．

　ときには校内の支援体制そのものについても，アドバイスを行うことがある．たとえば，子どもと担任の相性があまり良くないケースで，担任が四苦八苦しているときに，筆者は以下のようにアドバイスすることがある．

　「まず，本人と直接やりとりをする窓口を誰にするかを決めるといいですね．それは必ずしも担任の先生である必要はないと思います．その子が一番話しやすい人が担当になればいいと思います．後のスタッフは後方支援に回って，保護者担当，窓口の方の相談相手など，それぞれの役割を明確にしておきましょう．そして定期的にチームでミーティングを開いて，子どもの改善や今後の方向性などについて検討していきましょう」

(8) 教師向けの研修会や事例検討会に参加する

　これは教師との連携に直接関わることではないが，連携の下ごしらえとしては極めて重要なことである．教師が参加する事例検討会や研修会には可能な限り参加して，教師の考え方を把握したり，臨床医としての診立てや対応の仕方をコメントすることで，お互いの顔が見える関係を構築しておくと，ケースを介した連携がスムーズになることはしばしば経験することである．

　筆者は10年来，学校関係者を対象とした「教師のための児童思春期精神保健講座」を毎年開催している（年5回，平日夜）．内容は事例検討会とミニレクチャーで構成されている．開催当初は教師の発言も少なかったが，最近では参加者の発言が活発で，筆者がコメントする時間がほとんどなくなることもある．会の後は，通院している子どものことで情報交換を行ったりすることもある．

　こうした研修会の機会に医療機関への受診の進め方をレクチャーしておくのも良い．ちなみに筆者は以下のように話すことにしている．

　「専門機関への受診を勧めるときは『お子さんをどう応援していけばいいか，学校だけだと不十分かもしれないので，専門機関の意見を聞いて，一緒に勉強していきましょう』という態度が無難です．つまり，学校が今後も引き続き子どもを支援していくことを前提として，より子どもを適切に支援していくために専門機関を紹介するということを保護者や本人に伝えることが重要です．紹介されたことで学校から見放されたとか，学校に病気扱いされたといった感情を抱かないような配慮をすることが大切です．また，専門機関へ行くことになったら，保護者に了解を得たうえで，その子どもの学校での様子を伝えてくれると専門機関も助かります」

以上，教師との連携について，筆者がこれまで心掛けてきたことや実践してきたことについて述べた．臨床医には，子どもの治療・支援においては教師が重要なパートナーの1人であることを認識したうえで，臨床に追われ限られた時間の中で，いかに効果的な連携を行っていけるかが問われているのである．

　　　　　　　　　　　　　　　　　　　　　　　　　　　　　（山崎　透）

第 5 章

親への助言で心がけること

　心身ともに成長の途上にあり，社会経済的に自立していない児童思春期の患者の治療において親の協力は不可欠である．また親の不安は子どもの不安を増幅し，そのことでさらに親の不安が増幅するという悪循環が形成される．そのために子どもの治療には親を中心とする家族を支えることが重要なこととなる．

　家族に期待されるものは人として成長し，安全保障感を維持して生きる希望を抱いていくための，精神的土壌を形成する必要不可欠な要素である．優しく甘えを受け容れながらも，必要なことは会得させ，間違いは正して教えなければならない．また家族成員各自の個性を認めつつ，ただ気ままに自由・無秩序であってはならない．さらに家族の間では緊密な情緒的なつながりが期待されるが，相互にほど良い心理的な距離が必要で，相手の世界にみだりに立ち入りすぎないことも必要である[1]．

- 成長促進的・教育的である⇔甘える，憩う，拠り所である
- 家族成員の個性を尊重し，人格を認める⇔社会化され，慣習に則っていく
- 家族成員間の緊密な相互関係を維持する⇔成員間の適切な距離を保って，相互に自立を妨げない

　このように家族は子どもに対して相反するスタンスをバランスよく働かせなければならない．

親の理解

　親の悪い点には気づきやすく，親の問題ばかりが取り上げられることがある．しかし，問題を抱える子どもを持った親の苦悩はいかばかりか理解しなければならない．親に正すべき問題を指摘したり，元気がない姿を非難したり，元気よく振る舞うよう指示などをしてはならない．子どもに対して要求水準を高く持たないことと同じように，親に対しても要求水準は控えめにしておくべきである[2]．下坂ら[3]は児童思春期の患児を抱える親の状況について以下のように述べている．

- 患者も親もともどもに巻き起こす渦の中にあり，親はなすすべを見失っている．
- 発症以前は，問題が特になかったとおおむねみなされていた患者たちであるだけに，親は当てが外れたとの思いに捕われ，問題の長期化につれ，彼らの感情は失望から絶望へと推移していく．

- 万策つきた窮地の中で，配偶者の対応を互いに責めあう事態が生じやすい．この延長線上で，双方の原家族のありようを非難しあうこともしばしばである．
- 親を始めとする家族成員は，不安，焦燥，後悔，自責，恥，怒り，恨みなどの諸感情に捕われ，疲労し抑うつ的となり，不眠，頭重といった身体的な不調を覚えるようになることも少なくない．
- 患者の振る舞いの意味を家族なりに把握しようとするが，それは病気，怠け，わがままなど，さまざまな姿に映り，結局は得体が知れないという無力感に陥るか硬直した1つの判断に固執するようになる．
- 患者のみならず家族も，こうした事態に困り果て，治療者に受け止めてもらえるか，批判や叱責を受けるのではという不安とおそれを抱いていると推察される．
このような親の状況をよく理解して親との面談に臨む必要がある．

〈親の気持ちを汲み取ることに失敗した事例〉

　どの成書にも医師が親と対立して治療的になることはないと書かれている．そんなことは百も承知だと思いながら，実際の症例では子どもの症状が親の対応と関連している場合は多い．親が変わってさえくれれば，親が子どもの気持ちを少しでも理解してくれれば子どもは良くなるのに，と思う症例に遭遇することは珍しくない．そこでつい親を非難し，叱責するような言動をしてしまうことがある．筆者自身も同じようなことをして結局失敗した経験がある．

　小学4年生のA子は朝になると頭痛，腹痛，動悸，過呼吸が出現し登校できないとのことで母親とともに受診した．Aは利発そうな子で学校に行きたくないわけではない．本当に身体がしんどいのであることを切々と訴えていた．その横で母親もそれに同意して筆者を紹介した小児科医に対する不満をぶち上げていた．しかしA子はその後数か所の小児科を転々とし，母親はようやく症状が精神的な問題であることにしぶしぶ納得したようであった．それではその精神的な問題とは何かを母親はA子を問い詰め，いじめがあったことを突き止めた．母親は学校に苦情を訴え，いじめた子の処分をするように迫った．しかし学校側がはっきりした態度を示さないと，筆者に不登校の原因がいじめであることを明記した診断書を書くように要求してきた．その間，筆者はA子との面談を何回か続けていて，不登校の要因はいじめではないと思っていた．A子は毎日のように塾や習い事があり，友人と遊ぶ時間はなく，母親からは同じ年のいとこのB子には絶対負けるなと言われていて，相当のストレスがかかっていた．いじめは契機にすぎず，母親がA子に強いることが要因の多くを占めていると考えていた．A子に筆者の考えを述べると，A子はそうかもしれないと同意はするが絶対に母親には黙っていて欲しいと言った．しかし筆者はこのままでは何も改善しないと思い，執拗な母親の診断書の要求に対して不登校の要因がいじめだけではなく，母親のA子への過剰な期待にあることを話した．筆者としては慎重にことばを選んで説明したつもりであったが，母親は激しく怒り「先生は何もわかっていない」と言って診察室を出て行った．A子からも「あれだけお母さんには言ってくれるな

と言ったのに」と恨めしげに非難された．結局何も解決しないまま受診は途切れてしまった．

　数か月後，今度は母親がうつ状態となり受診に来た．そこで母親が姑からＡ子のことで相当にプレッシャーをかけられていることを知った．姑がＡ子を一流大学に入学させなければいけないと思い，母親にＢ子と競わせるように仕向けていた．また父親も姑と同意見であり，学歴がないことで一度は姑から結婚に反対された母親としては，何としてもＡ子を一流大学に入学させねばならないと思うようになったことがわかった．母親自身が相当追い詰められた状態で，誰からも理解されずに孤独であったのである．筆者が母親のつらさをもっと早く理解していればこんな事態にはならなかったのにと悔やんだ．Ａ子の言動も「お母さんを助けてあげて」ということだったのではないかと後になってから理解した．

　このような経験をして家族，特に母親を支えることの重要性を痛感した．以後筆者は母親の話を丁寧に聞くところから始めることを心がけている．特に発達障害の場合，親は子どもに対する「共同療育者」としての役割と，子どもに障害があるために苦悩する存在としての二重性を持っていることを心に留めておかなければならない．子どもに本当に障害があるのだろうか，その障害は今後良くなるのだろうか，これまでしつけができていないからといわれてきた子どもの問題はやはりしつけの問題ではないのだろうか，など母親にさまざまな疑問が一度に沸いてくる．母親は常に抱え込んでいた不安をこれまでじっくりと聞いてもらったことはない．その疑問や不安について私たちは丁寧に誠実に対応しなければならない．診察室で母親にある種のカタルシスをしてもらうことは有用である．これまでの母親の苦労をじっくりと聞いて「これまで大変でしたね．よくやってこられましたね．」と労うと，母親は涙ながらに肯くことがある．人は自分の言葉を真剣に聞いてくれる人に出会うことによって他者の言葉を聞くことができる．母親の子どもへの接し方をアドバイスする前に十分に母親の苦悩を汲み取らねばならない．

親の精神疾患と子どもの精神症状

　また上記の例のようにわが子が精神的疾患に罹っているとき親自身も精神的不調をきたしている場合が多い．母親の話をじっくり聞いていると母親自身が抑うつ状態であったり，パニック症状を呈していたり，不眠症であるようなことは多い．子どもへの対応で夫や姑と対立し孤独に陥ってストレスが亢進していることもある．子どもと同様に母親の治療も必要となることも珍しくはない．

　母親の疾患が子どもの精神症状にどのように影響を及ぼすかということについての研究[4]がある．大うつ病性障害の母親とその児の母子ペア123組が1年間追跡調査された．母親を，3か月以内に寛解した早期寛解群と寛解に3か月以上を要した後期寛

解群と，改善しなかった非寛解群の3群に分け，子どもの症状が観察された．その結果，早期および後期寛解群では子どもの精神症状は減少していたが，非寛解群では減少していなかった．子どもの精神症状数の減少は母親の重症度と相関していた．研究開始時点では1/3の子ども（7〜17歳）が精神障害に罹患していたが，母親のうつ病の寛解は子どもの精神疾患の診断率の減少と明らかに関連していた．このように母親が精神的に安定すると子どもも安定することが実証されている．しかしいうまでもないが，これは親のせいで子どもが病気になるということをいっているのではない．かつて言われた母原病を持ち出しているのではない．子どもの精神的安定には母親の精神的安定が重要であることを述べているのである．

子は親の鏡

また母親の想いや感情が子どもの症状と関連していることもある．ある日，小学5年生のC君が右足の痛みを訴えて母親とともに受診した．C君は地域の野球チームに所属していてエースピッチャーとして活躍していた．期待されていた大会の試合の2か月前より右足が痛くなり思うように練習ができなくなった．母親は心配して整形外科クリニックを受診し，その後専門病院に紹介された．そしてそこで骨腫瘍と診断された．1か月後に再度検査をして下肢切断手術の予定となったが，母親は腫瘍であることは間違いないかを主治医に執拗に確認した．主治医は最後に「もし腫瘍でなかったら土下座する」とまで言ったが，1か月後の再検査で腫瘍の陰影は消失していた．主治医は信じられない様子であったが本当に母親の前で土下座して謝った．C君の右足の痛みは一時消失していたが，再び痛みが強くなり当院を受診した．母親はこれまでの経緯を説明し，骨腫瘍と診断されたときのショックは今でもぬぐえず，土下座されても整形外科医への怒りは治まらないと興奮しながら話した．その後診察のたびに母親の怒りが繰り返されたが，十分に母親の気持ちに共感していると，徐々に怒りは治まってきた．そしてそれと並行するようにC君の右足の痛みも消失していった．母親の怒りが子どもに投影し，その子の右足の痛みに転換したように思われた．まさに子は親の鏡のような症例であった[5]．

親へのアプローチ

親へのアプローチとして村瀬[6]は以下のことを記している．
- 親の内に潜む自然治癒力を大切に．親がそうせざるを得なかった必然性を考え，まずは良い聞き手であること．
- 過去を責め，悔いることより，今ここからできることを考える．親にすべての原因があるという印象を持ちやすい危険性が援助者にはある．
- 親も1人の人間である．当面の葛藤から自由な話題を共有してエネルギーの再生産をはかること．一方，親自身の課題や問題解決を手伝うことも必要．

- どのような親であっても，子どもは心の底で親との精神的和解，受け入れられることを望んでいる．何故なら自分自身を受け入れていくには，自分の親を精神的に受け入れることが基盤となるからである．
- 援助に際しては，できることできないことを正直に伝えて援助方針を率直に示し，親の希望や見通しを聞き，現実的に方針を共有するように努める．
- 親が強迫的に良い親であろうと，自分自身を束縛しないように．「ほど良い母親」を念頭におく．
- 一方的解釈に陥るのではなく，症状や問題行動の意味を親と一緒に考える．
- 親の認識や対応の変化に対しては素直に敬意を表現する．
- 両親のいずれに対しても原則として公平に．家族成員の誰かに対して，援助者の未解決の感情を交えて加担することがないように自己省察を．
- 親や家族の変容を一方的に期待するのではなく，援助者も親や家族との出会いから学ぶ姿勢を持つ．

その他に，多くの子どもの平均的姿については医師が専門家だが，自分の子どもについては母親が一番の専門家であることを思い出してほしい．また親は子どもに対して転ばぬ先の杖にならないでほしいと親に伝える．転ばぬ先の杖ではなくて転んだ後に手を差し伸べることが大事であることを伝える．

今回は親の支援について述べたがもちろん子ども自身への精神療法についても重要なことは多い．1つ述べておきたいことは，診察室では抽象的で観念的なことを話すのではなく，日常の生活の中での出来事を話題にし，現実的で具体的な指示や提案をすることが大切であるということである．かろうじて保たれている患児の日常性を脅かさないように配慮したい．そして症状にのみ注目するのではなく，患児の健康な部分を話題にして自尊感情が損なわれないようにしたい．また1回の診察の中でここに来て良かったと思って帰ってもらうことが必要である．そして青木[7]が述べているように，何よりも，「体系的な心理療法よりも，ごく普通の臨床的配慮，あるいは常識的な診療が必要かつ十分であることが多い」ということを臨床家の心理療法の基本とすべきであると考える．

● 文献

1) 村瀬嘉代子：家族という営みを考える—パラドックスを生きるために．村瀬嘉代子（監），伊藤直文（編）：家族の変容とこころ．pp 3-6，新曜社，2006
2) 竹内直樹：児童青年期の精神療法—子どもの心の理解と支援．pp 34-46，診療新社，2000．
3) 下坂幸三，東原美和子：青年期患者とその家族に対する心理的援助．臨床精神医学 19：994-998, 1990
4) Pilowsky DJ, Wickramaratne P, Talati A, et al：Children of Depressed Mothers 1 Year After the Initiation of Maternal Treatment：Findings From the STAR*D-Child Study. Am J Psychiatry 165：1136-1147, 2008
5) 飯田順三：家族に対する支援．臨床精神医学 39：1613-1616, 2010
6) 村瀬嘉代子：子どもが心理的援助を受けるということ．滝川一廣，青木省三（編）：心理臨床という営み．pp 91-100，金剛出版，2006
7) 青木省三：精神科臨床ノート．pp 17-34，日本評論社，2007

● Further reading
- 村瀬嘉代子：子どもと家族への援助．金剛出版，1997
  心理療法の現場において，家族をいかに支えるか．さまざまな事例を数多く収録した実践応用編である．
- 村瀬嘉代子：子どもと大人の心の架け橋．金剛出版，2009
  子どもの精神療法において治療者に求められる資質，治療理念，診立て．治療者としての自己無知，治癒機転など，精神療法の原則が書かれている専門書である．

（飯田順三）

■索引

和文

●あ
アクティベーションシンドローム 58
アスペルガー障害(症候群) 148
　──の薬物療法 57
アトモキセチン
　──，ADHD に対する 56, 84
　──，広汎性発達障害に対する 57
　──，チックの ADHD 症状に対する 127
アリピプラゾール
　──，広汎性発達障害に対する 57
　──，チック障害に対する 127

●い
医学心理学教育，子どもへの 48
意志力の形成 21
遺伝子・環境相互作用 4
遺尿症 132
怒り発作，チック障害の併発症 123
一語文 21
一時保護 197, 200
一時保護所 200
一過性チック障害 122

●う
ウェクスラー式児童用知能検査第3版 35
うつ状態 105
　──，チック障害の併発症 124
うつ病 105
　──と ADHD と鑑別 83
　──と不登校の鑑別 108
　──に対する薬物療法 58
　──の診断と治療の考え方 110
運動発達の遅れ，知的障害の問診 101

●え・お
エコラリア 121
援助希求行動，自傷行為 172, 175

おねしょ 132
大人とは異なる行動をとる子どもへの対応 11
汚言症 121
親子分離による保護，虐待 116

親との話し合い 10
親の精神疾患と子どもの精神症状 214
親へのアプローチ 215
親への助言 212

●か
家族画テスト 38
家族歴，知的障害の問診 102
家庭内暴力 139
過量服薬 174
課題設定 45
画像検査
　──，ADHD 82
　──，知的障害 99
絵画療法 65
解離症状，自傷行為 173
解離性同一性障害 173
学習困難・学校不適応，知的障害の問診 103
学習障害，チック障害の併発症 123
学校のシステム 204
感覚の共有 17
関係の発達 16
関心の共有 18
緘黙 130, 134
環境調整 4, 45
　──，ADHD に対する 84
　──，チック障害に対する 126
　──，発達障害に対する 92

●き
気分障害，ADHD との鑑別 83
奇妙さの源泉を追う 25
基本的信頼，エリクソンの 17
吃音 130, 135
虐待 112, 198
　──と ADHD と鑑別 82
　──の現状 114
　──の類型 112
　──を疑うポイント 115
虚言 130, 136
共同注意 18
教師との連携 204
強迫スペクトラム障害，チック障害の併発症 123
強迫性障害，チック障害の併発症 122

●く
クーイング 18
クロニジン，広汎性発達障害に対する 58
グッドイナフ人物画知能検査，ADHD に対する 81
虞犯少年 140

●け
ケース会議 210
桂枝加芍薬湯，自閉症スペクトラムのフラッシュ・バックに対する 57
軽度発達障害 54
血液検査
　──，ADHD 82
　──，知的障害 99
言語発達の遅れ，知的障害の問診 101

●こ
コプロラリア 121
ごっこ遊び 21
子ども
　──との出会い方 8
　──の生活を考える 189
　──の薬物療法 52
　──の臨床診断に必要なもの 24
　──への医学心理学教育 48
広汎性発達障害 39
　──，チック障害の併発症 124
　──に関連した検査 39
　──の診断 89
　──の非社会的特性 143
　──の薬物療法 57
行動療法
　──，摂食障害に対する 168
　──，チック障害に対する 127
抗精神病薬
　──，広汎性発達障害に対する 57
　──，チック障害に対する 127
言葉の獲得 20

●さ・し
三環系抗うつ薬，広汎性発達障害に対する 57

索引

シェマ 18
シャッフリングベイビー 101
しつけ 21
支援の適正化 45
四物湯, 自閉症スペクトラムのフラッシュ・バックに対する 57
指示機能, 言語の 20
自己肯定感 44
　―― の回復 45
自殺, 自傷行為との違い 170
自傷行為 170
　―― のアセスメント 172
　―― の理解 170
　―― への対応 175
自尊感情 44
　――, 青年の 73
　―― の回復 45
自閉症スペクトラム 46, 49
　―― の基本特性 46
　―― のフラッシュ・バックに対する薬物療法 57
自閉症スペクトラム仮説 40
自閉症スペクトラム指数 40
自閉症の薬物療法 57
自閉症療育の歴史 88
児童虐待（→虐待も見よ） 112, 198
児童心理司 198
児童相談所 197
　――, 虐待 116
　―― との連携 201
　―― への通告 198
児童福祉司 198
事象関連電位, ADHD 82
質問紙法, 性格検査 38
社会生活技能訓練, ADHD に対する 84
社会性の発達 16
受動攻撃的反抗 144
周産期情報, 知的障害の問診 100
習癖異常 130
　―― チック障害の併発症 123
　―― の診方の原則 131
初回面接の重要性 62
象徴遊び 21
小児自閉症評定尺度東京版 39
症状の質を読み出す 24
障害者福祉政策 183
障害説明 186
職権保護 200
心理教育
　――, 摂食障害 164
　――, チック障害 126
心理検査 33
　――, ADHD 81
　――, 広汎性発達障害 39
　―― の種類 33
　―― の説明の仕方 35
　―― の使い方 33
　―― の読み方 34
心理的虐待 114

身体的虐待 113
　―― の経過と対応 117
身体を通した精神療法的治療, 摂食障害 166
神経性習癖 123
神経性食思不振症 163
診断 23
診断告知 29, 50, 186
人物画テスト 38

● せ

性格・人格検査 33
性格検査 37
性的虐待 114, 199
　―― の経過と対応 118
生活の視点 195
成人期の精神遅滞 98
精神遅滞 96
精神薄弱 96
精神発達 15
精神病未治療期間 59
精神療法
　――, 一般的な 64
　――, 思春期 69
　――, 幼児期／学童期 62
　―― の第一歩 5
摂食障害 161
　―― の行動療法 168
　―― の自然経過 163
　―― の身体症状 162
　―― の治療導入 164
尖足歩行 101
選択性緘黙 135
選択的セロトニン再取り込み薬, 広汎性発達障害に対する 57
選択的ノルアドレナリン再取り込み阻害薬, ADHD に対する 56, 84
選択的微笑 17, 19
前駆衝動, チック 121

● そ

素行障害 140, 148
　――, 虚言との関連 137
　―― に対する心理社会的治療 144
双極II型障害, ADHD との鑑別 83
早期精神病 59

● た

田中ビネー式知能検査 35
多語文 21
多胎児の知的障害 101
多動性障害 79
退行 25
達成体験の積み重ね 45
脱中心化 20
単純チック 121
探索行動 17

● ち

チック 121
　―― のある子どもの包括的理解 124
　―― の定義と特徴 121
チック障害 122
　―― に対する環境調整 126
　―― の家族ガイダンス, 心理教育 126
　―― の診断 122
　―― の併発症 122
　―― の薬物療法 127
地域社会資源の活用 187
地域療育システム 185
知的障害 96
　―― の診断 99
　―― の定義 96
　―― の問診 100
知能検査 33, 35, 100
治療関係 65
治療教育学 182
治療面接 13
置換スキル, 自傷行為 177
中枢刺激薬, ADHD に対する 55
注意欠如・多動性障害（→ ADHD も見よ） 54, 78
　―― の薬物療法 54
注意欠如および破壊的行動障害 140
抽象 21
超低出生体重児の知的障害 100
聴力スクリーニング, 知的障害の問診 101

● つ・て

つま先歩き 101
津守式乳幼児精神発達質問紙 37
ティチャー・トレーニング 84
出来事の評価 26
啼泣 17

● と

投影法, 性格検査 38
統合失調症
　――, 児童・青年期の 59
　―― の薬物療法 59
同型性 20
特別支援教育 47

● な・に

ナイトイメージ 25
喃語 19

二語文 21
日本自閉症協会版広汎性発達障害評価尺度 39
入所施設での治療, 虐待 119

乳児院　200
乳児揺さぶられっ子症候群　199
認識の発達　16
認知・言語面の検査　33
認知行動療法　65
　——，チック障害に対する　127
認知面の心理検査　37

●ね・の

ネグレクト　113
　——の経過と対応　118

脳波検査
　——，ADHD　82
　——，知的障害　99

●は

ハビットリバーサル　127
ハビリテーション　182
ハロペリドール，チック障害に対する　127
バウムテスト　38
バブリング　19
バルプロ酸ナトリウム，広汎性発達障害に対する　57
パーソナリティ構造論，Kernberg の　24
パレイドリア　25
場面緘黙　135
箱庭療法　65
発達　15
　——という視点　1
　——の構造　16
発達課題，発達障害児の　90
発達検査　33，35，100
発達支援　182
発達障害
　——概念のパラダイム的変化　54
　——傾向を持つ成人　1
　——に対する環境調整　92
　——の子どもの面接　12
　——の診断　89
　——の薬物療法　54，91
　——の療育　182
　——バブル　54
　——を疑わせる幼児期のエピソード　89
発達性協調運動障害，チック障害の併発症　123
発達年表　15
発達歴，知的障害の問診　101
発達論　15
抜毛癖，チック障害の併発症　123
母親との面談　66
反響言語　121
反抗挑戦性障害　140，146
反社会性パーソナリティ障害　142
反応性愛着障害と ADHD と鑑別　82

●ひ

ピモジド，チック障害に対する　127
ひきこもり　140，151
　——の背景因子　156
　——への働きかけ　157
非言語的精神療法　65
非行　139
微細脳機能障害　79
人見知り　19
表出機能，言語の　20
病態水準　24
　——に発達水準の視点を重ねる　25
病名の告知（→診断告知も見よ）　29
描画法，性格検査　38

●ふ

不登校　106，140，151，204
　——とうつ病の鑑別　108
　——の経過モデル　108
　——の背景因子　156
　——への働きかけ　157
賦活症候群　58
複雑音声チック　121
複雑チック　121
文章完成法テスト　38
分離不安障害　145

●へ・ほ

ペアレント・トレーニング　84
偏差知能指数　36

保護者
　——との面接　10
　——への助言　212
　——への対応，面接時　8
母子同席面接　66

●ま・み・む

待合室での対応　8
慢性運動性・音声チック障害　122

ミネソタ実験　161

無差別微笑　19

●め・も

メチルフェニデート
　——，ADHD に対する　55，84

　——，広汎性発達障害に対する　57
面接　8
　——，初回　62
　——，保護者との　10
　——のすすめ方　9

模倣　20
森田療法　71

●や

谷田部-ギルフォード性格検査　38
夜尿　130，132
　——の薬物療法　133
夜尿アラーム療法　133
薬物療法　52
　——，ADHD　54，84
　——，うつ病　58
　——，広汎性発達障害　57
　——，自閉症スペクトラムのフラッシュ・バック　57
　——，自閉症　57
　——，チック障害　127
　——，統合失調症　59
　——，発達障害　54，91
　——，夜尿　133
　——の効果　53

●ら

ラモトリギン，広汎性発達障害に対する　58
乱暴な子ども　139
　——の背景　140

●り

リストカット　170
リスペリドン
　——，広汎性発達障害に対する　57
　——，チック障害に対する　127
療育　182
　——と家族　185
　——の目的と方法　184
療育観の変化　182
療育指導　47
療育手帳　100
臨床診断　23

●れ・ろ

レスパイト　197

ロールシャッハ・テスト　38

欧文

数字

80年代モデル，地域療育　185

A

ADHD-like symptoms（ADHD様症状）　82
anorexia nervosa（AN）　163
at-risk mental state（ARMS）　59
attention-deficit/hyperactivity disorder（ADHD）　54，**78**，142，146
──，チック障害の併発症　123
──に対する環境調整　84
──の鑑別診断　82
──の検査　81
──の診断　79
──の診断基準，DSM-Ⅳ-TR　79
──の心理検査・評価尺度　81
──の治療・支援　83
──の薬物療法　54，84
──の薬物療法アルゴリズム　55
──の歴史　78
Autism Diagnostic Interview Revised（ADI-R）　39
Autism-Spectrum Quotient（AQ）　40

B

Baum Test　38
bulimia nervosa（BN）　163

C

child abuse　112
Childhood Autism Rating Scale（CARS）　39
coprolalia　121

D

Das-Naglieri Cognitive Assessment System（DN-CAS），ADHDに対する　81
DBDマーチ　142
delinquency　139
disruptive behavior disorder（DBD）　141
duration of untreated psychosis（DUP）　59

E

early psychosis　59
echolalia　121
emotional abuse　114
eye movement desensitization and reprocessing（EMDR）　117

F・G

family violence　139
gene environmental interaction　4
Goodenough Draw-a-man Intelligence Test　81

H

habilitation　182
habit disorder　130
habit reversal　127
House-Tree-Person Technique（HTPテスト）　38
hyperkinetic disorders　79

I・J

Illinois Test of Psycholinguistic Abilities（ITPA）　37
joint attention　18

K

Kaufman Assessment Battery for Children（K-ABC）　37
──，ADHDに対する　81
KIDS乳幼児発達スケール　37
Kyoto Scale of Psychological Development（K式発達検査）　37

L・M

level of psychopathology　24
mental deficiency　96
mental retardation（MR）　96
minimal brain dysfunction（MBD）　79
Minnesota Multiphasic Personality Inventory（MMPI）　38

N・O

neglected child　113
NIRS検査，ADHD　82
obsessive-compulsive disorder（OCD）　122

P

pervasive developmental disorder（PDD）　39
Pervasive Developmental Disorder Autism Society Japan Rating Scale（PARS）　39
physical abuse　113
premonitory urges　121

R・S

refeeding症候群　165
self-esteem　44
Sentence Complention Test（SCT）　38
sexual abuse　114
shaken baby syndrome（SBS）　199
social skill training（SST），ADHDに対する　84
soft neurological sign　99

T

Tourette症候群　122
Treatment and Education Autistic and Related Communication-handicapped Children（TEACCH）　39

W・Y

Wechsler Intelligence Scale for Children, 3rd Edition（WISC-Ⅲ）　35
──，ADHDに対する　81
Wechsler Preschool and Primary Scale of Intelligence（WIPPSI）　35
Yatabe-Guilford Personality Inventory（YG）　38